Nach der Diagnose Krebs fallen viele Menschen in eine passive Grundhaltung. Dabei ist es wichtig, selbst aktiv etwas zu tun. Die Simonton-Methode bietet einen leicht zu erlernenden Weg, die Selbstheilungskräfte seines Körpers zu mobilisieren und so den Krankheitsverlauf positiv zu beeinflussen. Die ebenso bewegenden wie frappierenden Erfahrungsberichte und der Zwei-Jahres-Gesundheitsplan ermutigen alle Menschen, die an einer schweren Krankheit leiden, die Hoffnung nicht aufzugeben.

Die Autorin wendet die Simonton-Methode seit 1992 in ihrer täglichen Beratungstätigkeit von Krebspatienten und ihren Angehörigen an. Sie ist von Dr. O. Carl Simonton ausgebildet und arbeitete zwölf Jahre lang als Mitglied in seinem Therapeutenteam eng mit ihm zusammen. Heute leitet sie das Simonton Cancer Center in Deutschland und Italien.

Dieses Buch ist Dr. O. Carl Simonton (PhD) gewidmet, der mit seiner Arbeit die Beratung und Begleitung von Patienten durch die Elemente Hoffnung, Vertrauen und Freude bereichert und damit einen wesentlichen Anteil zur Heilung beiträgt.

Cornelia Kaspar

DIE SIMONTON-METHODE

Selbstheilungskräfte stärken,
den Krebs überwinden

Rowohlt Taschenbuch Verlag

5. Auflage Dezember 2024
Veröffentlicht im Rowohlt Taschenbuch Verlag,
Rowohlt Verlag GmbH, Kirchenallee 19, 20099 Hamburg

Originalausgabe
Zuerst veröffentlicht im Rowohlt Taschenbuch Verlag,
Reinbek bei Hamburg, Juli 2015
Copyright © 2015 by Rowohlt Verlag GmbH, Reinbek bei Hamburg
Die Nutzung unserer Werke für Text- und Data-Mining
im Sinne von § 44b UrhG behalten wir uns explizit vor.
Redaktion Claudia Piras/Bernd Gottwald
Umschlaggestaltung ZERO Werbeagentur, München
Umschlagabbildung Achim Sass/Westend61/Corbis
Satz Dorian PostScript, InDesign,
bei Pinkuin Satz und Datentechnik, Berlin
Printed in Germany
ISBN 978-3-499-62989-1

Kontaktadresse nach EU-Produktsicherheitsverordnung:
produktsicherheit@rowohlt.de

Inhalt

Einführung

Vor einigen Jahren berichtete mir ein Mann, wie ihm sein behandelnder Onkologe das Ergebnis seiner Untersuchung mitteilte. Der Arzt sagte: «Ich muss Ihnen leider sagen, dass Sie ernsthaft krank sind. Sie haben fortgeschrittenen Darmkrebs und wir können Ihnen nicht prophezeien, wie das ausgeht. Aber Sie müssen Folgendes wissen: Wir Ärzte tun unser Möglichstes, um Ihnen zu helfen. Sie können auch einiges dazu tun, dass Sie wieder gesund werden, und der Rest liegt in Gottes Hand.» Der Mann war beeindruckt von diesen Worten. Es war ihm ein Anliegen, mir von dieser Art der Diagnosestellung zu berichten, weil sie ihn tief berührte und ihn trotz aller Schwere Vertrauen und Hoffnung schöpfen ließ. Neben der befürchteten Krebsdiagnose verstand er, dass sein Arzt ihn nicht aufgab und ihn zusammen mit seinen Kollegen nach Kräften unterstützte. Er fühlte sich nicht alleine. Er hörte auch, dass er der Situation nicht ausgeliefert war, sondern aktiv zu seiner Genesung beitragen und seine Autonomie wahren konnte. Des Weiteren fühlte er sich angeregt, sich seiner spirituellen Quellen zu besinnen, um auch dort Hilfe zu finden. Für die Anteile, die er selbst zu seiner Genesung beitragen konnte, wollte er die Simonton-Methode nutzen. Ich durfte ihn und seine Frau während der darauffolgenden 24 Monate mit der Simonton-Methode auf seinem Weg begleiten und konnte während dieser Zeit beobachten, wie ihn die Worte seines Onkologen durch seine Behandlungsphase und in sein Leben trugen.

Wir machen in unserer Arbeit immer wieder die Erfahrung,

> **«Wir alle sind einzigartig in unserem Sein und in unseren biologischen Prozessen. Unser Weg in die Heilung muss in Übereinstimmung mit unserem wahren Selbst geschehen – achte deine Natur.»**
> Dr. O. Carl Simonton

dass Vertrauen und Hoffnung eine wesentliche Rolle in Heilungsprozessen spielen. Inzwischen bestätigen Forschungsergebnisse der Psychoneuroimmunologie, dass positive Gefühle und die Erwartungshaltungen der Patienten und Patientinnen die natürlichen Selbstheilungskräfte stärken. Dr. Carl Simonton und seine Teamkollegen erkannten diese Zusammenhänge anhand ihrer Erfahrungen mit Krebspatienten schon um 1970. Seit diesen Jahren entwickelte Dr. Simonton sein Trainingsprogramm und gab es an Hunderttausende von Krebspatienten und ihre Angehörigen bis kurz vor seinem Tod im Jahr 2009 in vielen Ländern dieser Erde weiter. Die positiven Erfahrungen seiner Patienten geben ihm recht. Seine Arbeit, die sich inzwischen über 43 Jahre lang in der praktischen Anwendung bewährt hat und ständig weiterentwickelt wurde, wird auch heute erfolgreich angewandt. Sie ist darauf ausgerichtet, Patienten zu helfen, Freude, Hoffnung, Vertrauen und Zuversicht zu entwickeln und emotionalen Stress zu reduzieren. Damit erhöht sich die Qualität des täglichen Lebens, und mit ihr steigern sich die natürlichen Selbstheilungskräfte.

Was hilft, Hoffnung und Vertrauen zu entwickeln und daran zu glauben, dass alles seinen guten Weg findet unabhängig davon, wie der Ausgang aussieht? Was hilft mir, mich gut zu fühlen und Freude zu erleben? Was bringt mir Kraft und Energie? Wie verbringe ich mehr Zeit, in der ich mich gut fühle, und weniger Zeit, in der es mir nicht gut geht? Das sind die wesentlichen Fragen, die uns helfen, unsere Selbstheilungsprozesse zu unterstützen. Die Antworten auf diese Fragen sind individuell unterschiedlich. Deshalb sind Sie eingeladen, auch mit diesem Buch und den darin angebotenen Übungen Ihren ganz persönlichen Weg zu beschreiten und wertzuschätzen, dass Sie ihn auf Ihre Weise gehen. Geben Sie sich dazu Raum und Akzeptanz – vielleicht entspricht Ihr Weg nicht den Normen oder Erwartungen anderer. Trainieren Sie sich an, auf sich selbst und Ihre Intuition zu vertrauen.

1

Dr. O. Carl Simonton und die Entstehung der Simonton-Methode

Dr. O. Carl Simonton, am 29. Juni 1942 in Los Angeles geboren, starb am 18. Juni 2009 an den Spätfolgen eines Schlaganfalls friedlich im Kreis seiner Familie in Agoura Hills, Kalifornien.

Noch im Mai hatte er in Deutschland sein Trainingsprogramm in einem Simonton-Intensivseminar geleitet und anschließend auf dem 14. Internationalen Kongress der Gesellschaft für biologische Krebsabwehr (GfBK e. V.) in Heidelberg einen Vortrag und einen Workshop gehalten. In seinem Nachruf würdigte Dr. med. György Irmey, Ärztlicher Direktor der GfBK e. V., Dr. O. Carl Simonton als den bedeutendsten Pionier der Psychoonkologie der Gegenwart.

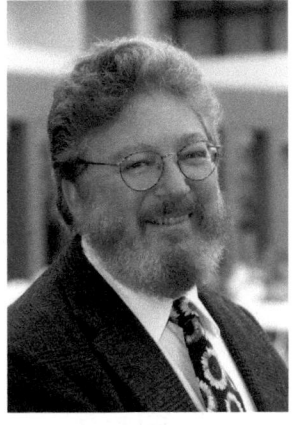

Es war bereits Ende der 60er Jahre, nach dem Abschluss seines Medizinstudiums an der University of Oregon Medical School in Portland und während seiner Facharztausbildung in Strahlenheilkunde und Onkologie, als Dr. Simonton zusammen mit seinem therapeutischen Team näher untersuchte, warum manche Patienten zur Kooperation mit den Ärzten bereit waren und manche nicht. Anhand einer Befragung stellte sich heraus, dass diejenigen Patienten bereit waren, die Behandlung mitzutragen, die Hoffnung darauf hatten, dass es möglich ist, wieder gesund zu werden oder mit der Erkrankung ein gutes Leben führen zu können. Der zweite Faktor, der die Kooperation begünstigte, war das Vertrauen in die Ärzte und in die medizinische Behandlung.

So begab er sich zusammen mit seiner damaligen Frau Stephanie Matthews Simonton und ihrem interdisziplinärem Team auf die Suche, wie sie schwerkranke Menschen darin unterstützen könnten, wieder Hoffnung zu entwickeln. Unter anderem wurde er in der Motivationspsychologie von Unternehmen fündig. Dort erfuhr er, dass die Manager, die sich die besten Ergebnisse vorstellten (= das gewünschte Ergebnis), in der Realität auch tatsächlich die besseren Resultate erzielten.

Inspiriert von dieser Entdeckung begann er seine Technik der Imagination für krebskranke Menschen zu entwickeln. 1971 wandte er sie das erste Mal bei einem 61 Jahre alten Mann mit fortgeschrittenem Kehlkopfkrebs an und machte die erstaunliche Erfahrung, dass sein Patient, der eine hoch dosierte Strahlentherapie erhielt, keinerlei Nebenwirkungen hatte und entgegen den Erwartungen seiner Ärzte wieder gesund wurde. Durch die wiederholte Vorstellung des gewünschten Ergebnisses hatte sich die innere Erwartungshaltung des Patienten geändert – er zog die Möglichkeit einer Genesung wieder in Betracht – und dies hatte nach der Interpretation von Dr. Simonton positiven Einfluss auf die Wirksamkeit der Behandlung und auf ihre Nebenwirkungen. Ähnliche Erfahrungen machte Dr. Simonton mit anderen Patienten.

Als Chefarzt der Strahlenabteilung der Travis Air Force Base in Fairfield, Kalifornien konnte er sein sich stetig entwickelndes psychoonkologisches Programm verstärkt anwenden. Er war der Erste, der in einer Klinik für alle Patienten, die sich einer Krebsbehandlung unterzogen, sowohl Gruppengespräche als auch Einzelberatungen anbot, um die Menschen dabei zu unterstützen, Vertrauen in die Möglichkeit ihrer Genesung von ihrer schweren

Krankheit zu entwickeln und eine aktive Rolle dabei zu übernehmen.

Die positiven Erfahrungen, die Dr. Simonton mit seinen Patienten machte, bewogen ihn, sein Programm ständig auszubauen und weiterzuentwickeln.

In den kommenden Jahrzehnten wurde bei seinen Vortrags- und Seminarreisen in vielen Ländern der Erde deutlich, dass die Methode mit geringen Anpassungen in unterschiedlichen Kulturen (Nord- und Südamerika, Australien, Polen, Deutschland, Italien, Niederlande, Schweiz, Japan u. a.) angewendet werden kann.

Die bisherigen beiden Bücher über die Simonton-Methode «Wieder gesund werden» und «Auf dem Wege der Besserung» wurden in über 30 Sprachen übersetzt. Die von ihm gegründeten Simonton Cancer Center in zahlreichen verschiedenen Ländern begleitete er persönlich bei der Etablierung und Weiterentwicklung von angepassten Ausbildungskonzepten und der Durchführung von Intensivseminaren für Patienten und deren Angehörige. Sein Programm basiert auf der Erkenntnis, dass Gedanken, Gefühle und körperliche Mechanismen sich gegenseitig beeinflussen und negative Stressreaktionen die natürlichen Selbstheilungskräfte im Körper blockieren, während positive Erwartungshaltungen die Wirksamkeit der Behandlung und der Nebeneffekte positiv beeinflussen. Die neuesten Erkenntnisse aus den Forschungsgebieten der Neurobiologie und Psychoneuroimmunologie – insbesondere die Studien zum Placebo- und Nocebo-Effekt – belegen Dr. Simontons Thesen und Beobachtungen heute. Das Besondere an der Simonton-Methode ist die nun schon über 40-jährige praktische Anwendung mit Hunderttausenden von Patienten in verschiedenen Ländern und die positiven Erfahrungen, die sowohl Patienten als auch ihre Angehörigen und professionellen Begleiter und Begleiterinnen damit bis heute machen.

Obwohl seine Arbeit heute u. a. in Deutschland Grundlage für

Fortbildungen in der Psychoonkologie, in der Ausbildung von Heilpraktikern und in der Hospiz-Bewegung ist und seine Übungen in onkologischen Rehabilitationseinrichtungen angeboten werden, erhielt er bis heute nicht die öffentliche Anerkennung und Wertschätzung, die ihm gebührt. Er musste während all der Jahre seines Wirkens mit großem Widerstand aus der Richtung medizinischer Entscheidungsträger leben. Seit ich ihn kannte, galt seine erste Priorität seinen Patienten, denen er mit seiner Arbeit half. Er sagte einmal: «Ich muss niemanden von meiner Arbeit überzeugen. Ich weiß, ich muss sie fortführen – um jeden Preis, den es mich kostet.» Die Nachfrage von Krebspatienten an seinen Seminaren und an seinen Büchern gab ihm recht.

Wie ich mit Dr. Simonton und seiner Arbeit in Kontakt kam

Meine ersten persönlichen Erfahrungen mit Krebs machte ich, als meine Mutter daran erkrankte und nach zwei Jahren daran starb. Vieles von dem, was ich mit und von ihr als Angehörige lernte, prägte meine spätere berufliche Arbeit und ist mir bis heute wesentlich.

Nach meiner Ausbildung als evangelische Jugendreferentin und Diakonin studierte ich Sozialpädagogik mit dem Schwerpunkt Gesundheit an der Fachhochschule für Sozialwesen in Esslingen. Ich selbst lernte Dr. O. Carl Simonton 1992 im ZIST, Zentrum für Individual- und Sozialtherapie e. V., bei Penzberg kennen. Er führte dort zusammen mit Dr. Jeanne Achterberg (Dr. der Psychologie und Pionierin in der Integration von Heilmethoden alter Kulturen in die moderne Schulmedizin) im Rahmen einer dreiwöchigen Fortbildung zur psychoonkologischen Betreuung von Krebspatienten das Simonton-Intensivseminar durch. Damals arbeitete ich als Sozialpädagogin in einer Beratungsstelle für chronisch Kranke der Arbeiterwohlfahrt. Neben dem Studium hatte ich bereits weitere intensive Ausbildungen im Bereich holistischer, hauptsächlich körpertherapeutischer Verfahren gemacht. Ein Schwerpunkt war dabei die biodynamische Körpertherapie bei Gerda Boyesen. Außerdem besuchte ich Fortbildungen in Transaktionsanalyse, Selbsthypnose, Gestalttherapie und systemischen Familienaufstellungen. Neben meiner Tätigkeit an der Beratungsstelle leitete ich bei verschiedenen Krankenkassen Kurse für Stressbewältigung und Entspannungstechniken. Zudem führte ich für ein deutsches Großunternehmen zahlreiche Kommunikationstrainings durch, die ich als Teamtraining gestaltete.

Nachdem ich mehrmals von Krebspatientinnen auf Dr. Simontons Buch «Wieder gesund werden» angesprochen worden war, las ich es und war daran interessiert, ihn selbst kennenzulernen. Seine Ansätze in der Arbeit mit Krebspatienten waren für mich damals neu und revolutionär. Ich hatte während meines Studiums vom Coping-Modell erfahren. Die Ausrichtung der Beratungstätigkeit lag darauf, den Patienten eine begleitende Gesprächspartnerin zu sein, die es aushält, wenn es Patienten schlecht geht, und ihnen zur Seite stehen kann. Bei Dr. Simonton lernte ich die zusätzliche Möglichkeit kennen, Patienten darin zu unterstützen, dass sie Hoffnung entwickeln können und aktiv an ihrem Genesungsprozess teilnehmen. Da ich in der glücklichen Lage war, jeden Tag in Einzelberatungen und Gruppentreffen mit Patienten zu arbeiten, hatte ich viele Gelegenheiten, diesen neuen Ansatz anzuwenden und Erfahrungen damit zu sammeln. Die ersten Veränderungen, die ich feststellte, waren, dass die Menschen, mit denen ich arbeitete, sich beim Abschied besser fühlten als zu Beginn bei der Begrüßung. Außerdem fühlte ich selbst mich wieder besser. Ich stellte überrascht fest, dass ich am Abend zu Hause wieder Energie und Freude daran hatte, meine Zeit mit meinen Freizeitaktivitäten zu verbringen. Die Monate zuvor war ich abends zu erschöpft und müde dafür gewesen. Meine Kolleginnen hatten mir zu Beginn meiner Tätigkeit geraten, die Arbeit mit Krebspatienten auf fünf Jahre zu beschränken, um nicht selbst zu erkranken. Bevor ich die Simonton-Methode kennenlernte, machte diese Warnung mir Sinn.

Außer der Teilnahme an psychoonkologischen Fortbildungsseminaren der Deutschen Krebsgesellschaft besuchte ich in den folgenden fünf Jahren mindestens einmal jährlich ein Seminar mit Dr. Simonton und erhielt von ihm Supervision für meine Arbeit. 1997 wurde ich Mitglied in seinem Therapeutenteam und hatte anschließend die Freude, ihn bis zu seinem Tod 2009 bei seiner Seminartätigkeit in Deutschland, Italien, der Schweiz und in den Niederlanden zu begleiten und mit ihm zusammenzuarbeiten. Seit 2000 arbeite ich selbständig mit der Simonton-Methode mit Menschen mit unterschiedlichen Krankheitsbildern und ihren Angehörigen in Seminaren sowie in der Einzel- und Paarberatung. Als Dr. Simonton starb, war ich die Fortbildungsleiterin des Simonton Cancer Center in Europa und Co-Trainerin in seinen Patientenseminaren. Heute bin ich Direktorin des Simonton Cancer Center in Europa. Meine Arbeit macht mir nach wie vor Freude und bereichert mich.

2

Hinweise zur Nutzung dieses Buches

Wer, was, wie?

Folgen Sie Ihrem Gefühl

Dieses Buch wendet sich ebenso wie die vom Simonton Cancer Center angebotenen Intensivseminare an erkrankte Menschen und ihre nächsten Lebensgefährten, die sie im Alltag begleiten. Nahe Angehörige und Freunde von Patienten mit einer ernsten Erkrankung – wir nennen sie «Unterstützungspersonen» – sind selbst auch betroffen von den Geschehnissen und herausgefordert, auch für sich Wege zu finden, um mit der Situation zurechtzukommen. Häufig fühlen sie sich ratlos und wissen nicht, wie sie helfen können. Aus diesem Grund ist es auch für sie angeraten, dieses Buch zu lesen und die Übungen für sich persönlich durchzuführen. Als Unterstützungsperson ist Ihre erste Aufgabe, dafür zu sorgen, dass es Ihnen gut geht und Sie bei Kräften bleiben. Deshalb gehen Sie bitte selbst auch mit den Übungen und Fragestellungen um. Das hat den Vorteil, dass sich Patienten zusammen mit den Unterstützungspersonen auf den Weg machen und sich gegenseitig begleiten können. Ein weiterer Gewinn liegt darin, dass die Patientin, der Patient auf Verständnis trifft, wenn es darum geht, wichtige neue Schritte zu vollziehen und Änderungen im Alltag umzusetzen, und auch Unterstützung darin erhält. Wenn Sie dieses Buch als Unterstützungsperson lesen, achten Sie bitte besonders auf das Kapitel «Unterstützung und Kommunikation». Wenn Sie alleine leben und keine Menschen haben, die Ihnen zur Seite stehen, können Sie dieses Buch selbstverständlich auch für sich alleine nutzen. Allerdings raten wir Ihnen, auch dann nach Möglichkeiten, die Sie unterstützen, Ausschau zu halten. Es kommt auch vor, dass es sich für Patienten richtig anfühlt, ihre Genesungsarbeit alleine und ungestört von den Einflüssen anderer durchzuführen. – Folgen Sie Ihrem Gefühl!

Wie kann ich dieses Buch für mich nutzen?

Ihre Arbeit mit diesem Buch kann eine persönliche Begleitung und Hilfestellung, wie Sie sie wie in unseren Seminaren und in der kontinuierlichen Begleitung durch zertifizierte Simonton-Berater und Beraterinnen des Simonton Cancer Center (SCC) oder andere Psychoonkologen bekommen, nicht ersetzen. Dennoch bietet es die Möglichkeit zur Selbsthilfe und Ergänzung anderer Unterstützungsangebote.

Aufbauend auf die ersten beiden Bücher, die sich mit der Simonton-Methode befassen, werden Sie in diesem Buch den modifizierten aktuellen Stand des Simonton-Trainings vorfinden. Dr. Simonton entwickelte sein Training in der jahrzehntelangen praktischen Arbeit mit Krebspatienten und ihren Angehörigen, Lebensgefährten, Partnern und Freunden ständig weiter. Wesentliche Elemente dabei sind Imaginationstechniken, das Umstrukturieren ungesunder innerer Überzeugungen, geführte Meditationen und Gedankenanstöße.

Sie werden Schritt für Schritt an die Themen, Übungen und Techniken der Simonton-Genesungsarbeit herangeführt, was Ihnen die praktische Anwendung im Alltag ermöglicht. Eine weitere mögliche Umgangsweise mit dem Buch besteht darin, verschiedenen Themengebiete zu vertiefen. Sie finden zudem zahlreiche praktische Erfahrungsbeispiele zu den einzelnen Themen, die Ihnen Anregungen geben können.

Wie häufig sind die Anwendungen von Meditationen und Übungen sinnvoll?

Zu den **Meditationen**: Es empfiehlt sich, besonders die kurzen Meditationen wie «Das bewusste Atmen» und «an Dinge denken, die Freude machen und Dankbarkeit hervorrufen» in Ihren «Selbsthilfekoffer» (Meditationen 1 und 2) zu packen und sie regelmäßig – zu Beginn täglich – im Alltag anzuwenden. Probieren Sie andere Meditationen aus und bleiben Sie für einige Zeit bei einer oder zweien, die Sie ein bis fünf Mal wöchentlich für sich anwenden, wenn Sie sich damit gut fühlen. Sie spüren, wenn es an der Zeit ist, zu wechseln. Die Sterbemeditation ist dabei eine Ausnahme. Es genügt, sie einmal zu machen – und sie nach einer längeren Zeit zu wiederholen, wenn Sie den Wunsch danach verspüren. Wenn Sie im Moment krank sind, empfehle ich, besonders die Heilmeditation «Neue Ansichten über Krebs» (Meditation 4) oder die «Licht-Meditation» mehrmals wöchentlich anzuwenden. Die Licht-Meditation eignet sich besonders, wenn Sie in Strahlentherapie sind. Sie hilft bei jeder Erkrankung und ist auch bei gesunden Menschen äußerst beliebt, denn sie ist nicht auf Krankheit bezogen.

Zu den **Übungen**: Setzen Sie sich bitte nicht unter Druck. Obwohl es empfohlen wird, manche Übungen täglich durchzuführen, nehmen Sie sich zunächst vor, mindestens drei- bis fünfmal in der Woche eine halbe Stunde für Ihre Genesungsarbeit aufzuwenden. Wiederholung ist wichtig. Wenn Sie jedoch bemerken, dass Sie sich in etwas «verbissen» haben und Schuldgefühle entwickeln, wenn Sie es nicht tun, entscheiden Sie, ob Ihnen diese Übung Sinn macht. Vielleicht ist es für Sie besser, einen Spaziergang zu unternehmen, als sich zu einer Übung zu zwingen. Wenn Sie bei einer Übung Widerstände haben, könnte es auch helfen, diese näher anzuschauen. Eventuell liegen diesen Widerständen ungesunde innere Überzeugungen zugrunde, die Sie verändern können, wenn Sie es möchten. Manche Übungen sind in der täglichen Anwendung wirksam, denn sie helfen Ihnen, Gewohnheiten zu ändern. Das ist die Übung 2 «Entscheidungssatz sprechen», die Übung 3 «Kurz innehalten», Übung 4 «Gefühle benennen», Übung 8 «Sinnliche Genüsse», Übung 11 «Bohnenritual». Die Anwendung der Übungen 6 «Freudeliste» und 7 «Stressliste» ist ein fortlaufender täglicher Prozess, der Sie durch Ihr Leben begleitet und Sie zu Beginn – für die ersten drei Wochen – mehr beansprucht als später. Wenn Sie mit dem «Prozess zur Veränderung ungesunder innerer Überzeugungen» arbeiten, tritt die tägliche Wiederholung der gesundheitsfördernden Gedanken für drei bis sechs Wochen in den Vordergrund. Generell ist es so gedacht, dass Sie selbst wählen, welche dieser Übungen im Moment für Sie hilfreich sind, und eine bis drei täglich machen und später zu anderen Übungen wechseln. Dies wird spätestens dann der Fall sein, wenn Sie bemerken, dass Sie eine Übung nicht mehr brauchen, weil Sie sie verinnerlicht haben.

Ziel ist bei allem, Sie dabei zu unterstützen, eine gute Lebensqualität zu erreichen, indem Sie als Patient oder Patientin und ebenso als Unterstützungsperson möglichst viel Zeit verbringen mit Freude, Sinnerfüllung und innerem Frieden. Sie sind in diesem Buch eingeladen, Ihre eigenen Bedürfnisse zu erkennen und ihnen Priorität einzuräumen, um damit Ihre körperlichen, mentalen und emotionalen Selbstheilungskräfte zu stärken. Dazu gehört auch, Geduld mit sich zu haben und in Selbstachtung zuzulassen, wo es Ihnen (noch) nicht gelingt. Indem Sie sich in kleinen (und großen) Schritten behutsam und beharrlich auf den Weg machen, erleben Sie eine neue Ausrichtung im Lebensstil, die verbunden mit Freude in den Alltag integriert wird. Dies beschreibt im Wesentlichen die «Genesungsarbeit», mit deren Hilfe Sie die Wirksamkeit Ihrer medizinischen Behandlung stärken und auf ganzheitlichem Wege an Ihrer Heilung arbeiten. Ich habe lange überlegt, ob ich in dieser kurzen Darstellung das Wort «Arbeit» beibehalten soll. Für viele ist «Arbeit» mit Anstrengung, Stress und Zeitdruck oder anderen negativen Attributen belegt. Aber wir könnten ja gleich hier damit beginnen, das Wort «Arbeit» aus einem neuen Blickwinkel zu betrachten. Wir könnten «Arbeit» verstehen als das Voranschreiten auf einem Weg, der uns unseren Zielen näherbringt und unserem Leben Bedeutung gibt. Wir könnten «Arbeit» betrachten als eine Reihe von Aktivitäten, denen wir im eigenen Rhythmus und in dem uns entsprechenden Maße nachgehen, weil sie uns Freude macht, uns mit Sinn erfüllt und guttut. Sie sind eingeladen, den Umgang mit diesem Buch als «Arbeit» in diesem Sinne zu verstehen.

Erste Anregungen

1. Entscheiden Sie sich dafür, sich selbst und Ihre Gesundheit in den Mittelpunkt Ihrer Wahrnehmung zu stellen.
2. Führen Sie eine Art Tagebuch, mit dem Sie sich auf Ihrem Weg begleiten. Es hat sich bewährt, ein Buch mit einem schönen Umschlag zu besorgen, das Ihnen alleine schon beim Betrachten vermittelt, dass Sie und Ihre Gesundheit Ihnen wichtig sind. Wenn Sie sich für ein elektronisches Tagebuch entscheiden, statten Sie es mit schönen Fotos aus, die Ihnen guttun, wenn Sie sie betrachten.
3. Nehmen Sie sich Zeit und lassen Sie sich Zeit.
4. Gestalten Sie sich einen «Ritualplatz», d. h. einen Ort, an dem Sie ungestört sind und sich wohl fühlen. Suchen Sie ihn mehrmals in der Woche auf, um sich zu entspannen und sich Ihrer Genesungsarbeit zu widmen.
5. Fragen Sie sich im Laufe des Tages und auch bei der Lektüre dieses Buches immer wieder, wie Sie sich im

Moment fühlen und was Ihnen guttut, und handeln Sie entsprechend.

6. Nehmen Sie die Impulse Ihres Körpers wahr und betrachten Sie sie als Hinweise für Ihre Bedürfnisse.

7. Lassen Sie sich in Ihren Aktivitäten von Ihren Gefühlen leiten – folgen Sie Ihrem Wohlgefühl. Fragen Sie sich, welche Aktivitäten Ihnen helfen, sich während ihrer Durchführung und auch danach gut zu fühlen.

8. Machen Sie sich bewusst, dass Änderungen im Ablauf des Alltags einer Zeit der Umgewöhnung bedürfen, und gehen Sie mit Rückschlägen gelassen um, indem Sie Geduld und eine gesunde Beharrlichkeit entwickeln.

9. Bereiten Sie sich darauf vor, mit eventuellem Unverständnis und mit Widerständen umzugehen.

10. Wählen Sie sich einen oder mehrere vertraute Menschen, die die Übungen aus diesem Buch für sich selbst anwenden und Sie bei Ihren Schritten unterstützen.

3

Grundsätze der Simonton-Methode

Der Mensch als Teil der Natur

Das von Dr. O. Carl Simonton entwickelte Trainingsprogramm zur Stärkung der Selbstheilungskräfte für Krebspatienten – die Simonton-Methode – basiert auf der grundsätzlichen Annahme, dass wir Menschen, wie jede Kreatur dieser Erde, Teil der Natur sind. Das bedeutet, dass unser Körper als eine Ausdrucksform der Natur von ihr erfüllt und belebt und gleichzeitig auch von ihr umgeben und in sie eingebettet ist. Die Natur und wir Menschen sind also als Einheit zu verstehen. Das Wesen der Natur ist, sich selbst zu erhalten, indem sie ständig danach strebt, Harmonie und Gleichgewicht zwischen ihren verschiedenen Aspekten zu wahren oder da, wo diese Faktoren gestört sind, wieder herzustellen. So betrachtet kann Krankheit verstanden werden als ein Mechanismus der Natur, für Harmonie und Ausgleich zu sorgen. In der Simonton-Methode verstehen wir die Krankheit als eine liebevolle Botschaft, die uns darauf hinweisen möchte, mehr im Einklang mit uns selbst zu leben. Das entspricht der Philosophie, der wir in jahrtausendealten Kulturen begegnen. So wird zum Beispiel in der chinesischen Medizin davon ausgegangen, dass Gesundheit ein Ausdruck dafür ist, mit der Natur im Einklang zu sein. Krankheit dagegen wird als ein Kennzeichen dafür betrachtet, mit der Natur in Disharmonie zu sein. Es wird davon gesprochen, dass ein erkrankter Mensch «seine Natur nicht richtig trägt». Er ist bildlich gesprochen aus der Harmonie in ein Ungleichgewicht geraten und damit nicht in Einklang mit seiner wahren Natur. Folglich führt der Weg zurück in die Gesundheit dahin, wieder in Harmonie mit seiner wahren Natur zu gelangen.

Frage: «Wie lebe ich so, dass es meiner wahren Natur entspricht?»

Meiner wahren Natur entsprechend zu leben bedeutet:

- Wertschätzung für mich selbst entwickeln
- meine Gefühle zulassen, wahrnehmen, ausdrücken und als Signale verstehen
- meine Bedürfnisse wahrnehmen und Verantwortung für ihre Erfüllung übernehmen
- sanft, geduldig und liebevoll mit mir sein
- meinem Herzen folgen
- mein Leben nach der Freude ausrichten
- sagen können: «Ich lebe mein Leben, so wie es mir entspricht»
- in offenen, achtsamen Kontakt mit meinen Mitmenschen und der Natur treten
- Dankbarkeit empfinden und zum Ausdruck bringen.

Das Ziel dabei ist Heilung auf körperlicher, geistiger, emotionaler und spiritueller Ebene. Unabhängig davon, ob wir körperlich krank oder gesund sind, findet Heilung statt, wenn wir auf dem Weg zu unserer wahren Natur sind. In unseren Seminaren bemerken körperlich gesunde Teilnehmer, wie hilfreich und wohltuend dieser Weg auch für sie ist. Es kommt immer wieder vor, dass Menschen, entgegen der Erwartung aus wissenschaftlicher Sicht, körperlich wieder gesund werden oder mit der Erkrankung gut leben. Dies ist eine wiederholte Erfahrung, die wir in der praktischen Arbeit mit kranken Menschen machen. Ich kenne einige Menschen, die von ihren Ärzten als «Wunderpatienten» bezeichnet werden. Sie hatten unterschiedliche Krebserkrankungen und unterzogen sich unterschiedlichen Behandlungsformen aus der sogenannten Schulmedizin und aus der Alternativmedizin. Keiner von ihnen ist in der Lage, ein stressfreies Leben zu führen. Auch Herausforderungen gehören zu unserer Realität. Alle «Wunderpatienten», die ich kennenlernte, haben sich für neue Prioritäten im Leben entschieden und ihre Sichtweisen bezüglich einiger ihrer wichtigsten Stressfaktoren verändert. Alle von ihnen berichten, dass die Krankheit ihr Leben veränderte, doch keiner von ihnen fühlt sich bereits am Ziel seiner Veränderungswünsche. Auch hier gilt – wie so häufig –, dass der Weg das Ziel ist. Doch es gibt keine Garantien für den einzelnen Patienten in der Form, dass er sich sicher sein kann, körperlich zu gesunden, wenn er nur das Richtige tut. Unerwartete Heilung hat immer auch mit Faktoren zu tun, die wir nicht greifen und kontrollieren können, und ist somit auch eine «Gnade». Sich auf den Weg zu machen, seiner Natur entsprechend zu leben, bedeutet jedoch immer, Heilungsschritte zu machen. Neben den körperlichen Aspekten findet Heilung statt auf der seelischen und geistigen Ebene. Dies schließt die Erfahrung eines würdevollen und lebenswerten Lebens und eines guten Todes mit ein. Sie finden dazu in diesem Buch mehrere beeindruckende Erfahrungsberichte.

Der Mensch als ganzheitliches Wesen

In der wissenschaftlichen Medizin der letzten Jahrzehnte lag der Schwerpunkt darauf, ins Detail zu gehen und körperliche Mechanismen unter dem Mikroskop zu beobachten, zu verstehen und in sie einzugreifen. Wir bewegten uns in die kleinsten Elemente der Materie unseres Körpers hinein und «entschlüsselten» damit immer mehr Geheimnisse. Dr. Simonton beschrieb diese Entwicklung auf folgende Weise: «Wir wussten immer mehr über immer weniger.» Die Medizin verzweigte sich in verschiedene Gebiete und bildete ihre Spezialisten aus. Dieser Reise in die «Vertikale», in das tiefere Verständnis kleinster molekularer, genetischer, zellbiologischer, neurologischer Zusammenhänge verdanken wir unsere moderne Medizin mit ihren großen Errungenschaften und früher undenkbaren Möglichkeiten der Behandlung und Heilung.

Aufgrund aktueller Forschungsergebnisse aus den Bereichen der Neurologie und der Psychoneuroimmunologie wächst jedoch heutzutage in der Wissenschaft das Verständnis, dass neben den Erkenntnissen dieser «vertikalen» Erforschung gleichzeitig auch die «horizontale» oder «holistische» Betrachtungsweise ihren Stellenwert hat. Es geht also nicht länger darum, zu entscheiden, ob das eine oder das andere richtig ist, sondern darum, die verschiedenen Erkenntnisse und Erfahrungen aus unterschiedlichen Gebieten als Teile eines großen Ganzen zu begreifen und zu vernetzen. Viele Patienten suchen instinktiv Hilfe auf all diesen Ebenen: sie stellen ihre Ernährung um, stärken ihren Körper durch Bewegung und Training, wenden Entspannungstechniken an, nehmen ergänzend zu ihrer schulmedizinischen Behandlung alternative Behandlungsformen in Anspruch, gehen in psychotherapeutische Beratung, suchen seelsorgerische Unterstützung, tauschen sich in Internetforen aus ... Sie haben den Wunsch, sich an ihrer Genesung aktiv zu beteiligen mit dem, was ihnen möglich und sinnvoll erscheint. Dies alles ist ein deutliches Zeichen für ein ganzheitliches Selbstverständnis. Es geht ihnen nicht darum, nur den Körper, nur die Seele oder nur den Geist zu behandeln, sondern auf all diesen Ebenen nach Heilung und Harmonie zu streben, auf ihre eigene individuelle Weise. Auch oder gerade weil diese Erkenntnisse bekannt sind, sollten wir uns dies

Die Simonton-Methode ersetzt keine medizinische Behandlung. Vielmehr hilft sie Patienten, die Voraussetzungen dafür zu schaffen, dass sie erfolgreich ist.

verstärkt bewusst machen und auch in der modernen Medizin den Patienten in seiner Autonomie wahrnehmen, ihn unterstützen und ermuntern. Die moderne Medizin kann dies tun, indem sie der Simonton-Methode einen höheren Stellenwert beimisst und mehr und mehr Techniken und Sichtweisen vermittelt, die den erkrankten Menschen in seiner Autonomie stärken und ihm helfen, eine positive innere Erwartungshaltung einzunehmen, wenn es um die Wirksamkeit der Behandlung, um die Reduktion der Nebenwirkungen und um die Wahrscheinlichkeit einer Besserung oder Genesung geht.

Zehn zentrale Grundsätze des Simonton-Trainings

1. Unsere Gefühle beeinflussen unsere Gesundheit, also auch den Krebs, auf maßgebliche Weise.
2. Unsere Überzeugungen beeinflussen unsere Gefühle, insofern beeinflussen sie auch unsere Gesundheit.
3. Sie können Ihre Überzeugungen, Ihre Einstellung und Ihre Gefühle maßgeblich beeinflussen, folglich beeinflussen Sie auch Ihre Gesundheit entscheidend.
4. Wie man seine Überzeugungen, seine Einstellung und seine Gefühle beeinflusst, ist erlernbar; es gibt dafür eine Vielzahl von zugänglichen und etablierten Methoden.
5. Unsere Gefühle sind eine entscheidende Antriebskraft für unser Immunsystem und andere Heilungssysteme in unserem Körper.
6. Wir Menschen funktionieren als Einheit von Körper, Geist und Seele. Alle drei Aspekte müssen im umfassenden

Zusammenhang der Heilung angesprochen werden, unter besonderer Beachtung der Bedürfnisse und Neigungen der kranken Person und ihrer familiären, gesellschaftlichen und kulturellen Umgebung.

7. Die Harmonie, d. h. die Ausgewogenheit zwischen den körperlichen, geistigen und seelischen Aspekten des Seins, ist für die Gesundheit von zentraler Bedeutung.

8. Wir besitzen natürliche (genetische, instinktive) Neigungen und Fähigkeiten, die uns helfen, uns in Richtung Gesundheit und Harmonie zu bewegen; körperlich, mental, emotional und spirituell.

9. Diese instinktiven Fähigkeiten können durch Techniken und Methoden auf sinnvolle und bedeutende Weise weiterentwickelt, verstärkt und gezielt eingesetzt werden.

10. Werden diese Fähigkeiten wiederholt praktisch angewandt, ergibt sich eine gewisse Fertigkeit, wie bei allem Lernen. Das Ergebnis ist Harmonie und eine bessere Lebensqualität, mit maßgeblichem Einfluss auf unseren Gesundheitszustand und unser Verhältnis zum Tod.

4

Erste Schritte

Ziele, Wünsche, Erwartungen

ÜBUNG 1: ERWARTUNGEN/WÜNSCHE FORMULIEREN

Zu Beginn fragen Sie sich bitte, mit welchen Zielen, Wünschen und Erwartungen Sie dieses Buch lesen, und halten Sie sie, bevor Sie weiterlesen, bitte schriftlich fest, damit Sie hin und wieder überprüfen können, ob Sie Antworten auf Ihre Fragen erhalten und die Hinweise bekommen, die Sie benötigen. Ihre schriftlich festgehaltenen Wünsche und Erwartungen helfen Ihnen auch, auf Ihre eigene Weise mit diesem Buch umzugehen und Ihrem persönlichen roten Faden zu folgen.

Bitte notieren Sie hier in Stichworten Ihre Wünsche und Erwartungen:

Häufige Antworten von Erkrankten

- Weniger Angst haben
- Hilfe zur Bewältigung meiner Situation erhalten
- Techniken lernen, die mir helfen, ruhiger zu werden
- Hoffnung stärken
- Die Visualisierung oder Imaginationstechnik anwenden lernen
- Loslassen können
- Mich besser fühlen
- Konflikte lösen
- Stressbewältigung
- Hilfe für die Kommunikation über die Erkrankung mit unseren Kindern

Häufige Antworten von Unterstützungspersonen

- Meiner Partnerin, meinem Partner soll es wieder besser gehen
- Ich will meine Möglichkeiten, zu unterstützen, stärken
- Hilfe im Umgang mit meinen eigenen Ängsten und Techniken der Simonton-Arbeit kennen- und anwenden lernen
- Mit der erkrankten Person besser kommunizieren können
- Umgang mit schwierigen Situationen
- Hilfe für den Umgang mit Verwandten und Freunden
- Neugierig auf Neues

Gesundheit im Mittelpunkt

> «Ich habe mich entschieden, das zu tun, von dem ich weiß oder glaube, dass es mir hilft, gesund zu werden und zu bleiben.»

ÜBUNG 2 a): ENTSCHEIDUNGSSATZ SPRECHEN

Sprechen Sie diesen Satz laut aus und nehmen Sie wahr, welche Empfindungen und Gedanken er in Ihnen auslöst. Falls Sie dabei Beunruhigung empfinden, lesen Sie bitte die unten aufgeführten Erklärungen. Zudem ist die Arbeit an Ihren inneren Einstellungen hilfreich, welche diese Beunruhigung auslösen. (Kapitel 5: Der Prozess zur Veränderung ungesunder innerer Überzeugungen)

ÜBUNG 2 b): ENTSCHEIDUNGSSATZ NOTIEREN

Notieren Sie sich diesen Satz auf verschiedene Zettel und hängen Sie ihn zu Hause an Stellen auf, die Ihnen immer wieder ins Auge fallen. Er soll Ihnen auf diese Weise helfen, sich daran zu erinnern, Ihrer Gesundheit erste Priorität einzuräumen. Gerade in kleinen alltäglichen Entscheidungen ist es eine gute Möglichkeit zur Veränderung, wenn Sie sich wiederholt für Ihre Genesung entscheiden.

Erklärungen zu Übung 2:

Der Sinn dieser Übungen liegt darin, Ihrer Gesundheit Priorität einzuräumen und alltägliche Entscheidungen danach auszurichten.

Dieser Entscheidungssatz wird manchmal nicht richtig interpretiert und kann deshalb für Unbehagen sorgen.

Mögliche Missverständnisse:

- Der Satz heißt nicht: «Ich habe mich entschieden, alles zu tun …», denn «alles» ist eine maßlose Überforderung. Es ist nicht möglich, «alles» zu tun. Diese Forderung an sich selbst zu stellen, bedeutet Leistungsdruck und Stress – genau dies sollte vermieden werden, weil es Ihrer Gesundheit nicht förderlich ist. Es geht darum, liebevoll und die eigenen Grenzen achtend zu entscheiden, was sich im jeweiligen Moment richtig anfühlt.

- Er heißt auch nicht: «Ich habe mich entschieden, das zu tun, von dem andere wissen oder glauben, dass es mir hilft …» Wie bereits erläutert, ist der Weg in die Genesung ein individueller Prozess, bei dem es darum geht, sich selbst zu vertrauen und seiner eigenen inneren Wahrheit zu folgen. Dies kann im Widerspruch zu dem stehen, was andere für richtig halten.

- Leider kann der Satz auch nicht heißen: «Ich habe mich entschieden, das zu tun, von dem ich weiß, dass es mich gesund macht.» Die Realität ist, dass niemand wissen kann, wie unser Leben verläuft und ob wir gesund werden oder nicht. Es gibt Wahrscheinlichkeiten, aber keine Gewissheit. Deshalb ist alles, was Sie für Ihre Gesundheit tun, etwas, das Ihnen hilft, die Wahrscheinlichkeit einer Genesung zu erhöhen, es kann jedoch keine Sicherheit geben. Dies zu akzeptieren, fällt vielen Menschen schwer. In unserer Kultur sind wir gewohnt, in «Wenn-dann-Kategorien» zu denken (wenn ich dieses tue, dann hat es unweigerlich jene Folgen). Wir vergessen dabei, dass es immer auch Bereiche des Lebens gibt, die wir nicht unter Kontrolle haben. Eine Möglichkeit, Frieden mit dieser Tatsache zu finden, bietet die Technik zur Veränderung von ungesunden inneren Überzeugungen, wie sie in Kapitel 5 beschrieben ist.

Häufige Fragen:

Bin ich nicht egoistisch, wenn ich meine Gesundheit und mein Wohlergehen an erste Stelle setze?

Antwort: a) Es gibt einen Unterschied zwischen Egoismus und Selbstliebe. Wenn ich aus Selbstliebe handle, übernehme ich die Verantwortung für mich und mein Leben und mache etwas «für mich». Dabei kann ich natürlich andere um Hilfe bitten. Wichtig ist aber, dass ich ein «Nein» akzeptiere und gegebenenfalls nach alternativen Lösungen Ausschau halte. Wenn ich aus Egoismus handle, verlange ich von einem anderen, dass er oder sie etwas für mich tut, und übe Druck aus, um es von diesem einen Menschen zu erhalten. Beispiel: Sonja hat für sich festgestellt, dass es ihr guttut, schwimmen zu gehen. Es ist ihre eigene Verantwortung, es öfter zu machen. Wenn sie am liebsten mit ihrem Mann zusammen ins Schwimmbad gehen möchte, kann sie ihn darum bitten, indem sie vielleicht sagt: «Ich möchte öfters schwimmen gehen. Am liebsten würde ich das mit dir machen. Begleitest du mich bitte? – Wenn du keine Lust oder Zeit hast, frage ich jemand anderen oder gehe alleine.» Egoistisch wäre sie, wenn sie ihn unter Druck setzen würde, indem sie vielleicht sagt: «Ich komme nicht dazu, schwimmen zu gehen, weil du nie mitgehst.» Damit würde sie ihrem Mann die Verantwortung für ihr Wohlergehen und die Befriedigung ihrer Bedürfnisse geben. Interessant ist hier also die Frage nach der Verantwortung.

b) Wenn Sie sich entscheiden, Ihren Bedürfnissen mehr Aufmerksamkeit zu schenken, erlauben Sie gleichzeitig auch den Menschen, die Ihnen nahestehen, ihre Prioritäten neu zu setzen. Beispiel: Eine Frau fand eines Morgens am Badespiegel neben ihrem Entschlusssatz einen zweiten Zettel ihres Mannes, auf dem stand: «Ich auch.» Sie führen mit Ihren Änderungen neue Regeln für alle ein, was auch allen zugutekommt.

Liebe Leserin, lieber Leser, ist jetzt vielleicht eine Pause hilfreich? Dazu eignet sich eventuell die folgende kurze Meditationsübung nach Thich Nat Han.

MEDITATION 1: Bewusstes Atmen

Nimm dir einen Moment Zeit, um ganz bewusst deinen Atem zu beobachten. Werde dir gewahr, dass du ein- und ausatmest ... Sag dir beim Einatmen innerlich «ein» und beim Ausatmen sag dir innerlich: «aus» ... Wiederhole das während der nächsten Atemzüge. Sag dir jedes Mal, wenn du einatmest, innerlich das Wort «ein» und beim Ausatmen das Wort «aus» ... und während du das tust, lass in deinem Gesicht ein sanftes, leichtes Lächeln entstehen ... ein leichtes Lächeln, das man von außen vielleicht gar nicht sieht, aber für dich doch spürbar ist ... lass dich spüren, wie es sich anfühlt, dir zu sagen: «Ich atme ein und ich atme aus ... und ich lächle mir zu» ...

Lass dich nun mit deiner Aufmerksamkeit ganz sanft und in deiner Zeit hierher zurückkommen an den Ort, der dich umgibt ... nimm die Geräusche wahr ... das Licht ... deinen Körper ... und wann immer du dazu bereit bist, lass dich tiefer ein- und ausatmen, deinen Körper bewegen ... dich dehnen und strecken ... deine Augen öffnen ... den Boden unter den Füßen spüren ...

Lassen Sie uns nun wieder zu den Fragen zurückkommen:
Ich weiß nicht, was mir hilft, gesund zu werden und zu bleiben. Wie finde ich das heraus?
Antwort: a) Wenn es um Behandlungsformen geht, hat es sich bewährt, dass Sie mit Ihren behandelnden Ärzten sprechen und sich

gegebenenfalls eine zweite Meinung einholen. Informieren Sie sich und entscheiden Sie dann aufgrund Ihrer Informationen aus Ihrem Gefühl heraus. Sie bringen damit Ihr Herz und Ihren Verstand zusammen. Machen Sie das, was Ihnen sinnvoll erscheint und sich richtig anfühlt für Sie. Eine wesentliche Rolle bei der Behandlung spielt auch Ihr Verhältnis zu Ihrem Arzt. Wenn Sie sich mit ihm wohl fühlen, fällt es Ihnen leichter, ihm zu vertrauen. Das ist hilfreich für den Erfolg der Behandlung. Stellen Sie alle Fragen, die Ihnen wichtig sind. Wenn Sie Vertrauen in seine Fachkompetenz haben, sich aber auf der persönlichen Ebene nicht gut fühlen, empfiehlt sich die innere Haltung: «Ich beanspruche für mich die Kompetenz und vertraue darauf. Vor den Dingen, die mich stören, schütze ich mich – ich nehme sie nicht an.» Gut ist, wenn Sie zu diesem Gedanken eine innere Vorstellung entwickeln, die Ihren Schutz bildhaft zum Ausdruck bringt. Manche Patienten stellen sich zum Beispiel vor, sie seien von einer durchsichtigen Schutzhülle umgeben, oder sie lassen in entsprechenden Momenten innerlich Rollläden herunter. Wenn es Ihnen möglich ist und sich für Sie richtig anfühlt, sprechen Sie über Ihr Unbehagen und teilen Sie Ihre Bedürfnisse mit. Wenn dies nicht möglich ist oder zu viel Kraft kostet, sagen Sie sich: «Ich nutze das Fachwissen dieses Menschen für mich und hole mir das, was ich von ihm nicht bekommen kann, an anderer Stelle.» Sie finden mehr zu diesem Thema im Kapitel 12 «Unterstützung und Kommunikation».

b) Wenn es um weitere Aktivitäten geht, mit denen Sie Ihr Immunsystem unterstützen möchten, folgen Sie der Regel: «Alles, was bewirkt, dass ich mich gut fühle, unterstützt meine Selbstheilungskräfte.» So ist es hilfreich, sich immer wieder zu fragen: «Wie fühle ich mich jetzt gerade? Was kann ich tun, um es mir leichter zu machen? Was hilft mir, mich gut zu fühlen?» Lassen Sie sich davon durch Ihren Tag führen. Probieren Sie Dinge aus und bleiben Sie bei dem, was sich für Sie bewährt.

ÜBUNG 3: KURZ INNEHALTEN

Bitte helfen Sie sich, Ihre Aufmerksamkeit immer wieder auf sich selbst zu richten. Wenn Sie sich dies angewöhnen, können Sie Ihre körperlichen Signale deutlich wahrnehmen und sich darüber bewusst werden, welche – mitunter kleinen – Faktoren in Ihrem Alltag Stress verursachen oder wohltuend sind. Sie üben sich damit darin, achtsam mit sich umzugehen. Malen Sie sich dazu auf eine Ihrer Fingerkuppen oder an eine andere Stelle Ihrer Hände ein Zeichen – vielleicht einen Punkt. Dieser Punkt soll dazu anregen, Folgendes zu tun:

Kurz innehalten!
Ich atme ein und aus, lächle mir zu und nehme mich wahr.
Wie fühle ich mich gerade?
Was signalisiert mir mein Körper?
Wie kann ich es mir leichter machen?

Hier in diesem Buch wird Ihnen diese Sonne hin und wieder begegnen, um Sie daran zu erinnern.

Die Gefühle wahrnehmen

Es kommt häufig vor, dass wir es nicht schaffen, die Aufmerksamkeit auf unsere Gefühle und Empfindungen zu richten. Sei es, weil unser Wortschatz in diesem Bereich etwas eingeschränkt ist und wir nicht darüber reden können, oder sei es, weil wir nicht darüber reden wollen, jedenfalls nicht zu dem gegebenen Zeitpunkt. Wenn ich gefragt werde, wie es mir geht?, ertappe ich mich dabei, es selbst nicht so genau zu wissen oder keine Worte dafür zu finden. Die Antwort ist dann gewöhnlich: «gut», «es geht» oder «schlecht», und ich beginne vom Wetter zu sprechen. So zu reagieren hat seine Berechtigung. Es ist wichtig und sinnvoll, selbst zu wählen, mit wem ich über meine Gefühlslage sprechen möchte, und auf bewährte Floskeln zurückzugreifen, wenn ich mich dagegen entscheide. Hier nun geht es jedoch darum, mich selbst besser wahrzunehmen, um mir zu helfen, mich in Richtung Gesundheit zu bewegen. Aus diesem Grund ist es hilfreich, Worte zu finden für Empfindungen und Gefühle, die ich gerade habe.

ÜBUNG 4: GEFÜHLE BENENNEN

Zu Ihrer Unterstützung finden Sie hier zwei Kopiervorlagen für die nächste Übung. Am besten kopieren Sie sich diese Listen mehrmals, damit Sie die Übung einige Tage lang durchführen können. Es empfiehlt sich, diese Übung dann zu machen, wenn Sie sich beim Blick auf Ihren bemalten Finger fragen: «Wie fühle ich mich gerade?»

Arbeitsblätter 1 und 2 zu Übung 4: Gefühle benennen

Bitte nehmen Sie mindestens einmal am Tag die folgenden beiden Listen zur Hand und kreuzen Sie an, welche Gefühle Sie an diesem Tag wahrgenommen haben.

Arbeitsblatt 1 zu Übung 4: Positive Gefühle benennen

Positiv erlebte Gefühle

O angeregt	O fasziniert	O motiviert
O angenehm	O freundlich	O munter
O aufgedreht	O friedlich	O mutig
O aufgeregt	O froh	O neugierig
O ausgeglichen	O fröhlich	O optimistisch
O befreit	O gebannt	O ruhig
O begeistert	O gefasst	O satt
O behaglich	O gefesselt	O schwungvoll
O belebt	O gelassen	O selbstsicher
O berauscht	O gespannt	O selbstzufrieden
O berührt	O gerührt	O selig
O beruhigt	O gesammelt	O sicher
O beschwingt	O geschützt	O sich freuen
O bewegt	O glücklich	O spritzig
O eifrig	O gut gelaunt	O still
O ekstatisch	O heiter	O strahlend
O energiegeladen	O hellwach	O überglücklich
O energisch	O hocherfreut	O überrascht
O engagiert	O hoffnungsvoll	O überschwänglich
O enthusiastisch	O inspiriert	O überwältigt
O entlastet	O jubelnd	O unbekümmert
O entschlossen	O klar	O unbeschwert
O entspannt	O kraftvoll	O vergnügt
O entzückt	O lebendig	O verliebt
O erfreut	O leicht	O wach
O erfrischt	O liebevoll	O weit
O erfüllt	O locker	O wissbegierig
O ergriffen	O Lust haben	O zärtlich
O erleichtert	O lustig	O zufrieden
O erstaunt	O mit Liebe erfüllt	O zuversichtlich

Arbeitsblatt 2 zu Übung 4: Negative Gefühle benennen

Negativ erlebte Gefühle		
O alarmiert	O erstarrt	O schockiert
O angeekelt	O frustriert	O schwer
O angespannt	O furchtsam	O sorgenvoll
O ängstlich	O gehemmt	O streitlustig
O apathisch	O geladen	O teilnahmslos
O ärgerlich	O gelähmt	O todtraurig
O aufgeregt	O gelangweilt	O tot
O ausgelaugt	O genervt	O traurig
O bedrückt	O hasserfüllt	O überwältigt
O beklommen	O hilflos	O unglücklich
O bestürzt	O irritiert	O unbehaglich
O betroffen	O kalt	O ungeduldig
O bitter	O kribbelig	O unwohl
O deprimiert	O lasch	O unzufrieden
O dumpf	O leblos	O verärgert
O durcheinander	O lethargisch	O verbittert
O einsam	O lustlos	O verletzt
O elend	O miserabel	O verspannt
O empört	O müde	O verstört
O entrüstet	O mutlos	O verzweifelt
O entsetzt	O nervös	O verwirrt
O ermüdet	O niedergeschlagen	O voller Angst
O ernüchtert	O perplex	O voller Sorgen
O erschlagen	O ruhelos	O widerwillig
O erschöpft	O sauer	O wütend
O erschreckt	O scheu	O zappelig
O erschrocken	O schlapp	O zitternd
O erschüttert	O schüchtern	O zornig

(Nach M. Rosenberg)

Gute Gründe für das Leben

«Ich habe Krebs und ich will nicht sterben.» Mit diesen Worten eröffnete ein Herr von 64 Jahren, der an Prostatakrebs erkrankt war, unsere erste Begegnung. Noch nicht sterben zu wollen ist eine wichtige Voraussetzung, um sich für die Genesung einzusetzen. Allerdings ist dies nur der erste Schritt. Die Angst zu sterben sollte in einem nächsten Schritt ersetzt werden durch die Entscheidung, leben zu wollen und dafür gute Gründe zu haben. Natürlich können wir dem Tod nicht ausweichen, denn er gehört zum Leben dazu. Um mit dieser Einsicht angstfrei leben zu können, ist es hilfreich und wichtig, dass wir uns eines Tages mit unserer Sterblichkeit anfreunden und Wege finden, auch dieser Erfahrung voller Vertrauen entgegensehen zu können. Gleichzeitig ist es für unser Unterbewusstsein wichtig, positive Gründe dafür zu haben, uns aktiv am Genesungsprozess zu beteiligen, uns mit schwierigen Themen auseinanderzusetzen und medizinische Therapien mit ihren Nebenwirkungen auf uns zu nehmen. Es ist von Bedeutung, dass Sie Perspektiven, Pläne und Wünsche haben, für die Sie Ihr Engagement, Ihre Kraft und Ihre Zeit gerne einsetzen möchten. Die Antriebskraft für die Aktivitäten, mit denen Sie Ihren Heilungsprozess unterstützen, soll also aus Dingen bestehen, die für Sie erstrebenswert sind. Aus diesem Grund ist es eine der ersten Aufgaben, die Aussage «Ich will nicht sterben» umzuformulieren in **«Ich will leben und ich habe gute Gründe dafür».**

Damit stellt sich die Frage: Was sind für mich gute Gründe zu leben? Vielleicht sind Ihre guten Gründe zu leben damit verknüpft, dass es Menschen gibt, die Ihnen am Herzen liegen. Sie möchten für sie da sein, weil Sie gebraucht werden. Vielleicht möchten Sie Ihren Kindern den Weg ebnen in ein gutes Leben. Vielleicht möchten Sie für die Menschen, mit denen Sie durch das Leben gehen, da sein, Familienangehörige pflegen, mit Ihrem Lebenspartner oder Ihrer Lebenspartnerin noch viele gute Jahre verbringen. Manchmal ist es uns wichtig, angefangene Projekte zu einem guten Ende zu führen, wie den Bau eines Hauses, die Ablösung von Krediten … Ein weiterer Grund kann darin liegen, dass wir nach einer Phase von Anstrengungen, Mühe und Arbeit auch den Lohn, den wir uns davon versprachen, genießen möchten. Gute Gründe zu leben können auch Ziele sein, die wir gerne erreichen wollen, Ideen, die wir verwirklichen, und Wünsche, die wir uns erfüllen möchten.

Wenn Sie sich darüber Gedanken machen, welche guten Gründe Sie haben, gesund zu werden und leben zu wollen, haben Sie gleichzeitig auch die nötige Motivation, sich für Ihre Gesundheit zu engagieren und sich aktiv an Ihrem Genesungsprozess zu beteiligen. Es fällt Ihnen leichter, auch schwierige und schmerzhafte Situationen durchzustehen, wenn Sie Perspektiven haben, für die sich dieser Einsatz lohnt.

ÜBUNG 5: NOTIEREN SIE BITTE FÜNF GUTE GRÜNDE ZU LEBEN

Kurz innehalten!

Ich atme ein und aus, lächle mir zu und nehme mich wahr.

Wie fühle ich mich gerade?

Was signalisiert mir mein Körper?

Wie kann ich es mir leichter machen?

Was tun, wenn es schwierig ist, Gründe zu leben zu finden?

Manchmal ist es schwierig, gute Gründe zu leben benennen zu können. Das liegt vielleicht daran, dass Ihnen Ihre Lebenssituation, in der Sie sich befinden, zu belastend, schwierig und ausweglos erscheint. Dennoch können Sie, wenn es sich für Sie richtig anfühlt und Sie es wünschen, Dinge tun, die Ihnen helfen, wieder Hoffnung zu schöpfen.

Wählen Sie dazu einen oder mehrere Vorschläge, die für Sie hilfreich sein können:

1. Beschäftigen Sie sich zunächst mit Ihrer Freudeliste (Übung 6) oder anderen Aufgaben aus diesem Buch und widmen Sie sich der Frage nach guten Gründen zu leben zu einem späteren Zeitpunkt.

2. Erinnern Sie sich daran, was Ihnen in früheren Lebensphasen Sinn gab oder welche Wünsche Sie in Hinblick auf Ihre Zukunft hatten. Vielleicht finden Sie hier Anhaltspunkte für neue Ziele oder Perspektiven.

3. Fragen Sie sich, was Sie gerne noch erleben oder tun möchten, um sagen zu können: «Ich lebe so, wie es mir entspricht», oder später: «Ich habe mein Leben gelebt.»

4. Fragen Sie sich, in welchen Lebensumständen Sie sich befinden möchten, wenn Sie sterben, denn auch dies gibt Ihnen wichtige Hinweise darauf, wie Sie gerne leben möchten. (Mehr dazu im Kapitel 9 «Ansichten über den Tod».)

5. Machen Sie einen Zeitsprung in die Zukunft und stellen Sie sich mit all Ihren Sinnen das Leben vor, das Sie sich wün-

schen. Nutzen Sie Ihre Fähigkeit der Imagination, um sich auszumalen, Sie hätten Ihre Ziele bereits erreicht. Es mag Ihnen vielleicht sinnlos oder «verrückt» vorkommen, sich diese Dinge zu vergegenwärtigen, weil ihre Erreichbarkeit unmöglich scheint. Erlauben Sie sich dennoch, davon zu «träumen», und stellen Sie sich dabei vor, dass Sie alle Hindernisse überwunden haben, auch wenn Sie heute nicht wissen, wie dies möglich ist. (Mehr dazu im Kapitel 10 «Zukunftsvision».)

6. Lassen Sie Ihre Gefühle zu, drücken Sie sie aus und erforschen Sie die Gedanken, die mit ihnen im Zusammenhang stehen (siehe Kapitel 5).

Wenn Sie sich in einer hoffnungslosen Lebenssituation wähnen, könnte es daran liegen, dass Sie innerlich davon überzeugt sind, nichts daran ändern zu können und hilflos zu sein. Häufig liegt es an dem Glauben, von einer bestimmten Situation oder von Menschen abhängig und deshalb handlungsunfähig zu sein. Die grundlegenden Gedanken, die Ihnen dabei immer wieder durch den Kopf gehen, könnten zum Beispiel sein: «Ich kann es nicht schaffen ...» «Ich kann nichts ändern ...» «Ich halte die Situation nicht aus, aber ich habe keine andere Wahl ...» Eine Anleitung dazu, wie Sie diese grundlegenden inneren Gedanken so verändern können, dass Sie Hoffnung schöpfen, finden Sie im Kapitel 5: «Der Prozess zur Veränderung ungesunder innerer Überzeugungen».

7. Sorgen Sie gut für sich, wenn Sie bemerken, dass Sie sich schlecht fühlen bei der Frage nach guten Gründen zu leben und über mehrere Tage keine Möglichkeit finden, das zu ändern. Gönnen Sie sich professionelle Hilfe durch Simonton-Berater oder -Beraterinnen, die vom Simonton Cancer Center ausgebildet sind, oder durch andere Psychoonkologen, Psy-

chotherapeuten, Seelsorger, die Ihnen dabei helfen können, eigene gute Gründe zu leben zu finden.

Bedürfnisse wahrnehmen und erfüllen

In der Einleitung dieses Buches wurde deutlich gemacht, dass uns der Weg in die Genesung in unsere wahre Natur führt. Im Einklang mit unserer wahren Natur zu leben bedeutet, unsere Gefühle wahrzunehmen und unsere Bedürfnisse zu erfüllen. In der westlichen Kultur lernen wir jedoch schon von Kind an, eher den Erwartungen der Eltern und später der Mitmenschen gerecht zu werden und dabei bestimmte Normen und Regeln zu erfüllen, als auf unsere eigenen inneren Impulse zu achten und unserer Intuition zu folgen. Um nicht ständig frustriert zu sein, haben wir gelernt, uns den eigenen Gefühlen gegenüber zu verschließen und unsere Bedürfnisse nicht wichtig zu nehmen. Zu dem Zeitpunkt, an dem wir diese Entscheidungen trafen, waren sie sinnvoll und notwendig. Heute, als Erwachsene, haben wir mehr Kraft und Ressourcen zur Verfügung. So kann es ein hilfreicher erster Schritt sein, sich selbst wieder deutlicher wahrzunehmen, um anschließend bewusst und frei zu entscheiden, wo wir Normen und Erwartungen erfüllen wollen und wo nicht. Dabei helfen verschiedene Achtsamkeitsübungen, Meditationen und Übungen zur Körperwahrnehmung, wie Sie sie zum Teil auch in diesem Buch finden. Zum anderen hilft die bewusste Auseinandersetzung mit diesen Fragestellungen. Erinnern wir uns an den Leitsatz: «Alles, was bewirkt, dass ich mich gut fühle, stärkt meinen Genesungsprozess». Wir sind eingeladen, uns näher damit zu befassen, welche Menschen, Momente und Aktivitäten hilfreich sind, uns gut zu fühlen. Oft geht im Alltag mit all seinen Anforderungen das Bewusstsein darüber verloren. Obwohl wir alle dieselben menschlichen Bedürfnisse haben, sind die Aktivitäten, mit denen wir sie befriedigen, individuell verschieden. Aus diesem Grund ist es gut, die wichtigsten eigenen Wünsche und Bedürfnisse zu spüren und Vorstellungen zu entwickeln, wie sie sich realisieren lassen. Als Anregung finden Sie hier eine Liste von Bedürfnissen (nach M. Rosenberg: «Gewaltfreie Kommunikation»):

Autonomie
- Die eigenen Träume, Ziele, Werte bestimmen.
- Über das eigene Vorgehen, wie diese Träume, Ziele und Werte realisiert werden können, bestimmen.

Integrität/Stimmigkeit mit sich selbst
- Authentizität
- Kreativität
- Sinnhaftigkeit
- Selbstwert

Interdependenz/Kontakt mit andern
- Akzeptanz
- Wertschätzung
- Nähe
- Gemeinschaftlichkeit
- Rücksichtnahme
- Beitrag zur Bereicherung des Lebens (das geben, was das Leben fördert, und so die eigene Kraft lebendig machen)
- Emotionale Sicherheit
- Einfühlsamkeit

- Ehrlichkeit (die Ehrlichkeit, die uns Kraft gibt, aus unseren Grenzen zu lernen)
- Liebe
- Schutz
- Respekt
- Unterstützung
- Vertrauen
- Verständnis
- Wärme

Feiern

- Die Gestaltung eines erfüllten Lebens und wahr gewordener Träume feiern.
- Verluste und Abschiede feierlich begehen (von geliebten Menschen, Träumen usw.) = Trauern.

Nahrung für den Körper

- Luft
- Essen
- Bewegung, Sport
- Schutz vor lebensbedrohlichen Lebensformen: Viren, Bakterien, Insekten, Raubtieren (auch menschlichen)
- Ruhe
- Sexualleben
- Unterkunft
- körperliche Nähe
- Wasser

Spielen

Spirituelle Verbundenheit
- Schönheit
- Harmonie
- Inspiration
- Ordnung
- Friede

Für Ausgeglichenheit sorgen

Innere Harmonie als Medizin

Wie wir aus Untersuchungsergebnissen im Bereich der Neurologie wissen, werden in Situationen, in denen wir Freude erleben und innere Harmonie verspüren, biochemische Stoffe im Körper ausgeschüttet, die gesundheitsfördernde Wirkungen haben und uns mit Energie aufladen.

Gerade wenn wir uns in schwierigen Lebenssituationen befinden, benötigen wir Energie, um damit zurechtzukommen und handlungsfähig zu bleiben. Deshalb ist es wichtig, zu wissen, wie wir in kurzer Zeit wieder Energie gewinnen können. Obwohl es vielleicht befremdlich anmutet, ist es also gerade dann, wenn Sie krank sind und wieder gesund werden möchten, von großer Bedeutung, Freude zu erleben und hin und wieder auch lachen zu können.

Zur bildhaften Erklärung stellen Sie sich bitte eine Waage mit zwei Waagschalen vor. Die eine der beiden Schalen ist schwer beladen mit all dem Wissen über die Erkrankung und den damit verbundenen Sorgen, Ängsten und Schmerzen. Sie hat sich tief nach unten

bewegt und bringt die Waage bis an ihre Belastungsgrenze – die Waage hat keinen Spielraum mehr und bewegt sich nicht. Auf der emotionalen Ebene steht dieses Bild für Gefühle von Überforderung, Hilflosigkeit, Hoffnungslosigkeit, Ohnmacht und Ausgeliefertsein bis zu dem Punkt, an dem man erstarrt und sich nicht mehr spürt.

Gefühle zulassen und ausdrücken

Der Ausweg aus dieser Handlungsunfähigkeit liegt zunächst darin, die Gefühle zuzulassen und Möglichkeiten zu finden, sie auszudrücken. Suchen Sie dazu einen geschützten Raum auf, in dem Sie ungestört sind. Sorgen Sie dafür, dass Sie weder sich selbst noch andere gefährden oder verletzen. Geben Sie Ihrem Körper die Möglichkeit, sich zu entladen. Wenn Sie Wut spüren, hilft vielleicht eine Matratze oder ein Kissen, auf das Sie einschlagen. Manche haben einen Sandsack und Boxhandschuhe für diesen Zweck. Wenn Sie Traurigkeit verspüren, erlauben Sie sich, zu weinen. Stellen Sie sich vor, was Sie mit einem kleinen Kind machen würden, das schockiert und sprachlos ist. Nehmen Sie es in den Arm, halten Sie es und lassen Sie zu, dass es weint, wütend ist oder auf andere Weise seinen Gefühlen Ausdruck verleiht. Wenn Sie sich befreit und leichter fühlen, gehen Sie liebevoll mit sich um, indem Sie Dinge tun, die Ihnen Trost spenden. Zum Beispiel könnte Musik, die Sie gerne hören, guttun. Vielen hilft es, ein Kissen im Arm zu halten und damit den Bauch und die Brust zu bedecken. Fragen Sie sich, was Ihr inneres Kind jetzt braucht – vielleicht ein warmes Bad oder eine heiße Schokolade … führen Sie liebevolle Selbstgespräche, beten Sie …

**Füllen Sie die zweite Waagschale, um das Schwere aus-
zugleichen – erstellen Sie eine Freudeliste**

Beginnen Sie nun, die zweite Waagschale zu beladen,
indem Sie an Dinge denken und aktiv tun, die Freude
bringen, Kraft schenken, Zuversicht und Hoffnung stärken und Sie zum Lachen bringen. Auch wenn uns eigentlich
nicht der Sinn danach steht, zu lachen und Witze zu machen, ist
es wichtig, dem Schweren ein Gegengewicht zu geben. Je mehr
dieser Dinge Sie in die zweite Schale legen, je mehr Aufmerksamkeit Sie ihr schenken, umso schneller wird das Schwere aufgewogen. Die Waage gerät wieder in Bewegung, die Schale mit
der Krankheit hebt sich. Es entsteht wieder Handlungsspielraum.
Sie erhalten wieder neue Energie und Kraft, um den Herausforderungen zu begegnen. Sie spüren sich wieder und sind wieder in
der Lage, Hilfsangebote wahrzunehmen und Entscheidungen zu
treffen, die Ihnen entsprechen.

Wenn Sie sich damit befassen, die zweite Waagschale zu füllen,
verringert sich deshalb das Gewicht der Schwierigkeiten nicht. Es
ist noch immer da. Aber Sie tanken Kraft, um damit umgehen zu
können. Damit kann Ihnen vieles leichter erscheinen.

ÜBUNG 6: DIE PERSÖNLICHE FREUDELISTE

Beginnen Sie elektronisch oder direkt hier eine Liste, in der
Sie Aktivitäten festhalten, die bewirken, dass Sie Freude
empfinden und sich gut fühlen. Führen Sie diese Liste in Ihren eigenen Unterlagen weiter und halten Sie sie wie einen
Einkaufszettel nach unten offen. Notieren Sie nach und nach
bitte mindestens 40 Aktivitäten.

Hier ist Platz für den Start Ihrer Freudeliste:

Um die heilsame Wirkung der Liste wirklich nutzen zu können, sollten beim Lesen der Liste Ihre Sinne, Ihre Vorstellungskraft und Ihre Gefühle aktiviert sein. Deshalb konkretisieren Sie die Liste und notieren Sie freudevolle Aktivitäten. Hier finden Sie ein Beispiel, wie der Beginn einer Freudeliste aussehen könnte:

- Auf dem Sofa kuschelnd fernsehen
- Philosophische Gespräche führen
- Essen gehen
- Urlaub am Meer
- Zärtlichkeit und Sexualität genießen
- Reisen ...
- In den Bergen wandern
- Im See schwimmen
- Dem Gesang der Vögel lauschen
- Gärtnern

- Die Wolken betrachten
- Insekten/Tiere beobachten
- Kajak fahren
- Auf einen Baum klettern
- Einen Wiesenstrauß pflücken
- Zelten
- Mit dem Hund spielen
- Beobachten, wie meine Kinder spielen
- Gute-Nacht-Geschichten vorlesen
- Zeichnungen meiner Kinder betrachten
- Zuhören, wenn sie ihre Erlebnisse schildern
- Ihre erste Liebe kennenlernen
- In ein klassisches Konzert gehen
- In den Jazzkeller gehen
- Trommeln
- Sonnenbaden
- Singen
- Kochen
- Auf den Wochenmarkt gehen
- Stricken
- Stundenlang mit meiner Freundin telefonieren

Bitte achten Sie darauf, freudevolle Aktivitäten zu notieren, statt wie unten zu generalisieren.

Beispiel für eine generalisierende Freudeliste: Mein Mann/Meine Frau, Meine Kinder, Mein Hund, Musik, Natur, Sport …

Ihre Freudeliste kann auf unterschiedliche Weise für Sie nützlich sein:

1. **Üben Sie sich darin, Freude und Hilfe wahrzunehmen.**

Machen Sie sich bewusst, dass es in jeder Lebenssituation Dinge gibt, die Ihnen als Hilfe zur Verfügung stehen. Auch in schwierigsten Momenten des Lebens ist Hilfe da. Den Glauben daran zu stärken und die Hilfe, die das Leben bietet, wahrnehmen zu können, ist wichtig, weil sie Kraft und Energie geben. Befassen Sie sich täglich mit der Freudeliste, schulen Sie Ihre Wahrnehmungsfähigkeit. Sie trainieren Ihr Denken darin, sich positive, wohltuende Faktoren bewusst zu machen. Während Sie Ihre Gedankenkraft nutzen, um Dankbarkeit, Freude und Frieden zu empfinden, trainieren Sie Ihre Hirnzellen darin, solche Gedanken stark werden zu lassen und auch im Unterbewusstsein zu verankern. Die Folge ist, dass Sie sich darin üben, sich gut zu fühlen. Da wir uns so fühlen, wie wir denken, ist die unweigerliche Folge, dass Sie sich angewöhnen, sich besser zu fühlen und damit Ihre Genesung zu stärken.

2. **Nutzen Sie die Liste, um Ihre Stimmung zu heben.**

Wenn Sie bemerken, dass Sie sich nicht gut fühlen, erinnern Sie sich daran, lesen Sie darin nach und fragen Sie sich, welche dieser Aktivitäten Sie jetzt tun können, um sich selbst zu helfen.

3. **Setzen Sie neue Prioritäten.**

Achten Sie ganz bewusst darauf, Zeit mit den Aktivitäten auf Ihrer Freudeliste zu verbringen. Planen Sie sich Zeit dafür ein. Machen Sie sich dabei bewusst, dass diese Aktivitäten wichtig sind für Ihre Genesung.

4. **Gehen Sie achtsam mit sich um.**

Fragen Sie sich im Alltag immer wieder: «Wie geht es mir gerade?», «Was tut mir jetzt gut?», «Wie kann ich dafür sorgen, dass es mir besser geht?» und notieren Sie sich auf Ihrer Freudeliste die Antworten. Dabei werden Sie feststellen, dass es nicht immer aufwendige oder kostspielige Dinge sein müssen, die uns helfen, uns gut zu fühlen. Sie schärfen damit Ihre Wahrnehmung und werden sich mehr darüber bewusst, wie viele Möglichkeiten es gibt, Freude zu erleben und innerlich zur Ruhe zu finden. Lernen Sie dadurch mehr, die kleinen, unspektakulären und vielleicht auch schon selbstverständlichen Faktoren zu schätzen, die Ihnen zur Verfügung stehen.

5. **Erhöhen Sie Ihre Lebensqualität.**

Laden Sie Menschen in Ihrer Umgebung dazu ein, eine eigene Freudeliste zu erstellen, und tauschen Sie sich darüber miteinander aus. Es kann ein sehr wohltuendes Ritual sein, sich zum Beispiel bei Tisch jeden Tag darüber zu unterhalten, was schön war an diesem Tag, wofür Sie Dankbarkeit empfinden, was Ihnen hilfreich war. Damit üben Sie sich darin, Ihre Gedanken auf diese Faktoren auszurichten und Ihren Alltag positiver zu erleben. Weil wir uns so fühlen, wie wir denken, tragen Sie damit unmittelbar zur Stärkung Ihrer Selbstheilungskräfte bei.

> **Alles was bewirkt, dass ich mich gut fühle, stärkt meine Gesundheit und meinen Genesungsprozess.**
> Dr. O. Carl Simonton

Der Wert der Freude

Meine ersten persönlichen Erfahrungen mit Krebs machte ich in unserer eigenen Familie. Meine Mutter erkrankte mit fünfzig Jahren. Ich erlebte die folgenden zwei Jahre bis zu ihrem Tod als eine äußerst intensive und herausfordernde Zeit. Völlig unvorbereitet waren wir von einem Tag auf den anderen mit Themen konfrontiert, die uns bis dahin gar nicht oder nur am Rande beschäftigt hatten. Eines dieser Themen war die Möglichkeit, dass meine Mutter sterben und zuvor leiden könnte. Da wir große Ängste vor diesen Dingen hatten, sprachen wir sie nicht offen aus. Wir verlebten einige Monate, indem jeder mit seinen eigenen Ängsten und Gedanken umzugehen versuchte. Wir übten eine gewisse Vorsicht im täglichen Umgang miteinander und vermieden alles, was der andere als verletzend oder störend empfinden könnte. Dies war eine äußerst anstrengende und einsame Zeit. Ein weiterer Aspekt, der sehr viel Kraft kostete, war unsere Abhängigkeit von Untersuchungsergebnissen. Unsere Vorstellungen über unser Leben in der Zukunft waren bestimmt von den Befunden, die meiner Mutter mitgeteilt wurden. War der Tumormarker gesunken, freuten wir uns, tranken Sekt und feierten ihre baldige Genesung. War er gestiegen, bekamen wir Angst, weil wir annahmen, dass es für meine Mutter nun ans Sterben ging. Dies waren die Zeiten, in denen sich jeder in sein Zimmer zurückzog und versuchte, mit seinen Ängsten und all den damit einhergehenden Gefühlen alleine zurechtzukommen. Ich erinnere mich daran, wie mich dieses Auf und Ab der Gefühle und die Vorsicht im Umgang miteinander so sehr erschöpften, dass ich eines Tages keine Kraft mehr hatte und hoffte, dass diese schreckliche Zeit bald vorüber wäre. Es erschreckt mich heute, mich daran zu erinnern, denn dieser Gedanke beinhaltete den Wunsch, dass meine Mutter bald sterben würde. Der Grund dafür war nicht, dass sie nicht mehr leben wollte, sondern, dass ich litt. Ich hatte nicht gelernt, auf gesunde Weise mit dieser Lebenssituation klarzukommen. Durch die Erfahrungen, die ich heute mache in der Begleitung von kranken Menschen und ihren Familien und Freunden, weiß ich, dass Weggefährten hin und wieder an diesen Tiefpunkt geraten. Es ist eine natürliche und verständliche Reaktion unseres Selbsterhaltungstriebes. Die damit verbundenen Gedanken und Gefühle haben ihre Berechtigung. Sie machen das Bedürfnis nach Entlastung deutlich. Es ist wichtig, dass wir sie begreifen als Signale dafür, dass wir mit unseren Kräften über unsere Grenzen hinausgegangen sind und damit sofort aufhören sollten. Für unsere eigene Gesundheit als Unterstützungsperson und auch für den Menschen, für den wir da sein wollen, ist es wesentlich, dass wir in unserer inneren Mitte sind und uns gut fühlen. Es gibt viele Möglichkeiten, dafür zu sorgen. (Mehr zu diesem Thema erfahren Sie im Kapitel 12 «Unterstützung und Kommunikation».)

Ich selbst lernte das damals durch meine Mutter. Sie brach den Bann der «schweigenden Schwere» an einem trüben Novembernachmittag innerhalb von zehn Minuten, als ich ihr eine Tasse Tee an ihr Bett brachte. Sie sagte aufgebracht: «Was ist denn mit dir los?» Verständnislos fragte ich, was sie meinte. «Schau dich mal an, wie du in mein Zimmer kommst! Du schleichst mit einer Trauermiene an mein Bett und fragst mich mit weinerlicher Stimme, wie es mir geht.» Mit einem Schwung warf sie die Bettdecke auf und setzte sich hin, indem sie rief: «Ich lebe noch! Und ich will, dass hier im Haus wieder Leben herrscht. Warum rufen eure Freunde nicht mehr an? Warum kommen sie nicht mehr zu Besuch? Warum höre ich keine Musik mehr im Haus? Warum geht ihr nicht mehr in die Disco? Warum tritt jeder nur noch leise auf? Und außerdem will ich endlich mal wieder Skat spielen!» Völlig verblüfft holte ich meine Schwester, und wenige Minuten später fanden wir uns mit unserer Mutter zusammen lachend am Bett sitzend beim Skatspiel. Während meine Mutter triumphierend ihren Sieg feierte, sprachen wir darüber, wie gut es tat, wieder laut lachen zu können. Im Anschluss an dieses Erlebnis erstellte jeder von uns eine Freudeliste. Es handelte sich um eine Liste von Aktivitäten, die jedem von uns half, die Stimmung zu heben. Eine meiner wichtigsten freudevollen Aktivitäten war damals das Tanzen. Also ging ich am selben Abend seit Wochen wieder das erste Mal in die Disco und entlud im wilden Tanz all meine aufgestaute Energie. Als ich in der Nacht verschwitzt und ausgepowert nach Hause kam, rief mich meine Mutter in ihr Zimmer, und wir tranken zu zweit ein Glas Sekt, um auf das Leben anzustoßen.

Wir kamen überein, dass wir von nun an die Dinge, die uns Freude bereiten, wieder tun wollten, damit das Leben für alle leichter würde. So begannen wir, wieder unsere Freunde zu treffen, in die Disco und ins Kino zu gehen, Musik zu hören, laut zu sprechen und zu lachen. Auch meine Mutter fühlte sich wesentlich besser und tat ihr Bestes, um jeden einzelnen Tag genießen zu können und Glücksmomente zu haben. Damit veränderte sich die Atmosphäre im Haus, und unser Leben erhielt einen neuen Sinn: Freude zu erleben. Dies war einer der wichtigsten positiven Nebeneffekte, welche die Erkrankung meiner Mutter mit sich brachte.

Plötzlich verspürte ich wieder Kraft und Energie. Ich konnte es kaum fassen, welch großen Einfluss die Art meiner Gedanken auf mein Befinden hatte. Der Grund meiner Erschöpfung war nicht zu viel Arbeit und Mühe gewesen, sondern die Sorgen, Ängste und unbewältigten Konflikte, die mich ständig beschäftigt hatten. Meine Mutter half mir, die Kraftlosigkeit zu überwinden, indem sie einforderte, dass «im Haus wieder Leben herrschen» sollte. Lassen Sie uns an die beiden Waagschalen denken: Innerhalb von wenigen Minuten gelang es uns, von der Waagschale mit den Schwierigkeiten auf die Schale mit der Freude zu gelangen. Die Probleme waren damit nicht aus dem Weg geräumt, aber wir gewannen neue Energie, um mit ihnen besser umgehen zu können.

Kurz innehalten!

Ich atme ein und aus, lächle mir zu und nehme mich wahr.
Wie fühle ich mich gerade?
Was signalisiert mir mein Körper?
Wie kann ich es mir leichter machen?

Mögliche Schwierigkeiten, die häufig diskutiert werden:

1. Es gibt ein ungeschriebenes Gesetz, das uns verbietet, in schweren Zeiten und ganz besonders bei ernsthaften Erkrankungen Aktivitäten zu verfolgen, die entspannende Wirkung haben

und uns zum Lachen bringen. Dies gilt sowohl für den erkrankten Menschen als auch für seine nächsten Angehörigen. Es scheint unangebracht, Spaß zu haben, Dinge zu tun, die keinen tieferen Sinn haben als den, uns zu zerstreuen oder einfach einmal «Urlaub von der Krankheit» zu machen. Immer wieder berichten Erkrankte, dass sie Unverständnis und Kopfschütteln ernten, wenn sie dabei beobachtet werden, wie sie lachen oder etwas aus vollem Herzen genießen. Ihre Mitmenschen können es nicht gutheißen und meinen, der «Patient nimmt seine Situation nicht ernst genug», er «verdrängt seine Krankheit, obwohl er sich doch der Realität stellen müsste» und Ähnliches. Immer wieder bekommen wir in unserer Beratungstätigkeit Situationen geschildert, in denen Patienten sich verletzt fühlen, weil sie sich mit solchen und ähnlichen Bemerkungen konfrontiert sehen.

Ein Beispiel: Angelika begegnet an einem sonnigen Samstagmorgen auf dem Wochenmarkt ihrer Kollegin Helga, die sie seit ihrer Erkrankung nicht mehr getroffen hat. Helga freut sich, Angelika zu sehen, und fragt sie mit besorgter, ernster Miene, wie es ihr geht. Angelika sagt: «Danke, gut. Ich finde es so herrlich, auf dem Markt frische Sachen einzukaufen, die Vögel zwitschern zu hören und die Wärme der Sonne auf der Haut zu spüren. Und jetzt freue ich mich auf einen Cappuccino im Straßencafé.» Helga schaut Angelika forschend in das Gesicht und sagt: «Aber du bist sicher, dass du jetzt nicht deine Krankheit verdrängst?» Es ist leicht, sich vorzustellen, welche Wirkung eine solche Bemerkung auf Angelika hat. Hatte sie sich gerade noch gut gefühlt, geht es ihr jetzt schlecht. Als sie mir von diesem Erlebnis Tage später berichtete, brach sie in Tränen aus und sagte verzweifelt: «Darf es mir denn gar nicht mehr gut gehen? Muss ich ständig im Sterben liegen seit meiner Diagnose?»

Es hat sich als hilfreich erwiesen, wenn wir für solche und ähnliche Situationen Antworten vorbereitet haben, um uns zu schützen. Eine zugegeben etwas harsche Antwort teilte uns Dr. Simonton von einer seiner Patientinnen mit: «Hör mal, ich bin bereit, heute zu sterben. Wie sieht es mit dir aus?» Als ich dies Angelika erzählte, lachte sie und überlegte sich eine Antwort, die ihr entsprach: «Glaube mir, ich gehe mit meiner Krankheit so um, wie es mir entspricht. Wie du mit meiner Krankheit umgehst, ist deine Sache. Ich spüre aber, dass mir dieses Gespräch nicht guttut.»

Auch Angehörige von Patienten stoßen hin und wieder auf Unverständnis, wenn sie dabei beobachtet werden, wie sie Aktivitäten nachgehen, die ihnen Freude machen. Häufig haben sie selbst ein schlechtes Gewissen oder meinen, die anderen dächten, es stünde ihnen nicht zu, Freude zu haben.

Dabei ist es notwendig für die seelische und körperliche Gesundheit kranker wie auch gesunder Menschen, möglichst viel Zeit zu verbringen, in denen Freude herrscht, gelacht wird, Leichtigkeit und Zuversicht erlebt wird.

Die Aktivitäten der Freudeliste sind Medizin. Sie sollten deshalb in den Behandlungsplan aufgenommen werden. Sie finden im Kapitel 12 «Unterstützung und Kommunikation» weitere Hinweise zu diesem Thema.

Die Stressliste

Die Stressliste dient als eine Bestandsaufnahme über die Faktoren im Alltag, die nicht guttun, weil sie in Ihnen unangenehme Gefühle hervorrufen. Auch wenn es sich um offensichtlich «kleine» und «banale» Gegebenheiten oder Situationen handelt, ist es sinnvoll, sie schriftlich festzuhalten, um vermeidbaren Stress zu reduzieren. Ebenso wie positive Gefühle Ihre Genesung fördern, sind negativ erlebte Gefühle hinderlich. Mit Ihrer Liste erhalten Sie Klarheit darüber, welche Faktoren Ihre Genesung beeinträchtigen, weil sie Ihre Kraft, Zeit und Aufmerksamkeit beanspruchen, die Sie eigentlich für die Stärkung Ihrer Selbstheilungskräfte benötigen. In einem nächsten Schritt können Sie entscheiden, wie Sie auf die einzelnen Stress erzeugenden Situationen reagieren wollen.

Bei Stressfaktoren, die Sie nicht vermeiden können, bietet sich an, die Technik zur Veränderung von ungesunden inneren Einstellungen anzuwenden, die im folgenden Kapitel erklärt wird.

Es gibt zwei Möglichkeiten, mit Stressfaktoren im Leben gesund umzugehen: Sie gehen den Situationen und Menschen, die Ihnen Stress bereiten, aus dem Weg, oder Sie arbeiten an Ihren inneren Einstellungen, um sie nicht länger als Belastung zu erleben.

Häufig genannte Faktoren auf den Stresslisten:
- Konflikte über Arbeiten im Haushalt: putzen, kochen, Wäsche …
- Schwierigkeiten, um Hilfe zu bitten
- Erlebte Grenzüberschreitungen und Missachtungen
- Überarbeitung
- Sorgen um andere
- Sich allein gelassen fühlen
- Konflikte mit Partnern, Familienangehörigen, Arbeitskollegen oder Bekannten

ÜBUNG 7: DIE PERSÖNLICHE STRESSLISTE

Hier finden Sie Platz, um damit zu beginnen:

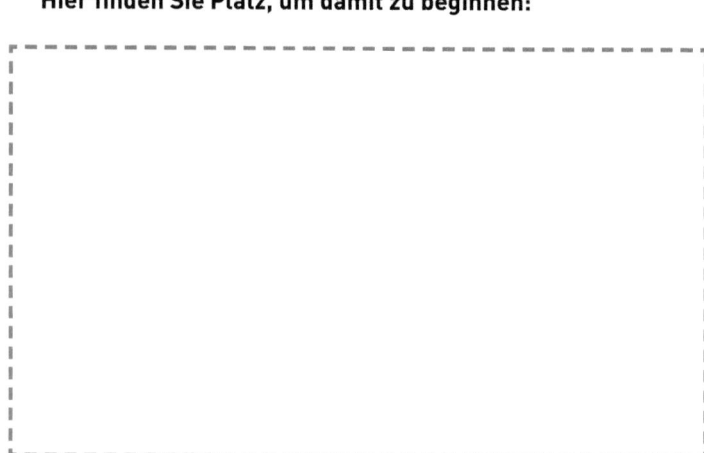

Bitte führen Sie die Stressliste als eine nach unten offene Liste, damit Sie jederzeit ergänzt werden kann. Vergessen Sie jedoch auch nicht, Faktoren, die Sie bereinigen konnten, auszustreichen!

Beispiele:

1. **Edgar, 64,** ist an einem Hirntumor erkrankt. Nach seiner Operation muss er wieder lernen zu gehen. Er kann nicht mehr lesen und schreiben. Seine älteste Tochter Mirjam hilft ihm im Alltag. Sie ist neben ihrer Halbtagsstelle mit dem Haushalt beschäftigt und fährt den Vater mehrmals in der Woche zur physiotherapeutischen Behandlung. Ihre beiden jüngeren Geschwister, die im selben Ort leben, haben sich um den Vater gekümmert, solange er in der Klinik war. Als es ihm langsam wieder besser ging, zogen sie sich zurück. Mirjam ist am Ende ihrer Kraft, sie ist verzweifelt und wütend auf ihre Geschwister. Ihr Vater und sie wissen nicht mehr weiter. Mirjam will ihre

beiden Schwestern nicht um Hilfe bitten, denn sie denkt, sie wären damit überfordert. Außerdem ist sie der Meinung, sie müssten von selbst ihre Hilfe anbieten, und ärgert sich, dass sie es nicht tun. Schließlich entscheidet Mirjam zusammen mit ihrem Vater, eine Liste der Aufgaben zu erstellen, bei denen sie sich Unterstützung wünschen. Daraufhin vereinbaren sie einen gemeinsamen Gesprächstermin mit den Schwestern. Tatsächlich gelingt es der Familie, gemeinsam die Verantwortung zu tragen und sich gegenseitig zu unterstützen. Jede der Schwestern ist bereit, einen festen Aufgabenbereich zu übernehmen. Mirjam gesteht, etwas Mühe damit zu haben, dass manches anders erledigt wird, als sie es für richtig hielt. Aber die Erleichterung überwiegt. Die beiden Schwestern sind froh, dass sie nun einbezogen sind und etwas beitragen können. Edgar freut sich über den Zusammenhalt und genießt es, wieder mehr Familienanschluss zu haben.

2. **Christine, 42** und gerade in der chemotherapeutischen Behandlung, ärgert sich einmal in der Woche darüber, dass in ihren Briefkasten Werbebroschüren gesteckt werden, obwohl sie mit einem Aufkleber darum bittet, dies zu unterlassen. Der junge Mann, der die Broschüren im Ort verteilt, scheint es zu ignorieren. Christine kennt ihn und ist mit seiner Mutter befreundet. Deshalb scheut sie sich davor, ihn darauf anzusprechen. Schließlich schreibt sie ihm einen kleinen Brief, den sie an den Briefkasten hängt. Sie bittet ihn in ihrem Schreiben freundlich darum, keine weiteren Broschüren einzuwerfen. Tatsächlich wirkt das. Das Schreiben war für sie einfacher, als ihn direkt anzusprechen.

Weitere praktische Beispiele für die Reduzierung von Stressfaktoren finden Sie im Kapitel 12 «Unterstützung und Kommunikation».

Wenn Sie sich über Ihre Stressliste Gedanken machen, notieren Sie sowohl kleine, eher unwichtige Dinge als auch wichtige Dinge. Sie werden vielleicht nicht für alles sofort eine Lösung finden. Häufig lohnt es sich, sich mit anderen darüber auszutauschen. Es ist merkwürdig, dass wir häufig für die Probleme anderer schneller Lösungen finden als für die eigenen. Deshalb können Gespräche darüber zu Lösungen führen, an die man bisher noch nicht gedacht hatte. Für Stressfaktoren, die Sie nicht vermeiden können, ist die Anwendung der Technik zur Veränderung von ungesunden inneren Einstellungen hilfreich, die im folgenden Kapitel erklärt wird.

5

Gesunder Umgang mit Stress –
Die Perspektive wechseln

Selbstheilungskräfte stärken

Zur Verdeutlichung der mentalen Prozesse stellen Sie sich bitte das Gehirn als ein Radio vor. Unabhängig davon, ob Sie das Radio ein- oder ausgeschaltet haben, strahlen Tausende von Sendestationen zu jeder Stunde ihre Programme aus. Wenn Sie das Gerät einschalten, entscheiden Sie sich für einen Sender und sein aktuelles Programm. Es kann sein, dass Sie der Sendung nicht wirklich zuhören, weil Sie mit Aktivitäten (wie zum Beispiel Autofahren, Büroarbeit oder Hausarbeit etc.) beschäftigt sind, die den Großteil Ihrer Aufmerksamkeit fordern. Nur hin und wieder achten Sie mehr auf den Inhalt der Sendung, weil Sie vielleicht auf ein bestimmtes Lied reagieren oder bestimmte Schlüsselwörter hören, die Ihr Interesse wecken. In diesen Momenten sind Sie emotional angenehm oder unangenehm berührt. Dann hören Sie ganz bewusst zu.

«Wir fühlen uns so, wie wir denken» – gedankliche Prozesse bestimmen unser «Er-Leben».

MEDITATION 2: Imagination von Freude und Dankbarkeit

Mach es dir so bequem wie möglich ... nimm dir einen Moment Zeit, um bewusst ein- und auszuatmen ..., und während du das tust, lass in deinem Gesicht dieses leichte, sanfte Lächeln entstehen ... und lass dich spüren, wie es sich anfühlt, dir zu sagen: ich atme ein und ich atme aus ... und ich lächle mir zu ... erinnere dich nun an eine Situation, in der du dich wohl gefühlt hast, entspannt warst, inneren Frieden empfandest und voller Freude warst ...

Je intensiver du dich in diese Situation zurückversetzt, mit all deinen Sinnen, desto deutlicher wirst du die Empfindungen und Gefühle, die du dabei hattest, auch heute wieder wahrnehmen ... und nun nimm dir für 30 Sekunden Zeit, um dich so intensiv wie möglich in diese Situation hineinzuversetzen ... Lass dich für die nächsten 30 Sekunden an etwas Zweites denken, an etwas erinnern, was dir Freude bereitet, wofür du dankbar bist, dass es zu deinem Leben gehört ..., und nun erinnere dich wieder an etwas, worüber du dich freust, und nimm dir die nächsten 30 Sekunden Zeit, um so intensiv wie möglich daran zu denken und es dir vorzustellen ..., nun komme ganz sanft mit deiner Aufmerksamkeit wieder hierher zurück in den Raum, in dem du dich befindest ..., nimm das Licht um dich herum wahr ... die Geräusche ... frage dich, wie du dich im Moment fühlst ...

Unser Gehirn ist ständig dabei, äußere und innere Eindrücke und Einflüsse zu «scannen» und sie mit Erfahrungen aus der Vergangenheit abzugleichen. Wenn es in diesem Abgleich auf in der Vergangenheit gemachte Erfahrungen stößt, die gleich oder ähnlich zu sein scheinen wie die aktuellen Eindrücke, wird ein ganzes Netz von Hirnzellen aktiviert, das auch in den früheren Situationen aktiv war. Dadurch empfinden wir wieder dieselben Gefühle, haben dieselben Körperreaktionen wie früher. Je öfter wir diese früheren Situationen hatten oder imaginierten, umso schneller und stärker wirken sie auf uns ein. Aus diesem Grund sind Rituale wichtig. Und aus diesem Grund haben Sie sich bei der letzten Meditation vermutlich wohl gefühlt. Sie reagierten auf positive Worte und verknüpften sie mit Erfahrungen aus Ihrer Vergangenheit. Wir können diese Mechanismen für unsere Heilung nutzen. Es genügen schon einzelne Worte wie Frieden, Liebe, Vertrauen, Leichtigkeit, Geborgenheit, Klarheit, Ruhe, Freude, Lust, Nähe, Sanftheit, Begeisterung, Licht, Wärme, Frische, Bewegung. Sie rufen in uns angenehme Empfindungen hervor, wenn wir mit diesen Worten schöne Erinnerungen verbinden. Genauso ist es mit Geräuschen und Musik, Gerüchen und Dingen, die wir tasten und schmecken. Wenn wir uns dies bewusst machen, wird es immer dringlicher, uns besonders in schwierigen Lebenssituationen damit zu verbinden und uns mit ihnen zu umgeben. Denn alles, was bewirkt, dass wir uns gut fühlen, stärkt unseren Heilungsprozess.

ÜBUNG 8: ERINNERN SIE SICH AN SINNLICHE GENÜSSE

Notieren Sie sie auf Ihrer individuellen Freudeliste. Denken Sie an Gerüche, Geräusche, Musik, Geschmack und Schönes, das Sie betrachten und tasten können, sowie an körperliche Wahrnehmungen.

Beispiele:

Geruch: Lavendel oder Rosen, Weihrauch, frischer Schnittlauch, frisch gemahlener Kaffee, Heu, ein frisch überzogenes Bett, Wollfett der Schafe ...

Geräusche: der Gesang von Vögeln am Morgen, das Plätschern und Gurgeln eines Gebirgsbaches, Smetanas Moldau, Oldfields Ommadawn, Louis Armstrongs Wonderful World, Barbara Thompsons Saxophon, Deuters Meditationsmusik ...

Geschmack: heiße Schokolade mit Sahne, ein knackiger Apfel, ein mit selbst gezogenen Tomaten belegtes Brot, Butterbrot mit Tannenhonig, Kaffee am Morgen, Zürcher Geschnetzeltes, Spargel mit Sauce hollandaise, Wirsinggemüse …

Sehen: Blumenwiese mit Schmetterlingen, das Meer, das Gebirge, die Morgensonne, die durch das grüne Laub scheint, der Sternenhimmel, ein entspannt spielendes Baby …

Tasten: Fell einer Katze, die raue Rinde einer alten Eiche, ein Rosenblatt auf den Lippen, die Nüstern eines Esels, Samt, ein glatter Stein, weiches Wasser, zärtliche Berührungen …

Körper: dehnen und strecken, tanzen, laufen, schwimmen, ein warmes Bad, Massagen, kalt duschen, schlafen gehen, herzhaft lachen, rangeln …

Lassen Sie uns nach diesem Ausflug nun noch einmal zum Radio zurückkommen: Wir wissen, dass auch gesendete Inhalte, denen wir nicht bewusst zuhören, Einfluss auf unsere Stimmung haben. Um unsere Gesundheit zu unterstützen und die Selbstheilungskräfte zu stärken, ist es deshalb von Bedeutung, bewusst zu wählen, was wir hören oder sehen möchten. Es wirkt sich auf Ihre körperlichen Prozesse aus, welche Sendungen, Informationen, Themen und Stimmungen Sie auf sich einwirken lassen. Ähnlich verhält es sich mit unseren Gedanken. Neurologische Untersuchungen zeigen, dass unser Gehirn unabhängig davon, ob wir schlafen oder wachen, Gedankengänge produziert, von denen wir nur ungefähr zwei Prozent bewusst wahrnehmen. Allerdings haben die 98 Prozent der Gedanken, die wir nicht bewusst wahrnehmen, Einfluss auf unsere Gefühle und Stimmung. Wie bereits erklärt, lösen diese Empfindungen biochemische Prozesse aus, welche unsere körperlichen Reaktionen bis hinein in die zelluläre Ebene beeinflussen. Damit sind auch die Mechanismen unserer natürlichen Selbstheilungskräfte betroffen. Um unsere Genesung zu unterstützen, scheint es aus diesem Grund sinnvoll, sich mit unseren Gedankengängen näher zu befassen, indem wir lernen, sie bewusster wahrzunehmen und gegebenenfalls zu ändern. Besondere Wichtigkeit haben dabei die Gedankengänge, die wir in Momenten von emotionalem Stress haben, weil wir eine große Wirkung erzielen, wenn wir Wege finden, solche Momente zu reduzieren.

Der Prozess zur Veränderung ungesunder innerer Überzeugungen

Wenn wir von Epiktets Erkenntnis ausgehen, stellt sich als Nächstes die Frage: «Wie kann ich erreichen, dass ich die Ereignisse, die mich immer wieder aus der Fassung bringen, so betrachte oder interpretiere, dass sie mich nicht mehr aufregen?» Wahrscheinlich wenden Sie selbst bereits Techniken an, die Ihnen dabei helfen, zu innerem Gleichgewicht zu finden. Für den Fall, dass Sie Ihr Repertoire ergänzen möchten durch eine

«Nicht die Dinge an sich regen uns auf, sondern die Art und Weise, wie wir sie betrachten.»
Epiktet (um 100 n. Chr.)

Methode, die Ihnen hilft, bei bestimmten Themen oder Situationen innerlich gelassen zu bleiben und gar nicht erst in Stress zu geraten, stelle ich Ihnen hier eine weitere Technik vor. Sie kommt aus der kognitiven Verhaltenstherapie. Dr. Simonton nutzte als Grundlage die von dem Psychiater Maxie Maultsby entwickelte Technik des «Kognitiven Umstrukturierens» und nannte sie «Glaubenshaltungsarbeit» oder «Änderung von ungesunden inneren Überzeugungen».

Wir arbeiten damit daran, ungesunde innere Überzeugungen zu eliminieren, indem wir sie durch gesundheitsfördernde Überzeugungen ersetzen.

Die beste Zeit, diese Methode anzuwenden, ist in Augenblicken, in denen Sie in negativ erlebtem emotionalem Stress sind.

Gemeint sind Momente, in denen Sie sich nicht gut oder sogar richtig schlecht fühlen. Zum Beispiel sind dies Situationen, in denen Sie Zeitdruck, Leistungsdruck, Versagensängste, Angst, Hoffnungslosigkeit, Wut, Ärger, Schuldgefühle, Scham, Wertlosigkeit, Hilflosigkeit, Ausgeliefertsein, Erschöpfung, Eifersucht, Ausweglosigkeit, Einsamkeit und Verlassenheit empfinden. Diese Situationen sind deshalb gut geeignet, weil in solchen Momenten die ungesunden Überzeugungen, die sonst im Unterbewusstsein schlummern, an die Oberfläche dringen und bewusst wahrgenommen werden können.

8 Schritte

1. **Schritt:** Wenn Sie sich schlecht fühlen, machen Sie sich bewusst, dass dies ein guter Zeitpunkt ist, um mit der Technik zur Umstrukturierung ungesunder Überzeugungen zu arbeiten. Suchen Sie einen Ort auf, an dem Sie ungestört sind.
2. **Schritt:** Zeichnen Sie auf ein leeres Blatt Papier eine vertikale Linie in die Mitte.
3. **Schritt:** Nehmen Sie die negativen Gefühle immer intensiver wahr und schreiben Sie währenddessen die Gedanken in die linke Spalte, die Ihre Gefühle verstärken. Lassen Sie dabei alles zu, ohne zu bewerten.

Zum besseren Verständnis hier das Beispiel von Annika, einer Krebspatientin, die mich kurz nach ihrer Diagnose um Hilfe bat, weil sie – verständlicherweise – voller Angst, Sorge und Unruhe war und nicht mehr schlafen konnte.

Gedanken, die bei der Verstärkung der Gefühle Annikas auftraten:
- Ich kann nicht wieder gesund werden.
- Ich werde leiden und in Kürze sterben, egal was ich tue.

- Die Behandlung schadet mir mehr als dass sie hilft.
- Ich bin ausgeliefert und hilflos.
- Mein Mann und meine Kinder werden verzweifeln und mit dem Leben nicht zurechtkommen.

4. **Schritt:** Wenn Sie mindestens fünf Gedanken oder mehr notiert haben und bemerken, dass Ihre Gedanken sich nun wiederholen, überprüfen Sie den Gesundheitswert jedes einzelnen Gedanken in der linken Spalte mit Hilfe der fünf Prüfungsfragen von Maxie Maultsby.

1. **Entspricht dieser Gedanke den Tatsachen?**
2. **Hilft er mir, meine wichtigsten Ziele zu erreichen?**
3. **Hilft er mir, meine wichtigsten Konflikte zu lösen?**
4. **Hilft er mir, mein Leben und meine Gesundheit zu schützen?**
5. **Hilft er mir, mich so zu fühlen, wie ich mich gerne fühlen möchte?**

Wenn Sie bei einem der Gedanken auf mindestens drei dieser Fragen ein «Ja» als Antwort geben, können Sie davon ausgehen, dass es sich bei dem überprüften Gedanken um eine gesundheitsfördernde Überzeugung handelt. Antworten Sie mindestens dreimal mit «nein», handelt es sich um eine «ungesunde» Überzeugung.

Bei der Überprüfung der oben genannten Gedanken von Annika stellten wir fest, dass keiner von ihnen einer gesunden Überzeugung entsprach.

5. **Schritt:** Ersetzen Sie nun jede «ungesunde» Überzeugung durch einen gesundheitsfördernden Gedanken und schreiben Sie ihn gegenüber in die Spalte auf der rechten Seite.

Prozess zur Veränderung von ungesunden Überzeugungen: Annika

Ungesunde Überzeugungen	Gesundheitsfördernde Überzeugungen
Ich kann nicht wieder gesund werden.	Ich kann wieder gesund werden, egal wie krank ich bin, und ich kann darauf vertrauen, dass ich Wege finde, gut damit zurechtzukommen, wenn es anders kommt.
Ich werde leiden und in Kürze sterben, egal was ich tue.	Es gibt Dinge, die ich tun kann, um mich gut zu fühlen. Es ist mir mehr und mehr möglich, jeden Tag zu genießen. Ich kann gesund alt werden.
Die Behandlung schadet mir mehr, als dass sie hilft.	Die Behandlung kann mir helfen, wieder gesund zu werden. Es ist gut möglich, dass sie zusammen mit meinen natürlichen Kräften im Körper das bewirkt, was ich mir wünsche.
Ich bin ausgeliefert und hilflos.	Ich kann mich in meiner Mitte geborgen fühlen und habe in und außerhalb von mir alle Hilfe, die ich brauche.
Mein Mann und meine Kinder werden verzweifeln und mit dem Leben nicht zurechtkommen.	Es ist eine schwierige Situation für uns alle. Ich kann meinem Mann und meinen Kindern vertrauen. Sie sind umgeben von Hilfe und können an dieser Herausforderung wachsen und ihre Stärke spüren. Wir alle sind in der Lage, ein erfülltes, glückliches Leben zu führen.

6. **Schritt**: Lesen und sprechen Sie die gesunden Überzeugungen in aller Ruhe noch einmal laut aus. Fragen Sie sich anschließend, wie Sie sich fühlen. Wenn Sie feststellen, dass Sie sich jetzt viel

besser fühlen als zu Beginn der Arbeit, können Sie davon ausgehen, dass Sie gute gesunde Überzeugungen formuliert haben.

Lernen Sie, an die «gesunden Überzeugungen» zu glauben, indem Sie täglich folgende zwei Übungen durchführen:

7. Schritt: Gewöhnen Sie sich daran, Ihre Gedanken bewusster wahrzunehmen, sie zu beobachten und zu wählen, wie Sie denken. Dazu tragen Sie die erarbeitete Tabelle mit den «ungesunden und gesunden Überzeugungen» immer bei sich. Wenn Sie sich nicht gut oder gar schlecht fühlen, lesen Sie sich die ungesunden Gedanken durch. Fragen Sie sich, ob sie einen oder mehrere dieser ungesunden Gedanken gedacht haben, als Sie begannen, sich unwohl zu fühlen. Falls Sie dies bestätigen, entscheiden Sie sich, dass Sie diese Überzeugung nicht weiter nähren möchten. Vergegenwärtigen Sie sich stattdessen die entsprechende gesunde Überzeugung. Mit der Zeit werden Sie die Tabelle dazu nicht mehr benötigen, weil Sie den Prozess des «Umdenkens» verinnerlicht haben. Eine sehr gute Hilfe beim «Umdenken» kann die Visualisierung sein, die mir ein Patient einmal mitteilte: Sobald er sich darüber bewusst wird, dass er sich Gedanken hingibt, die ihm nicht guttun, stellt er sich das Schild «Umleitung» aus dem Straßenverkehr vor. Die Farbe Orange betrachtet er als Warnhinweis, kurz innezuhalten. Der Pfeil weist ihn in die Richtung der gesunden Gedanken, die er sich erarbeitet hat. Daraufhin entscheidet er neu, dass er sich angewöhnen möchte, die gesundheitsfördernden Überzeugungen zu verinnerlichen, und spricht sie laut oder in Gedanken aus.

8. Schritt: Nehmen Sie sich wenigstens einmal am Tag Zeit für eine der Aktivitäten, die Ihnen Freude machen. Wenn Sie anschließend entspannt sind und sich gut fühlen, sprechen Sie die gesundheitsfördernden Gedanken laut aus. Achten Sie dabei darauf, dass Sie sich in Ihrer inneren Haltung liebevoll

zuwenden, um sich zu helfen. Lassen Sie jeden der Gedanken auf sich wirken, indem Sie sich eine Vorstellung dazu machen. Annika stellt sich bei dem Gedanken «Wir sind in der Lage, ein erfülltes, glückliches Leben zu führen» vor, wie sie zwanzig Jahre später als Großmutter mit ihrer Familie an einem festlich gedeckten langen Tisch im Garten sitzt, sich wohl fühlt, sich angeregt unterhält und lacht, während ihre Enkelkinder um sie herum spielen.

Aus den Erkenntnissen der Lernpsychologie wissen wir, dass es drei bis sechs Wochen dauert, bis Sie die «gesunden» inneren Einstellungen in Ihrem Unterbewusstsein verankert haben, wenn Sie auf die beschriebene Weise vorgehen. Das bedeutet, dass Situationen, die Sie früher beunruhigt haben, weniger oder gar keine negativen Empfindungen mehr hervorrufen. Ihr Körper hat mehr Energie für die natürlichen Selbstheilungsmechanismen zur Verfügung, und Sie haben mehr Phasen, in denen es Ihnen gut geht.

Sie können lernen zu wählen, womit Sie sich gedanklich befassen. Ähnlich, wie Sie entscheiden, in welchen Kinofilm Sie gehen, können Sie entscheiden, welche Vorstellungen und Gedanken Sie in sich nähren. Dies ist nicht ganz einfach und dauert seine Zeit. Wenn ich unbewusst jahrelang mein Gehirn darin trainiert habe, Angstgedanken zu wiederholen, so braucht es natürlich auch Zeit und Training, Schritt für Schritt meine Hoffnung zu nähren. Dabei ist es wichtig, liebevoll, geduldig und achtsam mit sich selbst zu sein. Es geht nicht um den Leistungskurs «Gesund denken», es geht darum, möglichst viel Zeit zu haben, in der Sie sich gut fühlen.

Im Folgenden finden Sie ein weiteres Beispiel für die Anwendung dieser Technik:

Zum Beispiel Hans

Hans, ein 42-jähriger Mann mit einer Krebserkrankung, fühlte sich beim Aussprechen des Entscheidungssatzes «Ich habe beschlossen, das zu tun, von dem ich weiß oder glaube, dass es mir hilft, wieder gesund zu werden und zu bleiben» schlecht. Er hatte ganz konkrete Ideen für Veränderungen in seinem Alltag, die ihm helfen würden. Er bekam jedoch Gewissensbisse und Befürchtungen, wenn er daran dachte, wie seine Frau und seine Kinder darauf reagieren würden.

Ungesunde innere Überzeugungen	Gesunde innere Überzeugungen
Ich weiß nicht, was mir hilft, wieder gesund zu werden.	Ich kann mehr und mehr herausfinden, was mir hilft. Ich kann auf das, was mir Sinn macht und sich gut für mich anfühlt, vertrauen.
Ich werde kränker werden und sterben, egal was ich tue.	Ich kann wieder gesund werden, egal wie krank ich bin. Ich kann einiges dafür tun. Auch für den Fall, dass ich kränker werde und sterbe, habe ich alle Hilfe, die ich brauche, um voller Vertrauen und innerer Gelassenheit zu sein.
Ich treffe auf zu viele Widerstände in meiner Familie, um das zu tun, was mir hilft.	Ich kann tun, was mir hilft. Ich kann mit möglichen Widerständen umgehen und mich gut fühlen mit meiner Familie.
Ich habe nicht die Kraft, um Veränderungen herbeizuführen.	Ich habe die Kraft und alle Hilfe, die ich brauche, um die Veränderungen herbeizuführen, die mir wichtig sind.

Ich bin selbstsüchtig und egoistisch, wenn ich die Dinge tue, die mir guttun.	Ich handle aus Selbstachtung und übernehme Verantwortung für mein Leben und meine Gesundheit, indem ich Dinge tue, die mir guttun. Alles, was mir hilft, ist auch gut für alle anderen, die beteiligt sind. Auch sie haben das Recht, gut für sich zu sorgen.
Es wird mich niemand verstehen.	Ich verstehe und liebe mich. Ich kann mich unabhängig davon, ob mich andere verstehen oder nicht, gut fühlen. Die anderen haben dieselben Rechte.
Meine Frau und meine Kinder werden mich verlassen.	Es ist gut möglich, dass die notwendigen Veränderungen eine Chance für uns alle bergen. Wir können gemeinsam diesen Weg in Harmonie gehen. Falls unsere Wege sich trennen, gehe ich davon aus, dass auch dies seine Richtigkeit hat. Ich vertraue darauf, dass es für uns alle eine gute Lösung gibt und dass wir sie finden.
Ohne meine Frau und meine Kinder hat mein Leben keinen Sinn mehr.	Mit und ohne meine Frau kann ich ein sinnerfülltes, glückliches Leben führen. Ich bin und bleibe der Vater meiner Kinder. Wir sind in der Lage, in guter Beziehung zueinander zu leben.

Häufige Fragen

1. «Wie finde ich zu gesunden Gedanken?»

Zunächst ist es wichtig, dass der ungesunde Gedanke tatsächlich schmerzt. Das bedeutet, dass Sie wirklich in Ihre Gefühle hineingehen. Je stärker der ungesunde Gedanke ist, desto leichter finden Sie den ihn ersetzenden gesunden Gedanken – er löst den Schmerz auf. Wenn Sie wie in Annikas Beispiel den ungesunden Gedanken haben «Ich werde leiden und in Kürze sterben, egal was ich tue», fragen Sie sich zunächst, wie stattdessen das gewünschte Ergebnis aussieht. Annikas Antwort wäre dann vielleicht «Ich werde mich gut fühlen und alt werden bei allem, was ich tue». In einem nächsten Schritt gestalten Sie den Gedanken so, dass er nicht an ein bestimmtes Ergebnis gebunden ist: «Ich kann mich gut fühlen und alt werden. Es gibt einiges, was ich dafür tun kann.» Dann geht es noch darum, dass Sie sich mit dem gesunden Gedanken richtig gut fühlen. Dies testen Sie, indem Sie den Gedanken laut aussprechen, ihn in sich nachklingen lassen und sich dann fragen, wie er sich für Sie anfühlt. Gestalten Sie ihn, indem Sie den Inhalt so lange umformulieren, bis Sie fühlen, dass er Ihnen guttut. So geschah es auch mit Annika. Deshalb wurde schließlich daraus der gesunde Gedanke: *«Es gibt Dinge, die ich tun kann, um mich gut zu fühlen. Es ist mir mehr und mehr möglich, jeden Tag zu genießen. Ich kann gesund alt werden.»*

2. «Die gesunden Gedanken hören sich ganz gut an, aber ich kann sie nicht glauben. Sie fühlen sich fremd an. Mache ich mir da etwas vor?»

Es handelt sich hier um die Erfahrung von «kognitiver Dissonanz». Die Gedanken erscheinen mir fremd, weil ich es nicht gewohnt bin, sie zu denken. Die Frage, die sich stellt, sollte nicht sein: «Kann ich das glauben?», sondern: «Würde ich das gerne glauben können?» Wenn Sie diese Frage bejahen, sollten Sie die Schritte 6 und 7 für drei bis sechs Wochen täglich anwenden. Schon bald werden Sie feststellen, dass Ihnen die gesunden Gedanken immer vertrauter werden. Durch Ihren Wunsch, sich selbst davon zu überzeugen, und durch das Wiederholen gewöhnen Sie sich daran, sie zu glauben.

3. «Mit wie vielen gesunden Gedanken soll ich gleichzeitig arbeiten?» Sie können mit ein bis drei Themenbereichen gleichzeitig arbeiten. Es ist jedoch ratsam, sich nicht zu überfordern. Wenn wir uns problematischen Situationen ausgesetzt sehen, haben wir zwei Möglichkeiten, damit umzugehen: Wir gehen diesen Situationen (oder Menschen) aus dem Weg, oder wir verändern unsere inneren Einstellungen (Gedanken) dazu. Um sich nicht zu überfordern, treffen Sie eine Wahl, welches Thema für Sie im Moment Priorität hat, und gehen den anderen schwierigen Situationen aus dem Weg, bis Sie die wichtigen Themen gelöst haben.

4. Der Gedanke «Ich kann wieder gesund werden, egal wie krank ich bin, und ich kann einen guten Weg damit finden, wenn es anders kommt», ist mir zu schwach. Ich möchte lieber verinnerlichen: «Ich werde wieder gesund werden, egal wie krank ich bin.»
Der Gedanke «Ich werde wieder gesund werden» kommt aus der Technik des «Positiven Denkens». Die Erfahrung in der Arbeit mit Patienten hat uns gelehrt, dass es besser ist, «Gesundes Denken» anzuwenden, weil es keine Fixierung auf ein bestimmtes Ergebnis beinhaltet. Bitte lesen Sie mehr zu diesem Thema im Folgenden.

Gesundes Denken – positives Denken

Ich kann wieder gesund werden

Wie im vorangegangenen Kapitel zur Veränderung von ungesunden inneren Einstellungen bereits angedeutet wurde, ist es von Vorteil, wenn wir uns nicht darauf fixieren, dass ganz bestimmte Ereignisse eintreffen müssen. Es geht darum, auf welche Weise wir uns Ziele vornehmen und mit welchen inneren Erwartungen wir versuchen, sie zu erreichen. Um deutlich zu machen, dass uns das Thema «verhaftet sein» alltäglich begegnet, hier zunächst ein einfaches Beispiel: Dr. Simonton und ich hatten vor, an einem Samstag mit dem Zug von München nach Kassel zu reisen. Er bat mich, Karten und Sitzplätze für den Zug um 11:05 Uhr zu buchen. Beim Anruf bei der Bahn erfuhr ich, dass die reservierbaren Plätze ausgebucht waren. Dr. Simonton wollte daraufhin den Zug eine Stunde später nehmen. Doch auch für diesen Zug gab es keine reservierbaren Plätze mehr. Ich kam unter Druck, denn ich befürchtete, dass alle Züge ausgebucht seien. Es stresste mich damals, dass ich den Wunsch von Dr. Simonton nicht erfüllen konnte. Er bemerkte meine Beunruhigung und sagte: «Meine erste Wahl ist der Zug um 11:05 Uhr mit Sitzplatzreservierung. Meine zweite Wahl ist der Zug um 12:05 mit Sitzplatzreservierung. Meine dritte Wahl ist der Zug um 10:05 mit Sitzplatzreservierung. Meine vierte Wahl ist der Zug um 13:05 mit Sitzplatzreservierung. Meine fünfte Wahl ist der Zug um 9:05 mit Sitzplatzreservierung. Meine sechste Wahl ist der Zug um 14:05 mit …» Ich unterbrach ihn und rief aus: «Ich hab's verstanden!» Mit Erstaunen stellte ich dabei fest, dass meine Anspannung sich aufgelöst hatte. Mit jeder neuen Lösungsmöglichkeit, die sich auftat, wurde ich etwas lockerer und fühlte mich schließlich wieder gut. Das war eine deutliche Lernerfahrung darüber, wie man sich aus dem «Verhaftetsein» lösen kann und in einen Zustand des «Nicht-Verhaftetseins» findet. Bisher hatte ich immer gedacht, es dürfte mir nichts ausmachen, wenn sich meine Wünsche oder Erwartungen nicht erfüllen. Ich müsste es einfach hinnehmen, aushalten und damit zurechtkommen, dass ich keinen Einfluss habe. Mit der Idee, eine erste, zweite, dritte, vierte und mehr Wahlmöglichkeiten zu haben, erschloss sich mir eine völlig neue Weise, mit Enttäuschungen umzugehen.

Das Geheimnis liegt darin, sich einerseits das gewünschte Ergebnis vorzustellen und andererseits einen Plan B (C, D, ...) zu haben für den Fall, dass sich das gewünschte Ergebnis – oder die erste Wahl – nicht erfüllt. Damit bewahre ich meine Autonomie und mache mir bewusst, dass ich der Situation nicht ausgeliefert bin.

Louise, eine 42-jährige Patientin mit einem Sarkom, dachte über diese Geschichte nach und erklärte anschließend: «Meine erste Wahl ist es, gesund (92 Jahre) alt zu werden, eines Abends friedlich einzuschlafen und am nächsten Morgen aufzuwachen und dabei festzustellen, dass ich im Schlaf gestorben bin. Wenn mir das nicht vergönnt ist, ist meine zweite Wahl, dies alles ein paar Jahre früher zu erleben. Sollte das nicht möglich sein, ist meine dritte Wahl, dies zu einem Zeitpunkt zu erleben (mit ca. 60 Jahren), wenn meine Kinder selbst Familien gegründet haben. Wenn das nicht möglich ist, ist meine vierte Wahl früher zu sterben und zu wissen, dass es meinen Kindern und meinem Mann gut geht. Meine 258. Wahl ist, krank zu sein, mich dabei gut zu fühlen und in Frieden sterben zu können, wann immer das ist.»

Lassen Sie uns nach diesem kleinen Ausflug auf den Unterschied zwischen «gesundem Denken» und «positivem Denken» zurückkommen: Wenn ich mir täglich den Gedanken verinnerliche «Ich werde wieder gesund», werde ich doch stets einen inneren Zweifel haben, ob das wirklich sicher ist. Auf die Prüfungsfrage «Entspricht dieser Gedanke den Tatsachen?» kann ich genauso wenig mit «ja» antworten wie auf den ungesunden Gedanken «Ich werde kränker werden und in Kürze sterben». Ich bin mit dem positiven Denken auf ein bestimmtes Ergebnis fixiert oder «verhaftet». Die Realität ist, dass niemand wissen kann, wie unsere individuelle Zukunft aussieht. Beides und noch viele andere Szenarien sind möglich. Überprüfen wir dagegen die Überzeugung «Ich kann wieder gesund werden» mit der Frage «Entspricht dieser

Gedanke den Tatsachen?», können wir mit «Ja» antworten, denn die Möglichkeit besteht. Es gibt viele Beispiele für unerwartete Genesungen bei Krebs.

Das Ziel unserer Arbeit ist, unabhängig davon, was die Zukunft mit sich bringt, Vertrauen und Hoffnung zu wahren. Deshalb riet Dr. Simonton zu folgendem gesundheitsfördernden Gedanken: «Ich kann wieder gesund werden, egal wie krank ich bin ...» Dieser Gedanke entspricht dem gewünschten Ergebnis. Anschließend fuhr er fort: «... und ich bin bereit, heute zu sterben». Dieser Gedanke entspricht seiner zweiten Wahl: «Wenn ich sterbe, möchte ich dazu bereit sein.» Anders ausgedrückt könnte der Gedanke auch heißen: «Ich kann wieder gesund werden, egal wie krank ich bin. Was immer auch geschieht, habe ich alle Hilfe, die ich brauche, um gut damit zurechtzukommen, wenn ich kränker werde und sterbe.»

Eine Teilnehmerin eines Seminars rief bei diesen Ausführungen einmal überrascht aus: «Wenn ich das glauben kann, kann mir ja gar nichts mehr passieren» und fühlte sich erleichtert.

Mir sind in meiner Arbeit hin und wieder Krebspatienten begegnet, die gewohnt waren, positiv zu denken. Sie arbeiteten mit dem Gedanken «Ich werde wieder gesund werden». Einer von ihnen war Richard, der an einem Weichteilsarkom erkrankt war. Als ich ihn kennenlernte, war er 52 Jahre alt und hatte seit sieben Jahren mehrere Zyklen von Erkrankung, Behandlung, Verkleinerung von Tumoren und erneuter Verschlechterung der Erkrankung hinter sich. Er wandte sich an mich, als er sich mit neuen Untersuchungsergebnissen konfrontiert sah, die ein Fortschreiten der Erkrankung belegten. Er hatte Ängste, fühlte sich seiner Hoffnungen beraubt und machte sich Vorwürfe, versagt zu haben. Als er mir erklärte, dass er sich täglich vor dem Spiegel sagte: «Ich werde wieder gesund werden», klang das sehr wütend.

In Wirklichkeit sagte er sich: «Ich muss wieder gesund werden.» Der Antrieb für seine vielen Aktivitäten, um seine Genesung zu unterstützen, war die Panik. Er war an drei Tagen in der Woche unterwegs zu Behandlungen, hatte mit Hilfe seiner Frau seine Ernährung komplett umgestellt und zwang sich, täglich auf dem Laufband zu trainieren. Als wir uns zu einem ersten Gespräch trafen, waren er und seine Frau erschöpft. Er war bereit, seine inneren Einstellungen zu verändern. Dazu verstärkte er das Gefühl der Erschöpfung, um sich die ungesunden Gedanken bewusst zu machen.

Zum Beispiel Richard

Ungesunde Gedanken	Gesundheitsfördernde Gedanken
Ich muss wieder gesund werden.	Ich kann wieder gesund werden, egal wie krank ich bin, und ich kann zulassen, wenn es anders kommt, und weiß mich auch dann behütet und geliebt.
Ich kämpfe und kämpfe und es hilft alles nichts.	Ich atme ein und atme aus und lächle mir zu und komme zur Ruhe. Im Kontakt mit meiner inneren Kraftquelle spüre ich mich und fühle, was hilft. Ich bin frei zu entscheiden, wann und auf welche Weise ich meine Kraft einsetze.
Wenn ich es wirklich wollte, wäre ich wieder gesund geworden.	Ich habe einen starken Willen, und das ist gut. Ich liebe mich und kann in Frieden damit sein, dass sich mein Wille manchmal erfüllt und manchmal nicht.

Der Krebs ist stark, aber ich muss stärker sein und ihn besiegen.	Krebszellen sind schwache, desorientierte Zellen. Ich kann auf liebevolle, sanfte Weise wieder gesund werden und bin bereit, zu sterben, wenn meine Zeit gekommen ist.
Ich werde immer kränker, und alles, was ich tue, ist umsonst.	Ich kann wieder gesund werden, egal wie krank ich bin, und alles, was und wie ich es tue, hat Einfluss. Wesentlich für mich ist, das Leben heute zu genießen.
Ich habe versagt.	Ich schätze mich wert. Ich habe zu jedem Zeitpunkt meines Lebens mein Möglichstes getan, und das genügt. Ich kann stolz auf mich sein, wenn ich krank bin und wenn ich gesund bin.
Ich werde sterben, und dann ist alles aus für meine Frau und meine Kinder.	Unabhängig davon, wie lange ich lebe, können ich, meine Frau und meine Kinder ein erfülltes, glückliches Leben führen.

Nachdem er die gesunden Überzeugungen zwei Wochen lang täglich verinnerlicht hatte, fand er zu mehr Gelassenheit und Zuversicht. Er arbeitete, zusammen mit seiner Frau, auch mit den anderen Themen aus der Simonton-Methode. Er fand zu seiner Lebensfreude zurück und genoss das tägliche Leben, indem er Dinge tat, die ihm halfen, sich gut zu fühlen, anstatt sich mit letzter Kraft voranzutreiben. Dies war auch wichtig für seine Familie. Seine Veränderungen wirkten sich auf die anderen aus. Er wurde nicht wieder vollkommen gesund, hatte aber noch vier gute Jahre mit seiner Familie, bevor er starb. Dies waren drei Jahre mehr, als ihm prognostiziert waren. Sie werden in diesem Buch weitere Beispiele dafür finden, wie Patienten und Patientinnen ihrem Leben Qualität geben konnten, indem sie lernten, sich nicht an ein bestimmtes Ergebnis zu verhaften, sondern kreativ mit manchmal sehr schwierigen Situationen umzugehen.

Sie finden im Kapitel 13 weitere Beispiele von Patienten, die an ihren inneren Einstellungen arbeiteten.

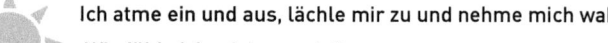

Kurz innehalten!

Ich atme ein und aus, lächle mir zu und nehme mich wahr.

Wie fühle ich mich gerade?

Was signalisiert mir mein Körper?

Was kann ich jetzt tun, um es mir leichter zu machen?

6

Imagination – Die Vorstellungskraft nutzen

Einfluss auf das Leben nehmen

Die Visualisierung oder Imagination ist eines der ältesten Rituale der Menschheit, das bis heute seine Kraft und Wirksamkeit nicht verloren hat. In Überlieferungen unserer ältesten Kulturen ist sie bekannt als Mittel, um wünschenswerte Ergebnisse zu erhalten und Ziele zu erreichen.

Aus historischen Überlieferungen wissen wir, dass früher die Krieger eines Stammes um das Feuer tanzten und sich vorstellten, stark, mächtig und klug zu kämpfen. Sie malten sich aus, den Feind bereits besiegt zu haben, und feierten diesen Sieg in ihrer Vorstellung. Die Krieger unserer Zeit üben sich in Managementtrainings darin, Imaginationstechniken anzuwenden, um Geschäftsziele zu erreichen. Sportler stellen sich vor, wie sie im Wettkampf konzentriert, kraftvoll und schnell sind, um schließlich als Sieger den Pokal in Händen zu halten. Bei der Frage nach der Bedeutung der Höhlenmalereien in Südfrankreich und Nordspanien liegt die Vermutung nahe, dass die dargestellten Jagdszenen einem vorbereitenden Ritual dienten, das die erfolgreiche Heimkehr nach der Jagd begünstigen sollte.

Nicht immer bewahrheiten sich die Bilder einer Imagination – wir haben also nicht bereits alles unter Kontrolle, wenn wir «mental» stark sind. Die Wahrscheinlichkeit, dass erwünschte Ziele erreicht werden können, wird damit jedoch erhöht.

Wir sind Experten

Manche Menschen sind davon überzeugt, dass sie sich nichts «vorstellen können» – was in Wirklichkeit nicht stimmt. Wann immer Sie sich an etwas erinnern oder an etwas Zukünftiges denken, nutzen Sie Ihre Vorstellungskraft. Wenn Sie Angst oder Vorfreude empfinden, stellen Sie sich etwas vor. Das häufigste Missverständnis liegt darin, dass man annimmt, man müsse Vorstellungen bildhaft vor sich sehen. Aber wir haben nicht nur unseren Gesichtssinn. Wir können außerdem schmecken, riechen, tasten, hören und unseren Körper wahrnehmen. Zudem haben wir weitere Wahrnehmungsfähigkeiten, die noch nicht erforscht sind (wir kennen dazu Bezeichnungen wie z. B. «Instinkt», das «Spüren» von Stimmungen, «Gedankenübertragung», «Telepathie» …). Wenn wir unsere Vorstellungskraft nutzen, haben wir all unsere Sinne zur Verfügung. Manche Menschen bevorzugen in der Vorstellung eher das Hören, Fühlen, Riechen, Schmecken oder Ertasten als das Sehen. Dennoch können sie sich Dinge «vorstellen».

Jeder, der dazu in der Lage ist, sich an etwas aus der Vergangenheit zu erinnern oder in die Zukunft zu planen, kann «imaginieren», oder besser gesagt, er kann «seine Vorstellungskraft nutzen».

Sie haben vermutlich hier in diesem Buch bereits einige Meditationen gemacht und das bewusste Atmen angewandt.

Mit diesen simplen Übungen trainieren Sie übrigens Ihre «Achtsamkeit». Achtsamkeit bedeutet hier das bewusste Wahrnehmen oder Beobachten unseres Körpers, unserer sinnlichen Eindrücke und dessen, welche Signale wir aus unserer Umwelt aufnehmen und wie wir darauf mental, körperlich und emotional reagieren. Uns selbst bewusst empfinden und beobachten, unsere Körpersignale wahrnehmen und spüren, was sich gut anfühlt und was nicht, welche Bedürfnisse wir haben, ist ein wesentlicher Faktor auf dem Weg zur Genesung.

«Was du nährst, wächst»

Ein erstaunliches und bis heute noch nicht geklärtes Phänomen ist, dass sich unsere inneren Vorstellungen, seien sie bewusst oder unbewusst, in der Realität häufig bewahrheiten, wenn wir sie wiederholt denken und sie uns vorstellen. Wir finden dieses Phänomen in Begriffen wie «Selffullfilling Prophecy», in den Mechanismen des «Stigmatisierungsprozesses» oder im «Gesetz der Anziehung» aus der Quantenphysik.

Leider sind wir in unserer Kultur eher damit beschäftigt, die Vorstellungskraft einzusetzen, indem wir uns Dinge vorstellen, die uns ärgern, unter Druck setzen oder ängstigen, anstatt sie für unser Wohlergehen zu nutzen.

Sicher können auch Sie sich an Dinge erinnern, die Sie befürchtet hatten und die dann tatsächlich auch so eingetreten sind.

Ein Beispiel dafür aus der Praxis:

Susanne erzählte, dass ihr ganzes Leben darauf ausgerichtet war, nur nicht an Krebs zu erkranken. Sie ernährte sich gesund, trieb Sport, nahm Vitamine und tat vieles anderes, um keinen Krebs zu bekommen. Als sie nun, im Alter von 43 Jahren an Brustkrebs erkrankt, an einem unserer Seminare teilnahm, war sie entrüstet und zutiefst enttäuscht, weil gerade das eingetroffen war, was sie am stärksten verhindern wollte. Sie hatte sich jahrelang angestrengt und war sich so sicher gewesen, dass sie niemals an Krebs erkranken könne, weil sie sich dagegen gewappnet hatte. Und nun war sie in ihrer Familie seit Generationen die Erste, die Krebs bekam.

Natürlich kennen wir nicht alle Faktoren, die bei Susannes Erkrankung eine Rolle spielten. Sie hat einiges dafür getan, um bekannte Faktoren wie ungesunde Ernährung, Übergewicht, zu wenig Bewegung und Schlaf auszuräumen. Aber wenn wir gegen etwas ankämpfen, sind wir gerade mit diesem Thema ständig beschäftigt und ziehen es an. Die Regionen unseres Gehirns, die hauptsächlich mit intuitiven, bildlichen Aktivitäten befasst sind, kennen keine Verneinung. Sie nehmen das häufig gedachte Stichwort «Krebs» auf und versuchen es zu realisieren.

Erinnern Sie sich bitte wieder an die Waage mit den beiden Schalen: In einer der beiden Schalen liegen die Befürchtungen, Ängste und die Vorstellungen von schmerzhaften Szenarien. Es ist wichtig, sich mit diesen Ängsten auseinanderzusetzen, um zu erkennen, wo Handlungsbedarf besteht, um sich sicherer zu fühlen. Ich werde besonders im Kapitel «Ansichten über den Tod» darauf näher eingehen. Außerdem ist es aber auch wichtig, die Schwere dieser Schale auszubalancieren, der zweiten Schale Gewicht zu geben, indem Sie sich sagen: «Die eine Schale ist gefüllt mit den Dingen, die ich befürchte. Es könnte sein, dass sie eintreffen, aber ich kann einiges dafür tun, dass es anders kommt. Die zweite Schale fülle ich damit, dass ich mir vorstelle, wie mein gewünschtes Ergebnis aussieht.» Statt sich immer wieder vorzustellen, was wir nicht erleben wollen, ist es besser, sich zu fragen, was wir stattdessen erleben möchten – sich das «gewünschte Ergebnis» vorzustellen. Es ist gesünder, uns auszumalen, wie wir ein erfülltes Leben führen, alt werden und gesund sterben. Dies bringt mit sich, dass unser Alltag weniger mit Angst behaftet ist. Wenn wir im täglichen Leben Gelassenheit und Freude empfinden, stärken wir uns gleichzeitig für eventuelle zukünftige Schwierigkeiten. Wir können dann auf Kraft und Vertrauen zurückgreifen, um Wege zu finden, mit der Erkrankung würdevoll und selbstbestimmt umgehen zu können.

Zum Beispiel Karin

Karin war schon als 13-jähriges Mädchen an Colitis Ulcerosa erkrankt. In ihrer Jugend hatte man sie immer wieder mit Darmspiegelungen untersucht. Sie empfand diese Untersuchungen als schmerzhafte, entwürdigende Eingriffe und erinnerte sich mit Grauen daran.

Als 36-jährige Frau bekam sie Darmkrebs und erlebte die Darmspiege-lungen bei den Nachuntersuchungen ebenso schwierig wie damals. Sie berichtete, dass sie aus dem Wartebereich von einer Arzthelferin in das Untersuchungszimmer geführt wurde, in dem sie sich schon entkleiden und auf die Untersuchungsliege legen sollte, bevor der Arzt ins Zimmer kam. Er begann mit der Endoskopie nach einem kurzen «Guten Tag». Karin fühlte sich hilflos, ausgeliefert und unpersönlich behandelt. Das Endoskop war kalt und sie hatte Schmerzen, weil sie angespannt war. Außerdem fand sie keine Zeit, offene Fragen anzusprechen, weil er – offensichtlich in Eile – seine Beobachtungen während der Untersuchung aussprach und sich dann mit einem «Auf Wiedersehen» aus dem Zimmer begab.

Selbst bei erfreulichen Ergebnissen aus der Untersuchung ging es Karin anschließend nicht gut. Allein wenn sie an den nächsten Untersuchungs-termin dachte, kam all das Unbehagen wieder auf.

Als wir darüber miteinander sprachen, sagte sie, sie sei nicht sicher, ob sie in Zukunft wieder in diese Praxis gehen könne – obwohl sie die Fach-kompetenz des Arztes hoch einschätzte und sich medizinisch bei ihm sicher fühlte. Schließlich beschloss sie, mit dem Arzt zu reden, bevor sie sich eine andere Praxis suchen wollte, denn diese Untersuchungstermine brachten für sie, neben den verständlichen Ängsten vor einer möglichen erneuten Krebsdiagnose, zu viel Stress mit sich.

Auf folgende Weise begann sie, ihre Vorstellungskraft zu nutzen:

1. Sich das gewünschte Ergebnis vorstellen

Zunächst malte sie sich aus, wie sie sich den Ablauf der Untersuchung wünschte. Dabei stellte sie sich vor, dass sie auf der Fahrt zur Praxis bereits ein gutes Gefühl hatte. Sie dachte in ihrer Vorstellung daran, dass ihr Arzt freundlich und aufmerksam war, und war dankbar für die beruhigende Weise, in der er auf sie einging. Sie stellte sich vor, wie er sie mit Handschlag begrüßte und sie dabei mit ihrem Namen ansprach. Die Untersuchung er-lebte sie in ihrer Vorstellung völlig entspannt und schmerzfrei. Außerdem sah sie sich mit ihm im Gespräch, wo er Zeit hatte für ihre Fragen. Natürlich stellte sie sich auch vor, dass sie ein gutes Untersuchungsergebnis hatte. Zum Ende ihrer Imagination sah sie sich im Auto mit einem guten Gefühl nach Hause fahren. Sie malte sich aus, wie sie am Abend ihrem Mann erzählte, dass es gut gelaufen sei mit der Untersuchung und dass sie großes Vertrauen in ihren Arzt habe. So sah ihr gewünschtes Ergebnis aus.

2. Das Gespräch mit dem Arzt imaginieren

Anschließend stellte sie sich in ihrer Imagination (wie im Rollenspiel) vor, wie sie mit ihrem Arzt sprechen wollte, und übte dieses Gespräch täglich vor einem leeren Sessel oder vor dem Spiegel:

Sie sagte in etwa: «Ich schätze Sie und vertraue Ihrer fachlichen Kompetenz. Aber die Art, wie ich die Untersuchungen erlebe, macht mir große Mühe. Ich bin mir deshalb nicht sicher, ob ich weiterhin kommen werde. Den Ablauf der Untersuchung würde ich mir folgendermaßen wünschen: Sie nennen mich beim Namen und begrüßen mich mit Handschlag, solange ich noch angezogen bin. Bevor das Endoskop eingeführt wird, wird es angewärmt. Nach der Untersuchung habe ich noch ca. fünf Minuten Zeit, um mit Ihnen die Untersuchungsergebnisse zu besprechen und meine Fragen zu stellen. Wären Sie bereit, auf meine Wünsche einzugehen?»

Sie stellte sich anschließend vor, wie ihr «gewünschtes Ergebnis» aussah: Der Arzt lächelt sie freundlich an, dankt ihr für ihre offenen Worte und sagt, er werde sich in Zukunft daran erinnern und auf ihre Wünsche eingehen. Er verabschiedet sich per Handschlag und spricht sie mit ihrem Namen an.

3. Die erlebte Realität

Karin hatte fest vor, ihren Arzt beim nächsten Untersuchungstermin auf die eingeübte Weise anzusprechen. Sie hatte außerdem mit sich selbst die Abmachung getroffen, den Arzt zu wechseln, wenn sie sich nach diesem Gespräch schlecht fühlen würde. Das war ihre zweite Wahl. Ihre erste Wahl war, mit den gewünschten Veränderungen weiterhin mit ihm zusammenzuarbeiten.

Als ich Karin das nächste Mal begegnete, sagte sie mir, sie sei bei dem Termin mit ihrem Arzt ebenso überrascht, erfreut wie erstaunt gewesen (vielleicht auch ein wenig enttäuscht, weil sie sich im Vorfeld so viel Mühe gemacht hatte) und schilderte es auf folgende Weise:

«Ich saß im Wartezimmer und spielte in Gedanken noch einmal meine Rede an meinen Arzt durch. Ich fühlte mich gut vorbereitet und war bereit dazu, ihm meine Wünsche mitzuteilen. Dann kam zu meiner Überraschung der Arzt in den Wartebereich, streckte mir seine Hand entgegen, sprach mich mit meinem Namen an und erklärte, dass er dieses Mal nach der Untersuchung Zeit habe für meine Fragen. Das Einzige, was ich von meinem eingeübten Rollenspiel noch anwenden konnte, war die Bitte, das Stethoskop anzuwärmen. Ich war so positiv überrascht, dass ich bei der Untersuchung entspannt war und sie erstmals schmerzfrei erlebte.»

Anmerkung:

Dies ist ein Beispiel dafür, wie die Imaginationstechnik wirken kann, wenn das gewünschte Ergebnis tatsächlich eintritt. Dafür, dass es so positiv ausgeht, gibt es keine Garantie. Deshalb ist es immer gut, gleichzeitig einen Plan B und C zu haben. Es ist wichtig, dass wir uns nicht darauf fixieren, dass es nur eine einzige Möglichkeit gibt, mit der wir uns gut fühlen können. Auch Karin hatte eine zweite Wahl: Sie hatte sich selbst versprochen, den Arzt zu wechseln, wenn sie sich nach diesem Gespräch schlecht fühlen sollte.

Kurz innehalten!

Ich atme ein und aus, lächle mir zu und nehme mich wahr.

Wie fühle ich mich gerade?

Was signalisiert mir mein Körper?

Was kann ich jetzt tun, um es mir leichter zu machen?

ÜBUNG 9: IMAGINATION ZUR AUSGLEICHUNG DER WAAGE

Bitte denken Sie an eine Situation, die in Ihrer Zukunft vor Ihnen liegt und Ihnen Unbehagen bereitet. Erinnern Sie sich an die Waage und nehmen Sie sich einen Moment Zeit, um sich mit der linken Schale zu beschäftigen. Notieren Sie sich in Stichworten Ihre Befürchtungen bezüglich der Situation (Stellen Sie sich die Frage: «Was könnte schiefgehen?»). Machen Sie sich anschließend Gedanken und Notizen darüber, was Sie tun können, um sich davor zu schützen oder um Hilfe zu haben für den Fall, dass sich Ihre Befürchtungen bewahrheiten.

Beenden Sie diesen Teil der Übung nach ungefähr 15 Minuten, spätestens aber dann, wenn Sie sich erschöpft fühlen. Nehmen Sie sich vor, sich mit den noch unbearbeiteten Befürchtungen zu einem späteren Zeitpunkt zu befassen. Betrachten Sie noch einmal kurz diese Schale und sagen Sie sich: «Vielleicht kommen diese Dinge auf mich zu, vielleicht auch nicht. Aber ich vertraue mehr und mehr darauf, dass ich in- und außerhalb von mir alle Hilfe habe, die ich brauche.» Anschließend wenden Sie sich der rechten Waagschale zu. Sagen Sie sich nun: «Das ist mein gewünschtes Ergebnis.» Stellen Sie sich nun so konkret wie möglich vor, wie Ihre erste Wahl aussieht. Sie müssen nicht wissen, auf welche Weise dies erreicht werden kann. Nehmen Sie an, Sie sind bereits dort und fragen sich, wie Sie sich fühlen, wenn alles so ist, wie Sie es sich wünschen. Was sehen Sie? Wie fühlt sich Ihr Körper an? Was wird gesagt und getan? Wie ist der Gesichtsausdruck anwesender Menschen? Was denken Sie? Nehmen Sie sich für diesen Teil der Übung mindestens genauso viel Zeit wie für den ersten Teil – also 15 Minuten, besser noch etwas mehr. Wechseln Sie nun den Blickwinkel: Betrachten

Sie die Szene von außen und beobachten Sie sich selbst in der Situation des «gewünschten Ergebnisses». Welchen Gesichtsausdruck haben Sie, wie fühlen Sie sich, wenn Sie sich selbst in dieser Szene sehen? Wenn Sie eine Vorstellung von Ihrem gewünschten Ergebnis haben, wiederholen Sie diese Imagination täglich. Die tägliche Wiederholung dieser Imagination dürfte wohl nicht länger als fünf bis zehn Minuten beanspruchen.

Körperliche Selbstheilungskräfte anregen

Positive Gefühle

Mit Hilfe der Vorstellungskraft können wir Einfluss nehmen auf unsere körperlichen Prozesse. Sicherlich ist Ihnen der «Pawlow'sche Hund» ein Begriff. Iwan Petrowitsch Pawlow war ein russischer Mediziner und Physiologe. Während seiner Forschungen über die Verdauungsdrüsen (Nobelpreis 1904) widmete er sich der Verhaltensforschung bei Hunden und ist mit seinen ersten Versuchen zur Konditionierung von Hunden einer der Pioniere der Lerntheorien. In seiner Versuchsreihe ließ er Hunde ein Glockensignal hören, bevor sie ihr Futter bekamen. Daraufhin ließ sich beobachten, wie die Hunde alleine schon beim Glockensignal vermehrten Speichelfluss hatten, weil sie gelernt hatten, bei diesem Reiz das Futter zu erwarten. Der Körper reagierte also bereits beim Läuten der Glocke, obwohl noch kein Futter vorhanden war. Dies sind die ersten Versuche zur klassischen Konditionierung. Außerdem beobachtete er, dass einer seiner Hunde, der sich nach einer Morphininjektion erbrach, anschließend auch bei Injektionen mit Kochsalzlösung, die zuvor keinerlei Wirkung verursacht hatten, erbrach. Aus diesen Beobachtungen heraus entwickelte sich die Erforschung des Placebo- und Nocebo-Effektes. Beim

Placebo-Effekt glaubt der Patient, er würde Behandlung (Medikament oder Operation) erhalten, während er in Wirklichkeit keine oder einen wirkungslosen Ersatz erhält. In vielen Studien wurde wiederholt festgestellt, dass allein der Glaube, behandelt zu werden, erstaunlich häufig zum gewünschten Ergebnis führt. Im Gegensatz dazu wird bei der Erforschung des «Nocebo-Effektes» Patienten mitgeteilt, sie würden kein wirksames Mittel erhalten. Als sie, ohne es zu wissen, das Medikament dann trotzdem erhielten, trat seine heilende Wirkung nicht ein.

Heute wird dieser Effekt vor allem auf neurochemischer Ebene erforscht. Dabei wurde festgestellt, dass positive Gefühle einen positiven Einfluss auf die Heilung haben. Die Erwartungshaltung bei der Gabe von Placebos lässt sich als neurochemische Reaktion im Gehirn und im Körper nachweisen. Die «Einbildung» bewirkt also tatsächlich Reaktionen im Gehirn und im Körper.

So sagt zum Beispiel der Placebo-Forscher und Leiter des Instituts für Medizinische Psychologie und Verhaltensimmunbiologie der Universitätsklinik Essen, Manfred Schedlowski: «Der Placebo-Effekt wird von drei Mechanismen gesteuert. Erstens: die Erwartungshaltung eines Patienten bezüglich der Wirksamkeit einer Behandlung. Zweitens: die Lernprozesse. Wenn ich mehrfach gelernt habe, dass Aspirin hilft, hilft mir womöglich auch eine wirkstofffreie Tablette. Und drittens: Je größer das Vertrauensverhältnis und je besser die Kommunikation zwischen Arzt und Patient ist, desto stärker wirkt der Placebo-Effekt.»

Dr. O. Carl Simonton machte sich für seine Arbeit mit Krebspatienten diese Zusammenhänge zunutze, bevor sie das heutige wissenschaftliche Interesse geweckt hatten. Seine Arbeit basierte auf Erfahrungen, die mit Patienten gemacht wurden. Er beschreibt in seinem Buch «Wieder gesund werden», wie er begann, die Imaginationstechnik mit einem Krebspatienten zu nutzen. Auch ich habe viele Patienten erlebt, die für sich aus der Anwendung dieser Technik großen Nutzen ziehen konnten. Immer wieder begegnen mir Menschen, die sagen, die Imagination habe ihnen geholfen, wieder gesund zu werden. Im Frühling dieses Jahres berichtete eine Patientin, dass sich bei einer vorbereitenden Untersuchung zum nächsten chirurgischen Eingriff wegen einer Brustkrebserkrankung gezeigt hat, dass sie ihre Operation nicht mehr benötigt, weil kein Tumorgewebe mehr festgestellt wurde. Sie hatte sich mit Hilfe ihrer Vorstellungskraft täglich ausgemalt, wie die Chemotherapie, die sie erhielt, um den Tumor zu verkleinern und damit eine Operation zu ermöglichen, zusammen mit ihren körperlichen Selbstheilungskräften den Tumor gänzlich wegschmilzt, und sich vorgestellt, wie es in ihrem Körper aussieht, wenn es kein Tumorgewebe mehr gibt. Zur Überraschung ihrer Ärzte gab es nach 4 Wochen dieser täglichen Imagination tatsächlich keinen Bedarf mehr zu operieren. Häufig nutzen Patienten die Vorstellungskraft auch zur Reduzierung der negativen Nebenwirkungen der Behandlung. Wie im folgenden Beispiel (das übrigens die Aussage von Manfred Schedlowski untermauert, dass Erfahrungen eine Rolle spielen beim Placebo- und Nocebo-Effekt):

Zum Beispiel Anne

Anne, eine 42-jährige Krankenschwester, hatte sich nach einer Diagnose von metastasierendem Brustkrebs für eine stationäre Chemotherapie entschieden, die sie über einen längeren Zeitraum monatlich erhalten sollte. Eine Woche bevor sie zur zweiten Behandlung in die Klinik gehen sollte, bat sie mich um einen dringenden Termin. Sie war verzweifelt, weil sie sich nicht in der Lage fühlte, die Behandlung ein zweites Mal durchzustehen. Andererseits hatte sie Angst, darauf zu verzichten. Als sie bei mir war, schilderte sie mir, wie sie die erste Behandlung erlebt hatte:

Nach diversen Untersuchungen am ersten Morgen in der Klinik erhielt sie am Nachmittag zunächst eine Infusion gegen Übelkeit und anschließend die Chemotherapie. Am dritten Morgen konnte sie die Klinik wieder verlassen. Ihr Problem war, dass ihr sehr übel wurde. Sie musste sich ständig übergeben und war nicht in der Lage, zu trinken oder gar zu essen. Sie kam aus der Schlaufe Übelkeit und Erbrechen während dieser drei Tage nicht heraus. Anschließend war sie so erschöpft, dass sie noch tagelang zu Hause das Bett hüten musste und nur ganz behutsam wieder anfing zu trinken und zu essen. Sie konnte sich nicht vorstellen, dies noch einmal durchzustehen. Als ich sie fragte, was sie für Vorstellungen hatte bezüglich der Behandlung, erzählte sie mir von einer roten Flüssigkeit, die eine ätzende Wirkung auf alle Zellen hatte. Allein beim Erzählen davon wurde ihr wieder übel und sie musste das Badezimmer aufsuchen. Als sie zurückkam, bat ich sie, sich vorzustellen, wie sie sich die Wirkung der Chemotherapie wünschte. Es kam ihr etwas merkwürdig vor, als ich sie dazu ermunterte, sich von ihren medizinischen Fachkenntnissen zu verabschieden. Sie ließ sich darauf ein, sich stattdessen ganz naiv zu fragen, welche Mechanismen sie sich wünschte, wenn sie die Regisseurin des Geschehens wäre. Im gemeinsamen Gespräch entwickelte sie folgende Vorstellung: zusammen mit den Mitteln gegen Übelkeit wurden viele kleine Feen in weißen wallenden Gewändern in ihre Blutbahnen geschwemmt. Sie bewegten sich barfuß sanft durch ihren Körper und hielten in ihren Händen einen goldenen Kelch, der eine hellblaue Flüssigkeit enthielt. Sie nannte diese Flüssigkeit «Zellschutzmittel», denn die weißen Feen gossen auf jede gesunde Zelle dieses Mittel, um sie zu schützen. Als dann in ihrer Vorstellung im Anschluss daran die Chemotherapie mit ihrer roten Farbe und ihrer ätzenden Wirkung durch ihren Körper floss, perlte sie an den gesunden Zellen ab. Sie sah vor ihrem inneren Auge, wie Wasser an einem eingewachsten Holztisch abperlt, statt einzudringen. Gleichzeitig stellte sie sich vor, wie die Chemotherapie die Krebszellen verätzte, wie sie vom Körper abgebaut und ausgeschieden wurden und die Tumore immer kleiner wurden, bis keiner mehr da war. Aus diesen Bildern entwickelte sie ein Imaginationsritual, das sie sich selbst auf einen Tonträger sprach und sich einmal am Tag anhörte und vorstellte: *Sie sah, wie sie am Morgen des ersten Tages mit ihrem Mann zusammen in die Klinik fuhr und sich dabei ruhig und gelassen fühlte. Sie stellte sich vor, wie sie während der Behandlung trinken und anschließend auch Speisen zu sich nehmen konnte und sich dabei wohl fühlte. Sie sah dabei die oben genannten Bilder vor sich. Dann stellte sie sich vor, wie sie bei der Fahrt nach Hause ihrem Mann erzählte, wie erleichtert sie darüber ist, dass es ihr diesmal viel besser ergangen war.* Sie fühlte sich nach einigen Tagen so gut vorbereitet auf die Behandlung, dass sie sich entschied, sie ein weiteres Mal durchzuführen. Am ersten Abend ihres Klinikaufenthaltes sprachen wir miteinander am Telefon. Sie wirkte müde und erschöpft, erzählte mir jedoch, dass sie während der Behandlung ihre Imagination angewandt hatte und keinerlei Übelkeit verspürte. Die Pflegekräfte in der Klinik und die Ärzte waren darauf vorbereitet, dass es wieder schwierig werden könnte für Anne. Aber ihre Imaginationstechnik wirkte gut. Ihr wurde nicht wieder übel, sie konnte bei der Heimfahrt tatsächlich erleichtert sein und fühlte sich auch in den folgenden Tagen besser.

Kurz innehalten!

Ich atme ein und aus, lächle mir zu und nehme mich wahr.

Wie fühle ich mich gerade?

Was signalisiert mir mein Körper?

Was kann ich jetzt tun, um es mir leichter zu machen?

Persönliche Imagination zur Genesung

Für Ihre Imagination und generell für die Anwendung der Simonton-Methode spielt es keine Rolle, welche Art der medizinischen Behandlung Sie für sich wählen. Sie können sie für jegliche medizinische oder alternative Behandlung unterstützend und begleitend anwenden.

Wir haben bei Patienten zwei grundsätzlich unterschiedliche Herangehensweisen an die Imagination beobachtet:

1. Variante: Die Vorstellung arbeitet mit Bildern aus dem Körper, die wir aus bildgebenden Verfahren kennen und aus dem Blick durch das Mikroskop im Labor. Sie orientiert sich also an den medizinischen Gegebenheiten, Mechanismen und Bildern. Fragen Sie Ihre Ärzte, wie die Behandlung im Körper wirkt, um sich eine sinnvolle Vorstellung davon machen zu können. Aber achten Sie darauf, es nicht zu detailliert – und damit kompliziert – zu machen. Unterstützung finden Sie dazu in Videoaufnahmen (z. B. auf YouTube, Fotos im Internet, medizinische Foren) und in Büchern. Als beeindruckend und hilfreich hat sich für meine Arbeit mit Patienten das Buch «Eine Reise in das Innere des Körpers» von Jan Lindberg mit Fotos von Lennart Nilsson erwiesen.

2. Variante: Die Vorstellung stützt sich auf Bilder aus dem Alltag oder auf Phantasien, welche mit der tatsächlichen Krankheit und den Gegebenheiten des Körpers nichts zu tun haben, sondern symbolhaft genutzt werden. Sie finden in diesem Buch zahlreiche Beispiele dafür.

Beide Möglichkeiten haben sich als hilfreiche Methoden erwiesen.

Verknüpfen Sie Ihre Visualisierung mit dem Gefühl von Freude. Wenn Sie für sich die erste Variante wählen, sind Sie vielleicht begeistert davon, welches Wunderwerk unser Körper mit seinen unzähligen Mechanismen ist. Sie sind fasziniert davon, welche

Möglichkeiten die Natur hat, um Gleichgewicht, Reinigung und Heilung herzustellen, und empfinden Dankbarkeit für die Errungenschaften unserer Medizin und speziell für ihre Behandlung – wie sie unterstützend und ergänzend in diese Mechanismen eingreift. Falls Sie sich für die zweite Variante entscheiden, gelingt es am besten, wenn Sie sich gedanklich mit Aktivitäten befassen, die Ihnen Freude bereiten, bevor

Die Wirkung Ihrer Imagination wird gesteigert, wenn Sie bei der Anwendung positive Gefühle empfinden.

oder während Sie mit Ihrer Vorstellungskraft Ihre körperlichen Heilprozesse imaginieren.

Es ist von Vorteil, wenn Sie Ihre individuelle Phantasiereise für sich entwickeln und zu Ihrer eigenen Imagination machen. Lassen Sie sich dabei von den Bildern und Vorstellungen leiten, die Ihnen Sinn und Freude bereiten. Sie können die folgende Übung mental mit Ihrem bewussten Denken nachvollziehen, indem Sie sich eventuell Notizen machen oder sich entspannen und der Anleitung mit Ihrer Intuition folgen. Experimentieren Sie damit:

ÜBUNG 10: PERSÖNLICHE IMAGINATION ZUR STÄRKUNG IHRER SELBSTHEILUNGSKRÄFTE

Erinnere dich an eines der Dinge, die du auf deiner Freudeliste festgehalten hast, und nimm dir einen Moment Ruhe und Zeit, in der du dich an eine der damit verbundenen Aktivitäten erinnerst. Wähle eine Aktivität aus, die dir Freude bereitet und dir hilft, dich zu entspannen und dich wohl zu fühlen ... Stell dir nun vor, in diesem Moment an dem Ort, an dem du deiner Aktivität nachgehst, zu sein ... Nutze alle deine Sinne, um dich in deiner Vorstellung tiefer in diese Situation hineinzubegeben ... Lass dich sehen, was es zu sehen gibt ... und hören, welche Geräusche es gibt ... Spüre, wie sich dein Körper anfühlt ... Lass dich riechen, welche Gerüche oder

Düfte es gibt ... und tasten, was es mit den Fingerspitzen zu ertasten gibt ... Vielleicht gibt es einen Geschmack, der mit der Aktivität verbunden ist ... vielleicht nimmt deine Haut Reize wahr, wenn du dir mit all deinen Sinnen vorstellst, dich in der Situation zu befinden .... Nun lass dich spüren, wie gut es sich anfühlt, das zu tun, was dir Freude bereitet, dich entspannt und dich erfüllt ... Mach dir bewusst, dass du gerade jetzt etwas tust, was dich in Richtung deiner wahren Natur bewegt und deine natürlichen Selbstheilungskräfte anregt. Atme ruhig ein und aus, lächle dir zu und mach dir bewusst, dass du jetzt, in diesem Moment, mit all der Weisheit der Natur verbunden bist, die ganz selbstverständlich darauf hinwirkt, dass dein Körper in Harmonie kommt und sich in Richtung Genesung entwickelt. Alles, was du tust, weil es dir hilft, dich gut zu fühlen, stärkt deine Selbstheilungskräfte. Stell dir jetzt vor, wie dein gewünschtes Ergebnis aussieht – in deinem Körper, in deinen Gefühlen und in deinen Beziehungen.

Anmerkung: Die vorangegangene Übung eignet sich auch sehr gut als Achtsamkeitsübung, wenn Sie sich in Situationen befinden, in denen Sie sich wohl fühlen.

Grundsätze der heilsamen Imagination

Unabhängig davon, ob Sie sich für Variante 1 oder 2 entscheiden, sind für die Imaginationstechnik folgende Grundsätze wichtig:

1. Stellen Sie sich vor, starke und viele natürliche Selbstheilungskräfte im Körper zu haben.
Machen Sie sich bewusst, dass Ihr Körper unzählige Mecha-

nismen kennt, um sich selbst zu reinigen, zu regenerieren, auszubalancieren und sich zu heilen. Das Immunsystem ist ein Teil dieser Selbstheilungskräfte. Nutzen Sie Ihre Phantasie, um sich auszumalen, wie diese Kräfte in Ihrem Körper einer natürlichen Ordnung folgend an jeder Stelle Ihres Körpers das bewirken, was Sie zur Genesung benötigen. Diese Vorstellung muss mit den tatsächlichen Befunden aus medizinischen Untersuchungsergebnissen nicht übereinstimmen. Stellen Sie sich Ihre Selbstheilungskräfte so vor, wie Sie sie sich wünschen. Damit teilen Sie Ihrem Unterbewusstsein mit, worauf Sie hinarbeiten möchten und was Ihr Ziel ist.

2. Stellen Sie sich vor, dass Ihre Krankheit geheilt werden kann
Wenn Sie von vorhandenen Krebszellen im Körper wissen, stellen Sie sich diese Zellen als schwache Zellen vor, die verwirrt und desorientiert sind. Mit denen Ihr Immunsystem leicht zurechtkommt. Malen Sie sich aus, wie Ihre Selbstheilungskräfte im Körper auf ganz natürliche, selbstverständliche Weise diese konfusen Zellen neutralisieren und der Verdauung zuführen. Stellen Sie sich dabei vor, wie die Krebszellen Ihren Körper über seine Ausgänge (die Blase, den Darm, die Haut und das Ausatmen) verlassen.

3. Stellen Sie sich Ihre Behandlung als eine wertvolle Errungenschaft der Medizin vor, die Ihren Körper bei der Heilung maßgeblich unterstützt.
Stellen Sie sich vor, wie die Behandlung zusammen mit Ihren körpereigenen Selbstheilungskräften ein Team bildet, dessen Mitglieder sich ergänzen und gegenseitig unterstützen. Malen Sie sich aus, wie beide gemeinsam daran arbeiten, das Ziel der Genesung zu erreichen. Entwickeln Sie innere Vorstellungen, die Ihnen Freude bereiten, wenn Sie an Ihre Behandlung und Ihre Zusammenarbeit mit Ihren Selbstheilungskräften denken.

4. Stellen Sie sich das «gewünschte Ergebnis» vor.

Nutzen Sie Ihre Vorstellungskraft, um sich auszumalen, wie Sie sich fühlen, wenn Sie Ihre Ziele erreicht haben. Malen Sie sich aus, was Sie tun werden, um Ihr Leben zu feiern. Stellen Sie sich vor, wie sich dann Ihr Körper anfühlt, wie die Ihnen nahestehenden Menschen sich mit Ihnen freuen und wie Sie Ihren Alltag gestalten, wenn sich Ihre Wünsche erfüllt haben. Imaginieren Sie, wie in Ihnen und in allem, was Sie umgibt, Harmonie und Gleichgewicht hergestellt sind, wenn Sie Ihr gewünschtes Ergebnis erreicht haben.

Kurz innehalten!

Ich atme ein und aus, lächle mir zu und nehme mich wahr.

Wie fühle ich mich gerade?

Was signalisiert mir mein Körper?

Wie kann ich es mir jetzt leichter machen?

Beispiele: Imagination der Genesung

1. Klaus, ein 45-jähriger Büroangestellter, der nach einem Nierenkarzinom erfahren hatte, dass er an verschiedenen Stellen seines Körpers Metastasen hatte, bat um Hilfe für seine Visualisierung. Als Dr. Simonton ihn fragte, welche Aktivitäten ihm Freude bereiteten, fiel ihm dazu nichts ein. Erst als er sich an seine Kindheit erinnerte, berichtete er davon, wie sehr er es als 10-jähriger Junge genoss, mit seinen Kaninchen zu spielen: er hatte es sich zur Angewohnheit gemacht, für sie Karotten, Salatblätter und andere Gemüsereste im Garten auf dem Rasen und unter Sträuchern zu verstecken. Dann ließ er sie durch den Garten hoppeln. Er liebte es, sie dabei zu beobachten, wie sie sich suchend umschauten, neugierig umherbewegten und wie aufgeregt sie schienen, als sie etwas fanden. Als er uns schilderte, wie sie die Karotten fanden, sie zwischen ihre beiden Vorderpfötchen nahmen und blitzschnell davon abbissen, lachte Klaus vergnügt und führte es uns pantomimisch vor. Er sagte: «Ratsch-ratsch-ratsch, das sah aus, wie wenn sie die Karotten schreddern würden.» Wir alle mussten bei dieser Schilderung lachen, denn sie sprühte vor Lebendigkeit. Die Vorstellung dieser Erinnerung nutzte Klaus für seine tägliche Imagination. Er stellte sich dabei die Kaninchen als weiße Blutkörperchen vor, welche durch seinen Körper (den Garten) hoppelten und nach Gemüse und vor allem Karotten Ausschau hielten, um sie dann eilends zu vertilgen. Das gewünschte Ergebnis war in seiner Vorstellung der «von umherliegenden Gemüseresten gesäuberte Garten» und zufrieden wirkende, spielende Kaninchen, die durch den Garten tobten, Löcher gruben und sich ihm schließlich näherten, um sich auszuruhen und gestreichelt zu werden. Ihm fiel in diesem Zusammenhang auch auf, dass er gerne wieder mehr in Verbindung mit der Natur leben wollte – und nahm sich vor, zu Hause seinen grünen Rasen teilweise mit Sträuchern und Blumen zu bepflanzen und Tiere darin zu beobachten.

2. **Stefan, ein 59-jähriger Mann, hatte Darmkrebs mit Metastasen an der Leber.** Er stellt sich vor, dass er sich auf seinem kleinen Segelboot im Mittelmeer vor der sizilianischen Küste befindet. Er ist dabei völlig entspannt, das Meer hat eine leichte Brise und einen sanften Wellengang. Er liegt an Deck und spürt die wohltuende Wärme der Sonne auf seiner Haut, lässt sich vom angenehmen Auf und Ab des Bootes wiegen, riecht den Geruch von Tang und Salz, sieht über sich den Himmel und schaut in die Weite, in der sich das Blau des Meeres mit dem Blau des Himmels berührt. Er atmet tief ein und aus und

lächelt sich zu. Er hört die Geräusche des Wassers, das rhythmisch an die Wände des Bootes klatscht, die Geräusche der Segel im Wind, das Quietschen der Scharniere, wenn sich das Segel bewegt, und die Geräusche des Holzes. Nun stellt er sich vor, wie die Harmonie dieser Sinneseindrücke sich in seinem Körper als heilsame Kraft ausbreitet, die die Bedingungen schafft, die er braucht für seine Genesung. Er beschreibt es als das biochemische Milieu im Körper, das die Grundvoraussetzung für seine Genesung und die Erstarkung seiner Selbstheilungskräfte schafft. Er imaginiert, dass in dieser harmonischen chemischen Zusammensetzung Krebszellen keine Nahrung finden, schwach werden und den Mechanismen der Selbstreinigung des Körpers nichts entgegenzusetzen haben. Um dieses Bild zu unterstützen, stellt er sich vor, dass die Wände seines Bootes mit einem speziellen natürlichen Anstrich behandelt sind, der den Tang des Meeres ablaufen lässt und ein Festsetzen verhindert. Während der Phase der medizinischen Behandlung sieht er vor sich, wie sein Schiff im Hafen mit Hilfe von Schrubbern und Hochdruckreinigern von Tang und Muscheln gesäubert wird. Er nutzt diese Vorstellung, um sich auszumalen, wie auf dieselbe Weise seine Selbstheilungskräfte und die Behandlung gemeinsam den Körper von den Krebszellen befreien. Als gewünschtes Ergebnis sieht er das strahlend weiße Segelboot vor sich mit aufgeblähten Segeln auf dem blauen Wasser unter einem wolkenlosen Himmel in einer sternenklaren Nacht. Er sieht es mit bunten Lampions geschmückt und hört Jazzmusik, während er mit seiner Frau ein Glas Wein genießt.

3. **Simone, eine 64-jährige Patientin mit Metastasen nach einer Brustkrebserkrankung,** hatte auf ihrer Freudeliste die Aktivität «Putzen» stehen. Zunächst hatte ich Zweifel, ob sie nicht eher die Freude am Ergebnis nach dem Putzen meinte, aber sie

machte glaubhaft deutlich, dass es ihr besonderen Spaß macht, zu Hause mit Eimer, Schrubber und Putzlappen die Böden zu säubern. Sie wählte diese Aktivität für ihre Visualisierung aus. Zunächst stellt sie sich ihre Krebszellen als festgetretene Flecken auf den Fliesen des Küchenbodens vor. Ihre Fiebertherapie, für die sie sich als Behandlung entschieden hatte, steht in ihrer Imagination stellvertretend für das heiße Wasser, das sie in ihrer Vorstellung zunächst über die Fliesen schüttet, damit die Flecken aufweichen können. Die Seife betrachtet sie stellvertretend für die Misteltherapie, die sie macht. Anschließend stellt sie sich vor, wie ihre «Killerzellen» (T-Zellen) mit dem Schrubber die Flecken wegbürsten. Mit dem Putzlappen nehmen dann die Fresszellen den im Wischwasser gelösten Schmutz (Krebszellen) auf und schütten ihn anschließend in den Abguss. Zum Schluss sieht sie den strahlenden, blanken Fliesenboden vor sich als das «gewünschte Ergebnis». Sie freut sich darüber, mit ihrem Mann zusammen in der Küche ein festliches Essen zuzubereiten, zu dem sie ihre Kinder und deren Partner eingeladen haben.

4. **Kerstin, 53, eine Brustkrebspatientin,** stellt sich in ihrer Imagination vor, dass sie beim Joggen ist, was sie seit einigen Jahren macht, aber im Moment – nach ihrer Operation – noch nicht wieder tun kann. Als Behandlung hat sie sich für eine Sauerstofftherapie entschieden. In ihrer Imagination stellt sie sich vor, wie sie auf ihrer gewohnten Strecke durch den Wald läuft. Sie sieht das Grün der Bäume im Sonnenlicht, riecht den Geruch des Waldes nach einem Regen, spürt den Boden unter den Füßen, den Bewegungsrhythmus der Arme und Beine. Sie stellt sich vor, wie sie in der Bewegung tiefer atmet und vermehrt Sauerstoff aufnimmt, der sich im ganzen Körper verteilt und zusammen mit ihren – durch das Laufen wachgerüttelten –

weißen Blutkörperchen vorhandene Krebszellen im Körper zum Platzen bringt. Die geplatzten Krebszellen werden über den Atem und den Schweiß ausgeschieden. Sie malt sich aus, wie in der «Second-Wind-Phase» Glückshormone ausgeschüttet werden, sich überall im Körper verteilen und zu einem äußerst angenehmen Empfinden führen. In ihrer Vorstellung schützt sie dieses biochemische Milieu vor weiteren Krebszellen und stärkt die Selbstheilungskräfte. Nach ihren Dehnübungen fühlt sie sich im Körper weit und frei und stellt sich vor, wie er durchströmt ist von Sauerstoff und ihren Selbstheilungskräften. In ihrem gewünschten Ergebnis sieht sie sich an einen Baum gelehnt in die Landschaft schauen und fühlt sich mit der Natur um sie herum verbunden. Sie stellt sich vor, vollkommen gesund zu sein, und freut sich auf den Abend, den sie im Kreis ihrer Familie und mit Freunden bei einem Spieleabend verbringen wird.

MEDITATION 3: Heilmeditation – neue Ansichten über Krebs

Anleitung zur Imagination bei Krebs

Erklärung: Auch bei den in diesem Buch angebotenen Meditationsübungen gilt der Grundsatz, dass Sie selbst am besten fühlen, was für Sie das Richtige ist. Sie können die Entspannungsphase umgestalten und einzelne Abschnitte weglassen oder hinzufügen ... Der Text der folgenden Meditation ist in einem Abschnitt mit * gekennzeichnet. Dieser Abschnitt erübrigt sich eventuell, wenn Sie sich einen eigenen persönlichen inneren Film vorstellen über Ihre Heilmechanismen im Körper.

Mach es dir so bequem wie möglich ...

Nimm dir nun einen Moment Zeit, um ganz bewusst wahrzunehmen, dass du ein- und ausatmest. Sage dir beim Einatmen innerlich das Wort «ein» und beim Ausatmes das Wort «aus» ... Mache das für die nächsten Atemzüge: sage dir «ein» beim Einatmen und «aus» beim Ausatmen ...

Während du das machst, lass in deinem Gesicht ein sanftes leichtes Lächeln entstehen. Ein kleines Lächeln, das von außen vielleicht gar nicht sichtbar, für dich aber doch spürbar ist ...

Lass dich spüren, wie es sich anfühlt, dir zu sagen «ein» beim Einatmen und «aus» beim Ausatmen und dir dabei sanft zuzulächeln ...

Stell dir vor, du bist im Moment an einem Ort, an dem du dich rundum wohl fühlst ... Nutze alle deine Sinne, um dich in deiner Vorstellung tiefer in diese Situation hineinzugeben. Lass dich dabei sehen, was es zu sehen gibt ... und hören, welche Geräusche es gibt ... Spüre, wie sich dein Körper anfühlt ... Lass dich riechen, welche Gerüche oder Düfte es gibt ... und tasten, was es mit den Fingerspitzen zu ertasten gibt ... Vielleicht gibt es einen Geschmack, der mit der Aktivität verbunden ist ... vielleicht nimmt deine Haut Reize wahr, wenn du dir mit all deinen Sinnen vorstellst, an diesem wohltuenden Ort zu sein ...

Nun lass dich spüren, wie gut es sich anfühlt, das zu tun, was dir Freude bereitet, dich entspannt und dich erfüllt. Mach dir bewusst, dass du gerade jetzt etwas tust, was dich in Richtung deiner wahren Natur bewegt und deine natürlichen Selbstheilungskräfte anregt ...

Atme dabei ruhig ein und aus, lächle dir zu und mach dir bewusst, dass du jetzt in diesem Moment mit all der Weisheit der Natur verbunden bist, die ganz selbstverständlich darauf hinwirkt, dass dein Körper in Harmonie kommt und sich in Richtung Gesundheit bewegt ...

Nimm dir jetzt einige Minuten Zeit, um dir deinen persönlichen inneren Film, deine Imagination vorzustellen ...

* Stell dir die körperlichen Vorgänge bezüglich deiner Heilung so vor, wie du sie dir wünschst ..., als starke Kräfte, die sich überall in deinem Körper befinden. Male dir aus, wie die Zellen deines Immunsystems wie von weiser Hand gelenkt ganz selbstverständlich in der Lage sind, eventuelle Krebszellen im Körper zu erkennen, zu deaktivieren und der Ausscheidung zuzuführen ...

Falls du von Krebszellen im Körper weißt, stelle sie dir als schwache, konfuse Zellen vor, die verwirrt sind und nicht richtig wissen, was zu tun ist ...

Male dir aus, wie deine Selbstheilungskräfte leicht mit ihnen zurechtkommen und sie zum Ausgang über den Darm, die Blase, die Haut und dein Ausatmen führen.

Stell dir in einem nächsten Schritt deine Behandlung als eine wertvolle Errungenschaft der Medizin vor, als einen Freund oder eine Freundin, die deinem Körper zur Heilung verhelfen ...

Male dir aus, wie die Behandlung zusammen mit deinen körpereigenen Selbstheilungskräften ein Team bildet und wie sie sich gegenseitig unterstützen. Lass dich vor deinem inneren Auge sehen, wie beide gemeinsam daran arbeiten, das Ziel deiner Genesung zu erreichen ...*

Stell dir vor, wie es in deinem Körper aussieht und wie er sich anfühlt, wenn dein gewünschtes Ergebnis eingetroffen ist. Stelle dir vor, du kannst dich selbst von außen sehen und deinen Gesichtsausdruck betrachten, wenn du dein Ziel erreicht hast und wieder vollkommen gesund bist. Frage dich, wie du dich dann fühlst und wie du das feierst ...

Wenn du deiner Erkrankung einen Sinn geben möchtest, kannst du sie fragen, was sie dir mitteilen will ... Geh davon aus, dass sie eine Botschaft der Liebe für dich hat ... Eine Botschaft, mit der sie dir mitteilt, mehr deiner Natur entsprechend zu leben, auf deine Bedürfnisse zu achten und freudevoll zu leben ...

Nun frage dich, welchen nächsten konkreten kleinen Schritt du tun möchtest, um dich in Richtung deiner wahren Natur zu bewegen und der Botschaft deiner Erkrankung Folge zu leisten ...

Nimm dir einen Zeitpunkt vor, wann du diesen konkreten kleinen Schritt machen möchtest ...

Stelle dir nun vor, du hättest ihn bereits gemacht ...

Wie fühlst du dich dann? ...

Mach dir dabei bewusst, dass alles, was du tust, um mehr in Harmonie mit dir selbst zu sein, gleichzeitig auch gut ist für die Harmonie aller Beteiligten und des Großen Ganzen ...

Stell dir vor, wie rings um dich herum alle Natur, jede Form von Leben, dich zu deinem Schritt, näher zu deiner Natur zu kommen, beglückwünscht und sich mit dir freut ...

Dann nimm alle deine Impulse, Bilder und Empfindungen mit, wenn du dich ganz sanft und liebevoll auf den Weg machst zurück ins Hier und Jetzt.

Hoffnung, Vertrauen und Glauben

Hoffnung

Ein immer wiederkehrender Kritikpunkt an der Arbeit Dr. Simontons war der Vorwurf, Patienten falsche Hoffnung zu machen. Dr. Simonton nahm dies zum Anlass, um in einem Wörterbuch nachzuschlagen, wie das Wort «Hoffnung» definiert wird. Die ihm liebste Definition fand er in «Websters Dictionary» aus dem Jahr 1828. Dort wird die Bedeutung des Wortes «Hoffnung» auf folgende Weise umschrieben: «*Hoffnung ist der Wunsch nach etwas Gutem, verbunden mit wenigstens ein wenig Erwartung, dass es erreicht wird, oder dem Glauben, dass es erreichbar ist. Hoffnung unterscheidet sich vom Wunsch und Verlangen dadurch, dass sie zumindest ein wenig die Erwartung impliziert, das gewünschte Gute zu erhalten oder die Möglichkeit, es zu erhalten. Hoffnung erzeugt deshalb immer Vergnügen oder Freude; während Wunsch und Verlangen Schmerz und Ängstlichkeit hervorrufen oder davon begleitet sind.*»

In der Simonton-Methode wird «Hoffnung» verstanden als der Glaube, dass wünschenswerte Dinge erreichbar sind – unabhängig davon, wie groß die Wahrscheinlichkeit ist, dass sie erreicht werden.

Hoffnung drückt sich also aus in dem Satz: «Ich kann wieder gesund werden, egal wie krank ich bin». Dabei handelt es sich um gesundes Denken, denn es gibt keine Sicherheit, sondern Möglichkeiten, wieder gesund zu werden. Im Unterschied dazu drückt es sich nicht aus in dem Satz: «Ich werde wieder gesund werden, egal wie krank ich bin.» Bei diesem Satz handelt es sich um positives Denken, denn er suggeriert Sicherheit, obwohl es keine gibt. Wichtig ist hier also die Unterscheidung zwischen positivem und gesundem Denken.

Auf diese Weise verstanden, kann Hoffnung nicht falsch sein. Denn es geht um den Glauben an Möglichkeiten.

Für unser Lebensgefühl – und damit für unsere Gesundheit – ist es wichtig, mit Hoffnung zu leben und mit Hoffnung zu sterben. Mit Hoffnung zu leben und zu sterben bedeutet, dass ich daran glauben kann, dass alles gut wird – egal was geschieht. Ich habe das Vertrauen, dass ich gut leben und auch gut sterben kann – unabhängig davon, wie lange mein Leben währt. Diese Einstellung können wir uns mit der Technik zur Veränderung ungesunder Überzeugungen aneignen, wenn sie uns fehlt.

Kurz innehalten!

Ich atme ein und aus, lächle mir zu und nehme mich wahr.

Wie fühle ich mich gerade?

Was signalisiert mir mein Körper?

Wie kann ich es mir jetzt leichter machen?

Wenn wir keine Hoffnung mehr sehen, geben wir auf. Es ist wie eine Vorwegnahme des Todes, denn wir hören auf, am Leben teilzunehmen. Zum Beispiel Bertold: *Bertold war 52 Jahre alt, als er nach seiner Leukämie-Diagnose an einem unserer Seminare teilnahm. Als er von seiner Freudeliste berichtete, wurde er traurig, denn er stellte fest, dass alle darauf festgehaltenen Aktivitäten vor seiner Erkrankung schön für ihn waren, jetzt aber nicht mehr. Er erzählte, dass er in der Woche zuvor mit seiner Frau beim Bummeln war. Anders als sonst konnte er es diesmal nicht genießen, sondern musste den Ausflug abbrechen. Als sie vor einem Schaufenster mit Lederjacken standen, sagte seine Frau zu ihm: «Schau mal, diese Wildlederjacke steht dir bestimmt gut. Komm, wir gehen hinein und du probierst sie an.» Seine spontane Antwort war: «Nein, lass mal, die ziehe ich sowieso nicht mehr an.» Verständlich, dass es anschließend beiden schlecht ging. Als er davon erzählte, kamen seiner Frau und ihm die Tränen. Er war bereit, diesen Schmerz zuzulassen und mit seinen Überzeugungen zu arbeiten, denn es wurde ihm bewusst, dass ähnliche Gedanken jeden Tag sein Leben und seine Gefühle bestimmten. Er nahm sich nichts Zukünftiges mehr vor, und selbst, wenn er schöne Momente im Leben hatte, dachte er: «Das ist jetzt das letzte Mal, dass ich das erlebe» und wurde traurig.*

Ungesunde innere Überzeugungen	Gesunde innere Überzeugungen
Ich kann nicht wieder gesund werden.	Ich kann wieder gesund werden, egal wie krank ich bin, und ich bin bereit, heute zu sterben – ich habe dazu alle Hilfe, die ich brauche.
Ich habe nur noch kurze Zeit zu leben.	Ich weiß nicht, wie lange ich noch lebe. Es ist gut möglich, dass ich noch viele gute Jahre vor mir habe. Auf jeden Fall lebe ich heute und genieße jeden einzelnen Tag.
Es ist alles vorbei.	Es ist alles lebendig und im Fluss. Es geht weiter. Ich kann spüren, dass ich lebendig bin. Ich kann mit meiner Erkrankung mein Leben gestalten.
Es gibt für mich keine Freude mehr am Leben.	Ich kann mich der Freude in meinem Leben öffnen und lerne mehr und mehr, den Moment zu genießen. Ich kann in Freude leben und sterben.
Immer wenn ich mich freue, kommt eine große Enttäuschung.	Ich kann mich freuen und mich gut damit fühlen, dass das Leben in stetem Wandel ist.
Es lohnt sich nicht, mir noch etwas zu kaufen.	Ich bin es wert, mir Dinge zu kaufen. Es lohnt sich.

Es lohnt sich nicht, noch Ziele zu haben, auf die ich mich freue.	Es ist wichtig für mein Leben, dass ich Ziele habe, auf die ich mich freue. Unabhängig davon, ob ich sie erreiche oder nicht, bewege ich mich heute darauf zu, und allein schon das ist es wert.
Besser nehme ich mir nichts mehr vor, damit ich nicht enttäuscht werde.	Manches, was ich mir vornehme, werde ich erreichen, manches nicht. Ich kann mich damit gut fühlen.
Alles was mich freut, ist überschattet.	Es ist eine schwierige Situation, und ich habe in und außerhalb von mir alle Hilfe, die ich brauche, um meine Schatten zu überwinden. Alles, was mich freut, gibt mir dazu die Kraft. Ich kann die Freude dankbar annehmen und spüren, wie gut sie mir tut.
Das ist jetzt das letzte Mal, dass ich diesen schönen Moment erlebe.	Ich genieße diesen schönen Moment. Ich atme ein und aus. Lächle mir zu und bin dankbar. Es ist gut möglich, dass ich das noch oft erlebe. Ich kann erfüllt und glücklich alt werden und sterben.
Es gibt keine Hoffnung für mich.	Ich lerne mehr und mehr, mit Hoffnung zu leben und zu sterben. Ich habe immer Wahlmöglichkeiten.

Bertold verinnerlichte sich diese gesunden Gedanken täglich und gewöhnte sich an, in schönen Momenten seinem «Herrgott» seinen Dank dafür auszusprechen und ihn zu bitten, noch viele solcher Momente zu erleben. Ihm und seiner Frau gelang es, die einzelnen Tage und Augenblicke, die schön waren, wertzuschätzen und Freude daran zu haben. Eine weitere wichtige Arbeit war für ihn die Auseinandersetzung mit dem Sterben und seinen Vorstellungen dazu, was danach geschieht. Auch im Zusammenhang mit Tod und Sterben ist Hoffnung von großer Bedeutung, denn sie hat einen wesentlichen Einfluss darauf, in welchem Gefühlszustand wir sterben.

Am Beispiel von Bertold wird deutlich, welchen Unterschied es macht, ob wir mit Hoffnung leben oder nicht. Ohne Hoffnung empfinden wir, dass das Leben keinen Sinn hat. Damit hat auch unser tägliches Tun keinen Sinn. Ohne Hoffnung fühlen wir uns nicht mehr zugehörig – sind herausgefallen aus unserer Natur und unseren Beziehungen und fühlen uns verlassen im Leben und im Sterben.

Weil es wichtig ist, mit Hoffnung zu leben, raten wir Ihnen, Situationen und Menschen zu meiden, die Ihnen Hoffnung nehmen, und Situationen und Menschen zu suchen, die Ihnen helfen, Hoffnung zu wahren und zu stärken.

Eine gute Hilfe, die Freude und damit Hoffnung zu gewinnen, war für Bertold und seine Frau die folgende Übung:

ÜBUNG 11: DAS BOHNENRITUAL

Besorgen Sie sich größere getrocknete Bohnen und stecken Sie einige davon in eine Ihrer Hosentaschen. Erinnern Sie sich im Laufe des Tages daran, in schönen Momenten eine Bohne aus Ihrer Tasche herauszunehmen und sie in die zweite Tasche Ihrer Hose zu geben. Es kann sich um kleine Begegnungen oder Begebenheiten handeln oder auch um größere, länger andauernde Situationen. Machen Sie es sich mit Ihren Lebensgefährten oder Freunden zum Ritual, am Abend

Ihre Bohnen auszupacken und sich darüber auszutauschen, welche Situationen es waren, bei denen Sie die Bohnen von der einen Hosentasche in die andere steckten. Sie werden erleben, wie sich Ihre Stimmung hebt, wenn Sie beginnen, sich über freudevolle Begebenheiten zu unterhalten.

Vertrauen bedeutet, innerlich Ruhe zu finden bei bestimmten Gedanken, bei Menschen, an bestimmten Orten. Es bedeutet, sich auf etwas oder jemanden zu verlassen. Vertrauen basiert häufig auf Erfahrungen, die wir machen. In Situationen, die neu für uns sind, fühlen wir uns aufgefordert, eine Entscheidung darüber zu treffen, ob wir in etwas oder in jemanden vertrauen. Das Wichtigste ist, dass wir Vertrauen in uns selbst, in unsere eigene Intuition haben. Manchen erkrankten Menschen fällt es schwer, ihrem Körper zu vertrauen. Sie fühlen sich von ihm verraten oder verlassen. Dann wird es einen Lernprozess benötigen, um sich wieder mit ihm anzufreunden und den Blickwinkel zu wechseln. Neben vielen sanften Körperwahrnehmungsübungen unterstützt auch hierzu der Prozess zur Veränderung von ungesunden Einstellungen (Kapitel 5).

Glauben hat verschiedene Bedeutungen. Es bedeutet, von etwas überzeugt zu sein. Es kann auch bedeuten, etwas zu vermuten, aber nicht zu wissen. Glauben heißt auch, sich Vorstellungen, Gedanken wiederholt zu verinnerlichen, um sich daran halten zu können oder eventuell auch, um sich zu einer Glaubensgemeinschaft zugehörig zu fühlen.

In der Anwendung der Simonton-Methode sind Sie eingeladen, individuell zu wählen, woran Sie glauben möchten, und es sich anschließend durch Wiederholung von Ritualen immer mehr zu eigen zu machen.

7

Individuelle Spiritualität und Lebensphilosophie

Halt finden

Viele Menschen haben die Eigenschaft, sich Konzepte und Erklärungsmodelle zu schaffen, die ihnen das Leben mit seinen verschiedenen Erscheinungsformen und Vorkommnissen verständlich und nachvollziehbar machen. Und es gibt Menschen, denen diese Thematik fremd erscheint, weil sie vielleicht der Meinung sind, dass sie für ihr Leben keine Bedeutung hat. In unserer Arbeit mit erkrankten Menschen machen wir immer wieder die Erfahrung, dass Menschen in Krisensituationen sich wünschen, etwas zu haben, das ihnen auf philosophischer oder spiritueller Ebene Halt gibt.

Einige erinnern sich daran, dass sie als Kind Rituale und hilfreiche Vorstellungen hatten, und beginnen, sich ihnen wieder neu zuzuwenden.

ÜBUNG 12: QUELLEN

Bitte machen Sie sich Notizen, welche Quellen Ihnen als Kind zur Verfügung standen. Können sie Ihnen heute hilfreich sein?

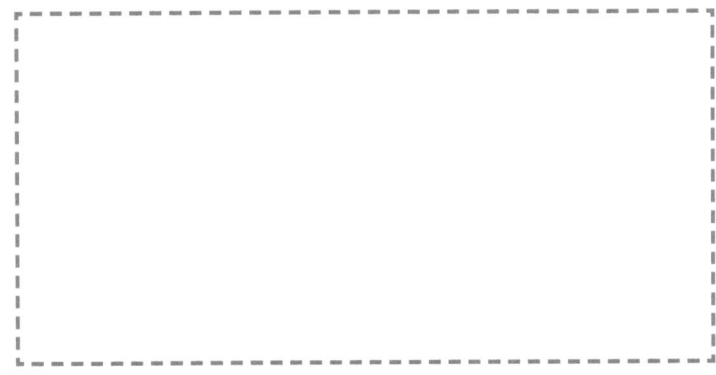

Das Wesentliche bei diesem Thema ist nicht, ob Sie eine philosophische oder spirituelle Grundausrichtung haben oder nicht. Es geht darum, ob Sie sich damit gut fühlen, wenn Sie eine haben, und ob Sie sich damit gut fühlen, wenn Sie keine haben.

In der Simonton-Methode befassen wir uns mit dieser Thematik, weil sie eine wesentliche Unterstützung in schwierigen Lebenssituationen bieten kann. Wir verstehen die Begriffe «Religion», «Philosophie», «Spiritualität» und «Weltanschauung» als austauschbare Begriffe.

In meiner langjährigen Erfahrung in der Arbeit mit Krebspatienten und ihren Angehörigen mache ich immer wieder die Erfahrung, wie wichtig dieses Konzept ist. Es ist speziell in Krisenzeiten ein Unterschied, ob ich einen Halt finde in einer Quelle, die einen weiteren Blickwinkel hat als ich, und die mir zur Seite steht. Es geht uns besser, wenn wir uns, wie Dietrich Bonhoeffer es in seinem Gedicht ausdrückt, «von guten Mächten wunderbar geborgen» fühlen können. (Dietrich Bonhoeffer war evangelischer Pfarrer und wurde 1945 als Mitglied des Widerstands gegen den Nationalsozialismus hingerichtet. Er soll das zitierte Gedicht im

Konzentrationslager Flossenbürg geschrieben haben.) Das ist besonders in Situationen, in denen wir uns ausgeliefert und hilflos fühlen, wichtig für unser Leben.

Dabei spielt es für die Anwendung der Simonton-Methode keine Rolle, an was Sie glauben, welcher Religion oder Weltanschauung Sie nahestehen, sondern alleine darum, ob sie Ihnen hilft, sich gut zu fühlen. Jede philosophisch-spirituelle Ausrichtung hilft Ihnen dann am besten, wenn Sie Ihre eigenen Entscheidungen dazu getroffen haben, wonach Sie sich richten möchten. Es geht also um Ihre eigene individuelle Art, diese Quelle für sich zu nutzen. Um es deutlich zu machen: Sie können wählen, woran Sie glauben möchten. In einem nächsten Schritt können Sie lernen, daran zu glauben, indem Sie sich die inneren Überzeugungen, für die Sie sich entschieden haben, für drei bis sechs Wochen täglich verinnerlichen, wie es in Kapitel 5 beschrieben ist.

Zur Verdeutlichung des Konzeptes einer individuellen philosophischen Ausrichtung hier eine persönliche Erfahrung: *Während meiner ersten Ausbildung als evangelische Jugendreferentin hatte ich einen Konflikt damit, im Glaubensbekenntnis zu bestätigen, dass ich an eine christliche Kirche glaubte. Ich wollte mir nicht vorstellen, dass nur eine begrenzte Anzahl von Menschen (nämlich die, die zur richtigen Religion gehörten und deren Gesetze erfüllten) auserkoren sein sollten, in den Himmel zu kommen. Mir half unser Theologie-Dozent mit folgender Erklärung: «Stellt euch Gott als ein riesiges Gebirge vor, das kein Mensch je völlig überblicken kann. Die Menschen sind auf dem Weg, dieses Gebirge zu ersteigen, um auf den höchsten Gipfel zu gelangen. Sie beginnen ihre Wanderung an verschiedenen Orten. Manche Menschen haben ihre Kletterausrüstung dabei und steigen an der steilen Felswand hinauf. Für sie ist der Weg zu Gott eine Herausforderung und stellenweise auch gefährlich. Andere Menschen befinden sich in einem Geröllfeld. Sie krabbeln auf allen vieren hinauf und rutschen immer wieder ab. Für sie ist der Weg zu Gott anstrengend und fordert (streckenweise vergebliche) Mühe. Dann*

gibt es noch die, die einen Wanderweg gefunden haben, der an einem Berg-
bach entlang in Serpentinen nach oben führt. Sie gehen durch blühende
Wiesen, können sich immer wieder erfrischen beim Weg nach oben und
genießen die Aussicht. Für sie ist der Weg zu Gott ein schöner Weg. Es
macht ihnen Freude, ihn zu gehen.» Unser Dozent lud uns ein, zu überlegen, wo wir uns gerade befinden, und ermunterte uns, einen neuen Weg
zu wählen, wenn wir uns auf dem eingeschlagenen Weg nicht gut fühlten.
Die Idee, dass ich die Wahl habe, durch welchen Blickwinkel ich Gott und
damit die Wahrheit über das Leben betrachte, verhalf mir zur Freiheit. Es
war ein gutes Gefühl, frei von Kirche und Religion meine Vorstellungen
von meinem Leben gestalten zu können. Ich begann mich auf die Suche zu
machen, woran ich glauben möchte, und beschloss, mir von allem, was ich
zukünftig kennenlernen sollte, das zu nehmen, was sich gut anfühlte und
mir sinnvoll erschien.

Beispiel: Gregor, ein 45-jähriger Mann, hatte Darmkrebs, als er an
einem unserer Seminare teilnahm. Mit dem Thema innere Weisheit, Intuition konnte er, wie er sagte, sich nicht anfreunden. Er meinte, er habe
keine Intuition. Auf meine Frage, was er glaube, wo er sein wird, wenn er
gestorben ist, sagte er: «Wie, wo soll ich da sein? Nirgends. Es ist dann
einfach alles aus.» Auf meine Frage, ob er jemanden kenne, der gestorben
ist, dachte er an seinen zwei Jahre zuvor verstorbenen Vater. Von ihm
nahm er an, dass er irgendwie bei ihm sei – in seiner Nähe. Er war selbst
verblüfft über diese spontane Antwort. Er hatte es sich bis dahin nicht bewusst gemacht, dass er annahm, dass sein Vater ihn wohlwollend begleitete. Dennoch sagte er, er glaube, dass er selbst, wenn er einmal gestorben
ist, ins Nichts gehe und dort einfach für immer schliefe und für ihn alles
aus sei. Ich fragte ihn, wie er sich bei dieser Vorstellung fühlte. Er antwortete, dass es für ihn eine angenehme Vorstellung sei, weil er sich dann
mit den Problemen, die er momentan hatte, nicht mehr befassen müsste.
Er stand aus beruflichen Gründen in gerichtlichen Auseinandersetzungen, hatte Erbstreitigkeiten mit seinem Bruder, war dabei, sich scheiden

zu lassen, und war gerade mit seiner Freundin zusammengezogen, die er als sehr fordernd erlebte. (Mehr dazu finden Sie im Kapitel «Stressmuster».) Nach einem Moment des Nachdenkens fügte er hinzu: «Ich finde es nur traurig, dass für meine Kinder nichts von mir zurückbleibt.» Er hatte zwei Töchter im Alter von 18 und 16 Jahren. Wir sprachen darüber, dass es rein physikalisch nichts gibt auf unserer Erde, das sich in ein «Nichts» auflöst. Materie wird in ihre einzelnen Bestandteile aufgelöst, die anschließend neue Verbindungen eingehen oder als reine Substanz zurückbleiben. Aber völlig verschwinden kann nichts. Als er darüber reflektierte, sagte er: «Eigentlich ein beruhigender Gedanke. Mein Körper zersetzt sich und geht in die Natur ein. Dann kann ich meinen Kindern sagen, dass sie mich überall in der Natur finden können. In den Wolken, in den Pflanzen und Tieren …» Er fühlte sich bei diesen Gedanken wohl und nahm sich vor, mit seinen Kindern darüber zu sprechen, um ihnen diese Idee mitzuteilen. Aber auch für sich selbst fand er Hoffnung in diesen Vorstellungen. Denn er konnte sich nun mit seinem Vater unterhalten. Er stellte sich vor, ihm in der Natur zu begegnen und ihn um Rat und Hilfe bitten zu können.

Kurz innehalten!

Ich atme ein und aus, lächle mir zu und nehme mich wahr.

Wie fühle ich mich gerade?

Was signalisiert mir mein Körper?

Wie könnte ich es mir leichter machen?

Wie erkenne ich, ob meine spirituellen, philosophischen Einstellungen gesundheitsfördernd sind?

Auch philosophische, spirituelle Einstellungen können die Gesundheit und Genesung fördern oder behindern. Es gibt zwei Möglichkeiten, dies zu überprüfen.

1. **Stellen Sie die Prüfungsfragen** von Maxie Maultsby. Wir können auch bei philosophischen Einstellungen fragen: Hilft mir

diese Einstellung, mein Leben und meine Gesundheit zu schützen? Hilft sie mir, meine wichtigsten Ziele zu erreichen? Hilft sie mir, meine wichtigsten Konflikte zu lösen? Hilft sie mir, mich so zu fühlen, wie ich mich fühlen möchte? Bei spirituellen inneren Einstellungen fragen wir nicht nach den Tatsachen, weil es sich dabei um Glaubenseinstellungen handelt, deren Wahrheitsgehalt niemand überprüfen kann. Ein Beispiel:

Manche Menschen fühlen sich schuldig, weil sie den Kontakt zu Gott nicht mehr gepflegt hatten, und glauben: «Ich habe kein Recht, Gott jetzt um Hilfe zu bitten, wenn ich ihn brauche, denn er war mir egal, solange es mir gut ging.» Mit Hilfe der Prüfungsfragen lässt sich in diesem Fall leicht feststellen, dass dies keine gesundheitsfördernde Art ist, zu denken. In einem solchen Fall spreche ich die Einladung aus, sich Gott als eine schöpferische Kraft vorzustellen, die größer, liebevoller und weiser ist als wir Menschen, stets bereit, uns zu helfen. Daraus könnte zum Beispiel folgende gesunde Einstellung entstehen: «Gott liebt mich, so wie ich bin, und will, dass es mir gut geht. Ich darf um Hilfe bitten und sie annehmen.»

2. **Fragen Sie sich, wie Sie sich fühlen.** Gesunde philosophische Einstellungen rufen Gefühle von innerer Ruhe, Geborgenheit, Harmonie, Trost, Hoffnung und Zuversicht hervor. Ungesunde philosophische innere Einstellungen bewirken Gefühle wie Unruhe, Angst, Druck, Schuldgefühle oder Schuldvorwürfe, Hilflosigkeit und Hoffnungslosigkeit.

Philosophische, spirituelle innere Überzeugungen können für den einen Menschen gesundheitsfördernd, für den anderen ungesund sein.

Beispiel: Meine Großmutter hatte zwei Weltkriege miterlebt, mit mehreren traumatischen Erlebnissen, war jahrelang auf der Flucht und trug dabei körperliche Verletzungen mit sich, die erst nach Jahren medizinisch behandelt wurden. Dies hatte zu einer schweren Behinderung geführt. Als ich sie schließlich als siebenjähriges Mädchen kennenlernte, begegnete mir eine warmherzige Frau, die Geduld und Liebe ausstrahlte. Sie pflegte zu sagen: «Das Leben ist ein Jammertal, aber unser Herrgott belohnt uns dafür im Himmel.» Diese innere Überzeugung war gesundheitsfördernd für sie, denn sie spendete ihr Trost und stimmte mit ihrer Lebensrealität überein. Sie versprach sich, für ihr Leid im Himmel entlohnt zu werden. Allerdings war sie ungesund für mich als junges Mädchen, das seinen Weg ins Leben noch vor sich hatte. Da ich sie liebte, übernahm ich ihre Überzeugung als «Lebensweisheit». Das bedeutete, dass ich mich bemühte, es nicht zu gut zu haben im Leben, denn ich wollte auf jeden Fall auch einmal – wie meine Großmutter – in den Himmel und nicht in die Hölle kommen. Als ich mich mit dieser Überzeugung und meinem Lebensweg im Erwachsenenalter auseinandersetzte, wurde mir erschreckend bewusst, wie sehr mich diese Überzeugung in meinen wichtigen Lebensentscheidungen beeinflusst hatte. Mein Leben gewann an Qualität, als ich für mich gesündere Entscheidungen über den Sinn des Lebens traf.

Beispiele für gesundheitsfördernde Überzeugungen

- Das Wesen des Menschen ist von Natur aus gut. Das heißt auch: Ich bin von Natur aus gut.
- Ich bin Teil der Natur und folglich verbunden mit all der Weisheit der Natur.
- Ich kann mich auf meine Intuition – innere Weisheit – verlassen.

- Es entspricht meiner Natur, gesund zu sein.
- Die schöpferischen Kräfte, die uns geschaffen haben, sind gut, liebend, ordnend und kennen jeden Einzelnen von uns besser, als wir uns selbst kennen; sie sorgen für uns und lieben uns.
- Das Leben strebt nach Harmonie und Balance.
- Wir sind hier auf Erden, um uns zu entfalten und ein erfülltes Leben zu führen.
- Unsere Wünsche, Verlangen und Bedürfnisse nach Freude, Liebe und Lebenssinn, Glück und Erfüllung sind Wegweiser auf dem Weg zu unserer wahren Natur.
- Krankheit und andere Schwierigkeiten im Leben haben einen tieferen Sinn. Sie wollen etwas Gutes für mich bezwecken.
- Herausforderungen im Leben sind dazu da, um uns unserer wahren Natur bewusst zu werden und sie zu leben.
- Ich habe in und außerhalb von mir alle Hilfe, die ich brauche.
- Meine Seele ist unantastbar, unverletzlich und unsterblich. Sie lebt nach meinem Tod weiter an einem Ort, an dem es ihr gut geht.

Eine häufig auftretende Frage zum Thema Spiritualität

«Mir fällt es schwer, an irgendetwas zu glauben, das weise ist und mich liebt. Wenn es Gott wirklich gibt, warum lässt er all das Leid auf der Welt und auch meine Krankheit zu?»

Das ist eine der Fragen, die sehr schwer – oder gar nicht – klar zu beantworten ist. Vor allem kann das jeder nur für sich selbst versuchen. Es gibt zwei Erklärungen, die mir persönlich helfen, damit zurechtzukommen: **a)** Es hilft, mir meine Beziehung zu den «guten Mächten» – wie Dietrich Bonhoeffer sie nannte – vorzustellen, wie die Beziehung zwischen Eltern und Kind. Als Kind habe ich einen begrenzten Horizont. Mir fehlt die weite Übersicht und das Verständnis, um mir alles erklären zu können. Es ist eine Entscheidung, die ich zu meinem Wohl treffe, wenn ich mir vorstelle, dass aus einer größeren Sicht Dinge in Harmonie und Frieden sind, die mich aus meiner heutigen Perspektive verzweifeln lassen.

Meine Antwort **b)** ist eine Gegenfrage: «Wenn ich mir all das Leid auf der Welt und mein persönliches Leid, das mir widerfahren ist, bewusst mache, ist es dann für mich und meine Gesundheit hilfreich oder nicht, an «gute Mächte» glauben zu können?» Ich persönlich beantworte diese Frage mit «ja», denn ohne diesen Glauben würde ich verbittern oder vor Zorn und Verzweiflung mir selbst und anderen mehr schaden, als ich es als fehlbares menschliches Wesen bereits tue. Beides wäre für mich ein Stück Sterben und äußerst schädlich für meine Gesundheit. Ich hätte keine Ressourcen, um im Rahmen meiner Möglichkeiten meinen Beitrag zum Guten zu leisten. Deshalb entscheide ich mich dafür, daran zu arbeiten, an «gute Mächte» zu glauben, und fühle, dass es mir hilft.

Innere Weisheit

Das in der Simonton-Methode angewandte Konzept der inneren Weisheit basiert auf der grundsätzlichen Annahme, dass wir alle über ein inneres Wissen darüber verfügen, was für uns gut ist und unserer Natur entspricht. Wir können dabei an unseren natürlichen Instinkt oder an unsere Intuition denken. Der von uns verwendete Begriff «innere Weisheit» ist als Synonym für viele mögliche Bezeichnungen zu verstehen. Der bekannte und vielbeachtete Arzt, Theologe und Philosoph Albert Schweitzer sprach vom «inneren Arzt». Unabhängig davon, ob Sie sich einer Religion oder Kirche zugehörig fühlen, wenden sich in unserem christlich geprägten Kulturkreis viele Menschen an Gott, Jesus Christus oder Mutter Maria. Einige weitere Beispiele für Synonyme: «innere Helfer, innere Stimme, innere Führung, innerer Meister, weise Frau, göttliches Kind, göttliches Licht, inneres Kind, Schutzengel, göttliches Universum, innerer Buddha, Stimme des Herzens, Bauchgefühl, Intuition, Natur, Leben, Energie, Mutter Erde ...» Jeder von uns mag diese Quellen unterschiedlich benennen. Wir arbeiten in unseren Seminaren mit diesem Konzept, damit jeder, der es möchte, sie für sich nutzbar machen kann. Nicht jeder ist sich seiner eigenen inneren Weisheit bewusst und nutzt sie deshalb auch nicht für seine Entscheidungsfindung.

Wie kann ich die Hilfe meiner inneren Weisheit erfahren und für mich nutzen?

Aus vielen Gesprächen, in denen wir uns mit Teilnehmern und Teilnehmerinnen aus unseren Seminaren darüber ausgetauscht haben, schließen wir, dass es zwei Möglichkeiten gibt, mit ihrer inneren Weisheit oder Intuition in Kontakt zu kommen: 1. Lassen Sie sich von ihr überraschen, und 2. Werden Sie selbst aktiv, um den Kontakt zu pflegen.

Lassen Sie sich überraschen, indem Sie in einem unerwarteten Moment spüren, dass Ihre innere Weisheit bei Ihnen ist. Wir neigen dazu, solche Momente als «glückliche Zufälle» zu bezeichnen. Dieses Erleben ist meist verbunden mit einer Botschaft, die für Sie Bedeutung hat. Vielleicht fällt Ihr Blick auf einen Zeitungsausschnitt, vielleicht hören Sie einen Gesprächsfetzen oder Sie haben eine plötzliche Eingebung, die für Sie einen Sinn macht und Ihnen eine Entscheidung erleichtert. Meist ist ein solcher Moment verbunden mit dem Empfinden von Betroffenheit, mentaler Klarheit, Bestimmtheit und Eindeutigkeit sowie Gefühlen von Trost, herzlicher Wärme, Freude, Schutz, Liebe und Stärke. Wenn Sie ein solches Erlebnis haben, rate ich Ihnen, sich nicht nur zu wundern, sondern auch zu danken und die Botschaft ernst zu nehmen.

Kurz innehalten!

Ich atme ein und aus, lächle mir zu und nehme mich wahr.

Wie fühle ich mich gerade?

Was signalisiert mir mein Körper?

Wie könnte ich es mir leichter machen?

Werden Sie selbst aktiv und pflegen Sie den Kontakt. Es gibt viele verschiedene Möglichkeiten, mit Ihrer inneren Weisheit zu kommunizieren. Die einfachste Möglichkeit ist die, anzunehmen, dass Sie gehört werden, wenn Sie in Gedanken mit ihr sprechen. Es hat sich bewährt, dieses Gespräch damit zu beginnen, dass Sie ihr danken, dass sie bei Ihnen ist. Dabei ist es nicht wichtig, ob Sie spüren können, dass sie bei Ihnen ist oder nicht. Alleine schon das Danken kann Ihre Wahrnehmung öffnen. Als Nächstes können Sie eine Bitte oder eine Frage äußern. Wenn Sie das getan haben, gehen Sie in Ihren Alltag und halten Sie sich offen für Zeichen, die Sie in Ihren Gedanken oder auch von außen erhalten können, und danken Sie, wenn Sie diese Zeichen empfangen. Diese Momente können sehr emotional empfunden werden, wie ich es oben geschildert habe. Es kann aber auch sein, dass die Zeichen eher Ihre Gedanken anregen und Sie kurz innehalten lassen, weil sie etwas Überraschendes haben, ohne besonders intensive Gefühle hervorzurufen. Besonders in solchen Momenten ist es hilfreich, sie wertzuschätzen und Dankbarkeit auszudrücken. Manchmal verstehen wir die Bedeutung eines Zeichens nicht. Dann ist es gut, mit Ihrer inneren Weisheit zu kommunizieren, sie um klarere Hinweise zu bitten und gleichzeitig darauf zu warten, dass sich Ihnen die Bedeutung zum richtigen Zeitpunkt erschließt.

Die Bedeutung von Ritualen

Eine weitere gute Möglichkeit ist die, Rituale zu pflegen. Für viele Menschen ist es hilfreich, einen bestimmten Rückzugsort zu haben, den sie immer wieder aufsuchen, um zur Ruhe zu kommen, und so zu einem Ritualplatz machen. Für manche ist es das Gebet zu Hause oder in der Kirche, die tägliche Meditation an einem angenehmen Ort oder der Aufenthalt in der Natur …

Nutzen Sie Ihre Sinne, um Ihre Wahrnehmung zu schärfen.

Wahrnehmung ist der Prozess und das Ergebnis der Informationsgewinnung und -verarbeitung von Reizen aus der Umwelt und dem Körperinnern eines Lebewesens. Dies geschieht durch das unbewusste und / oder bewusste Filtern und Zusammenführen von Teilinformationen zu subjektiv sinvollen Gesamteindrücken. Diese werden auch Perzepte genannt und laufend mit den als innere Vorstellungswelt gespeicherten Konstrukten oder Schemata abgeglichen. Inhalte und Qualitäten einer Wahrnehmung (Perzeption) können manchmal (aber nicht immer) durch gezielte Steuerung der Aufmerksamkeit und durch Wahrnehmungsstrategien verändert werden.

Sie helfen sich dabei, leichter und rascher in eine rezeptive (empfangsbereite, aufnehmende, achtsame) Stimmung zu kommen, wenn Sie dazu all Ihre Sinne nutzen. Wenn Sie einen Ritualplatz haben, werden Sie dort wahrscheinlich Ihren Blick immer wieder in dieselbe Richtung schweifen lassen und ein bestimmtes Bild in sich aufnehmen (das Sehen). Vielleicht gefällt es Ihnen, einen Duft mit Ihrem Ritualplatz zu verbinden (das Riechen). Manche hören gerne ein Musikstück oder Geräusche aus der Natur (das Hören). Manche Menschen verbinden ihr Ritual mit einem Getränk oder essen etwas dazu (das Schmecken). Manche berühren mit den Händen eine Figur, einen Stein, einen Stoff oder den Rosenkranz (das Tasten). Es empfiehlt sich, eine bestimmte Körperhaltung einzunehmen oder einen bestimmten Bewegungsablauf zu wiederholen (die Erinnerung des Körpers nutzen). Der Vorteil beim Ritual ist, dass Ihr Gehirn Ihre wiederholten sinnlichen Wahrnehmungen mit denselben Empfindungen, Schwingungen und Gefühlen verknüpft, sodass es Ihnen nach kurzer Zeit der Wiederholung immer leichter fällt, entspannt zu sein und den Kontakt zu spüren …

ÜBUNG 13: DAS DANKRITUAL

Das Danken ist ein wesentliches Element, um mit der inneren Weisheit in Kontakt zu kommen. Im Danken setzen wir voraus, dass wir gesehen und gehört werden. Statt zu fragen: «Gibt es dich?» oder «Wo bist du?» drücken wir im Danken unser Vertrauen aus, dass das keine Frage mehr ist. Ich sage zum Beispiel gerne: «Danke, dass du bei mir bist.» Damit schaffe ich mir die Realität, die ich mir wünsche, und fühle mich verbunden.

Es gibt unzählige Möglichkeiten, ein Dankritual zu begehen. Eine Möglichkeit ist das vorher genannte Bohnenritual. Eine weitere Idee ist, es sich zur Gewohnheit zu machen, am Morgen oder am Abend in aller Ruhe ein Glas Wasser (oder anderes) zu trinken und sich an die Dinge zu erinnern, für die wir dankbar sind, um dann im Gespräch mit unserer inneren Weisheit unseren Dank auszusprechen. Das Prinzip «Was du nährst, wächst» bewirkt, dass wir noch mehr Gutes in unser Leben damit einladen. Probieren Sie es aus!

Meditation

Mit Meditation ist in der Simonton-Arbeit jede Aktivität gemeint, die Ihnen hilft, zu innerer Ruhe zu finden und zu entspannen. Die Meditationen sind ein Weg zu dem Ziel, in einen meditativen Zustand zu finden. Sie atmen dabei langsamer und fühlen eine innere Tiefe und Harmonie. Sie sind mit Ihrer Aufmerksamkeit im Hier und Jetzt. Sie spüren ein Verbunden-Sein, das sich mit den Worten «Eines in Allem und Alles in Einem» ausdrücken lässt. Diesen Zustand kann man in Synonymen auch «Einkehr», «Versunkenheit», «Stille», «Achtsamkeit», «Trance», ... nennen. Wenn wir uns in diesen Zuständen befinden, öffnen wir uns unseren inneren Quellen. Wir können spontane Einsichten und Verständnis in für uns bedeutsamen Situationen erhalten. Wir können Antwort auf bisher ungelöste Fragen und Probleme bekommen und Erlebnisse von Begegnungen haben, die uns bereichern und uns guttun. Es kann auch ein Empfinden von tiefer innerer Stille sein, wo es nichts mehr zu sagen und keine Gedanken mehr gibt. Neben diesen Empfindungen zeichnet sich dieser Zustand, in Meditation zu sein, dadurch aus, dass bestimmte Dinge, die uns sonst im Alltag begleiten, fehlen: Zeitdruck, negative Gedanken, be- oder verurteilende Gedanken, unangenehme Gefühle.

Die Übungen und Anleitungen zu den Meditationen in diesem Buch sind nur eine kleine Auswahl von unzähligen weiteren Möglichkeiten, den beschriebenen «meditativen Zustand» zu erreichen.

In jeder Kultur gibt es Rituale, Übungen und Lehren darüber, wie wir dahin finden. Wir alle haben bereits auch unsere eigenen Rituale, die wir zum Teil unbewusst anwenden. In unseren Seminaren berichten Teilnehmer von ihren Ritualen: der tägliche Kaffee am Morgen, der mit dem Blick aus dem Fenster in den erwachenden Tag genossen wird; das Bad in der Wanne mit einem schönen Duft; der Spaziergang im Wald, am Meer, in den Bergen; das Sitzen auf dem Liegestuhl im Garten; das Anzünden einer Kerze in der Kirche; das tägliche Gebet; die Gartenarbeit; körperliche Nähe; Yoga; Tai Chi ... und vieles mehr. Im Grunde können wir jede Aktivität auf meditative Weise verrichten. Wir können meditativ malen, tanzen, singen, fotografieren, kochen, essen, Schuhe putzen und Geschirr spülen, ...

Wenn die in diesem Buch angebotenen Meditationen Ihnen nicht entsprechen, können Sie die Arten der Meditationstechniken, die Sie bereits anwenden, mit der Vorstellung verbinden, dass sie Ihr Immunsystem anregen und unterstützen.

Erfahrungen mit dem Konzept «Innere Weisheit»

Das Konzept der inneren Führung können wir im Alltag unter völlig unterschiedlichen Umständen erfahren. Wir fragen Teilnehmer unserer Seminare, an welche Situationen sie sich erinnern können, in denen sie ihre Intuition oder innere Weisheit wahrgenommen haben. Häufige Anworten:

- Spontane Entscheidungen, die man trifft und hinterher feststellt, dass sie genau richtig waren.
- Zufälle, die im Nachhinein betrachtet beabsichtigt scheinen.
- Gefährliche Situationen, in denen auf unerklärliche Weise wenig oder gar nichts passiert ist.
- Situationen, in denen es schwerfiel, die richtige Entscheidung

zu treffen, und in einem unerwarteten Moment durch eine «Eingebung» plötzlich klar war, wie die richtige Entscheidung aussieht.

- Zwei Menschen, die sich begegnen und plötzlich wissen, dass sie zusammengehören.
- In gefährlichen oder schwierigen Lebenssituationen kam von unerwarteter Seite Hilfe.
- Das Gefühl, von verstorbenen Angehörigen Unterstützung und Rat zu erhalten.
- Die Erfahrung, dass durch verschiedene gleichzeitig auf-tretende synchrone Ereignisse eine Art Führung stattfindet.
- Ungewohnte Ereignisse, in denen man spontan eine bestimmte Bedeutung entdeckt.
- Das Denken an eine Person, die sich kurz darauf meldet.
- Die Bitte um Hilfe, die unerwartet beantwortet wird.
- Spirituelle Erlebnisse.
- Tiefgehende, bedeutsame Naturerlebnisse.
- Intensive Erlebnisse in Träumen.

Im Folgenden beschreibe ich zur Gedankenanregung persönliche Erfahrungen, die Teilnehmer und Teilnehmerinnen aus unseren Seminaren mit dem Konzept der inneren Weisheit machten. (Natürlich können Sie das auch überspringen und gleich zur nächsten Übung übergehen)

Kurz innehalten!

Ich atme ein und aus, lächle mir zu und nehme mich wahr.

Wie fühle ich mich gerade?

Was signalisiert mir mein Körper?

Wie könnte ich es mir leichter machen?

1. Gregor, von dem ich bereits berichtet habe, erzählte mir eines Tages, dass er auf eine seiner wichtigsten Fragen Antwort erhalten hatte: «Soll ich mich von meiner Freundin lösen und wieder zu meiner Frau und meinen Kindern ziehen?» In einer der folgenden Nächte hatte er einen Traum, in dem ihm sein Vater begegnete und sagte: «Es ist wichtig, dass du jetzt aufhörst, es allen anderen recht machen zu wollen. Nimm dir eine eigene Wohnung, schaffe Freiraum für dich. Du musst dich nicht für oder gegen andere Menschen entscheiden. Die einzige Entscheidung, die jetzt wichtig ist: Stehe zu dir.» Er war von dieser Begebenheit tief berührt. Die Lösung, die ihm sein Vater anriet, war ihm selbst nicht in den Sinn gekommen. Sie fühlte sich für ihn richtig an und bewirkte ein Gefühl der Erleichterung.

2. Ein Flugzeugpilot berichtete, dass er, wie seine Kollegen, vor seinen Flügen entscheiden muss, wie viel Treibstoff er tankt. Er hat Berechnungen und Vorgaben mit einem gewissen Spielraum zur Verfügung, aber letztendlich ist es nie sicher voraussagbar, wie die Wetter- und Windverhältnisse sein werden. Er darf einerseits nicht zu viel tanken, um das Gewicht des Flugzeuges nicht zu hoch werden zu lassen, und andererseits natürlich auch nicht zu wenig. Also entscheidet er – auf der Basis der Prognosen und Berechnungen, innerhalb des vorgegebenen Spielraumes – letztendlich aus seinem Gefühl heraus, wie viel Treibstoff er auftanken lässt. Er sagte, dass er sich auf sein «Bauchgefühl», wie er es nannte, gut verlassen kann und dann entscheidet, wenn er das Gefühl dafür hat, was richtig ist.

3. Eine Frau berichtete, wie sie ins Krankenhaus gerufen wurde, weil ihre Tochter bei einem Unfall verunglückt war. Ihre Tochter wurde gerade notoperiert, während sie voller Unruhe nicht wusste, was sie tun sollte. Sie ging in die Kapelle des Kranken-

hauses, rang die Hände und ging zwischen den Stuhlreihen auf und ab. Plötzlich stolperte sie über ein Stuhlbein und fiel auf die Knie. Als sie sich mit den Händen abstützte, um sich wieder aufzurichten, fiel ihr Blick auf eine Madonnenstatue, die sie bis dahin nicht wahrgenommen hatte. Sie fühlte sich von dieser Figur angezogen und bewegte sich darauf zu. Sie war augenblicklich völlig ruhig. Sie setzte sich vor die Statue auf einen Stuhl, betrachtete sie näher. Sie hörte in sich eine Stimme, die ihr sagte: «Sei beruhigt, es ist alles gut.»

Sie suchte ihre Tochter und fand sie auf der Intensivstation, wo ihr mitgeteilt wurde, dass ihre Tochter die Operation gut überstanden habe und wieder gesund werde, wenn es keine weiteren Komplikationen gebe. Sie fühlte sich sehr dankbar und hatte das sichere Gefühl, dass ihre Tochter wieder vollkommen gesund werden würde.

4. Ein junger Mann, dessen Frau an Krebs gestorben war, zog ihr gemeinsames Kind auf. Er hatte es sich zur Angewohnheit gemacht, sie um Rat zu fragen, wenn es um Entscheidungen ging, die ihre Tochter betrafen. Er berichtete davon, dass ihm das immer wieder geholfen hatte. Als es nun um die Einschulung der Tochter ging, war er unentschlossen, an welcher Schule er sie anmelden sollte. Also bat er wieder seine verstorbene Frau um Rat. Diesmal aber bekam er über längere Zeit keine Klarheit darüber, wie die richtige Entscheidung aussah. Da der Termin zur Anmeldefrist immer näher rückte, kam er unter Druck. Als er sich eines Morgens mit seiner Tochter ins Auto setzte, um sie zum Kindergarten zu fahren, sprach er innerlich zu seiner Frau: «Jetzt wird's langsam Zeit, dass du mir sagst, was ich tun soll. Also: Ich mache jetzt gleich das Radio an, und der erste Song, den ich höre, ist deine Antwort.» Er schaltete das Radio an, und hörte von Pink Floyd den Text «We don't need no education» aus dem Album «Another brick in the wall». Verblüfft brach

er in Lachen aus und wusste sofort, in welcher Schule er seine Tochter anmelden sollte.

5. Eine junge Frau fuhr in der Stadt Auto und regte sich über einen anderen Autofahrer auf, der sie zwang, heftig abzubremsen, weil er sie überholte und dann sehr abrupt auf ihre Fahrbahn zog. Bei der nächsten roten Ampel stieg sie aus und beschwerte sich bei ihm. Dann stieg sie wieder in ihren Wagen, während er überrascht und betroffen zurückblieb. Einige Wochen später wickelte sie Blumen, die sie ihrer Freundin zu deren Hochzeitsfeier mitbringen wollte, in Zeitungspapier ein. Dabei fiel ihr Blick auf eine Kleinanzeige, und sie entdeckte, dass darin ihre Autonummer stand. Überrascht betrachtete sie die Anzeige genauer und las dabei die Entschuldigung des Autofahrers, der sie darum bat, Kontakt mit ihm aufzunehmen und ihm eine Chance zu geben, es wiedergutzumachen. Weil sie es als Führung empfand, dass sie «zufällig» diese Anzeige in ausgerechnet dem Wochenblatt las, das sie bisher noch nie gelesen hatte, rief sie tatsächlich bei ihm an. Die beiden erzählten mir diese Geschichte, acht Jahre nachdem sie geheiratet hatten. Sie empfanden es als Fügung, sich begegnet zu sein.

6. Im Frühling 2013 traf ich Bernhard, der mir Folgendes erzählte: 1990 erhielt er als damals 35-jähriger Architekt seine Lungenkrebs-Diagnose. Im selben Gespräch informierte ihn sein Arzt über die Behandlungsmöglichkeiten und teilte ihm den nächsten Montag als möglichen Starttermin der Chemotherapie mit. Er ging mit seiner Frau nach Hause und war zunächst einmal damit beschäftigt, den Schock dieser Nachricht zu verarbeiten. In seiner ersten emotionalen Reaktion spürte er, dass er sich der chemotherapeutischen Behandlung nicht unterziehen wollte. Aber er hatte die Befürchtung, sich falsch zu entscheiden und es anschließend zu bereuen. Außerdem sah er keine Alternative. Er erzählte, dass er sich bis zu seiner Krebserkrankung selten

in schulmedizinische Behandlung begeben hatte und gewohnt war, homöopathische Behandlung und Naturheilverfahren anzuwenden. Allerdings war er bisher nicht ernsthaft krank gewesen und empfand die Krebserkrankung – verständlicherweise – als besonders große Herausforderung. Er war ratlos, wie er damit umgehen sollte und wollte. Der vorgeschlagene Termin zur ersten Behandlung kam für ihn zu rasch. Er sagte, er fühle sich davon überrollt. Auf die Frage, was er denn stattdessen jetzt bräuchte, sagte er: «Ein paar Tage in den Bergen, wo ich zur Ruhe komme, begreife, was passiert ist, und in meine Mitte finde.» Nachdem er diese Worte ausgesprochen hatte, fühlte er, dass sie aus seiner inneren Weisheit kamen. Sie fühlten sich richtig für ihn an. Mit der neu gewonnenen Klarheit fühlte er sich ruhiger und beschloss, sich Zeit für seine Entscheidung einzuräumen. Er rief bei seinem behandelnden Arzt an und bat darum, seinen Behandlungsbeginn um eine Woche zu verlegen. Dann reiste er zusammen mit seiner Frau auf ihre Berghütte in den Alpen. Dort nahm er sich Zeit für sich. Er ging in Zwiesprache mit seiner inneren Führung und suchte Antwort für seine Fragestellungen in der Natur. Er bat um Hinweise, was für ihn zu tun sei bezüglich seiner Behandlung und darüber, was die Krankheit ihm mitteilen wollte. Da er keine großen Wanderungen machen konnte, machte er kürzere Spaziergänge und Fahrten mit Bergbahnen, denn er genoss besonders die Blicke in die Weite von den Gipfeln der Berge aus. Er hatte den Eindruck, das verschaffe ihm eine innere Weitsicht. Seine Frau gab ihm Massagen, die ihm sehr guttaten. Schließlich reifte in ihm der Entschluss, sich weder für noch gegen eine bestimmte Behandlungsform zu entscheiden, sondern Schritt für Schritt das zu tun, was er im jeweiligen Moment als richtig empfand. Im Laufe der nächsten Wochen und Monate stellte er seine Ernährung um, las verschiedene Bücher und ließ sich im Kontakt mit seiner inneren Führung auf seinem Weg in verschiedene Richtungen leiten. Unter anderem gehörten neben naturheilkundlichen Behandlungsformen die Inhalte aus der Simonton-Methode dazu. Bei allem, was er tat, verließ er sich auf seinen «guten Draht» zu seiner inneren Weisheit. Er war offen dafür, die Chemotherapie zu machen, wenn er dazu das Gefühl von Richtigkeit bekommen würde. Heute fühlt er sich seit über zwanzig Jahren wieder gesund. Seine Tumore in der Lunge haben sich verkapselt und sind nicht weiter gewachsen. Er sagt, für ihn habe die Krankheit den Sinn gehabt, sich auf seine eigene innere Stimme zu verlassen und sein Leben so zu gestalten, wie es ihm entspricht.

ÜBUNG 14: INNERE WEISHEIT

Bitte machen Sie sich zu folgenden Fragen Notizen und tauschen Sie sich darüber, wenn möglich, mit Ihnen vertrauten Menschen aus.

1. Erinnern Sie sich an Situationen aus Ihrem Leben, in denen Sie erlebt haben, dass auf unerwartete Weise Hilfe kam?
2. Erinnern Sie sich an Zeiten in Ihrem Leben, als Sie vor wichtigen Entscheidungen standen und nicht wussten, was das Richtige ist – und Sie dann durch einen äußeren oder inneren Impuls eine klare Entscheidung treffen konnten, weil Sie spürten: «So ist es richtig»?
3. Bitte erinnern Sie sich, ob es Situationen in Ihrem Leben gab, von denen Sie, im Nachhinein betrachtet, sagen: «Da war glückliche Fügung im Spiel – das hat so sein sollen?»

4. Hatten Sie in Ihrem Leben Erlebnisse, in denen Sie Unterstützung, Trost und Hilfe fanden in bestimmten Liedern, Gedichten oder anderen Texten?
5. Kennen Sie Rituale, die Ihnen helfen, sich Ihrer inneren Weisheit zu öffnen und sich ihr nahe zu fühlen?
6. Haben Sie erlebt, wo Sie oder andere Schutz erfahren haben?
7. Kennen Sie Situationen, von denen Sie wissen, dass Sie sich auf Ihr Bauchgefühl verlassen können?

MEDITATION 4: Innere Weisheit – Einssein mit der Weisheit der Natur

Mach es dir so bequem wie möglich ...

Nimm dir nun einen Moment Zeit, um ganz bewusst wahrzunehmen, dass du ein- und ausatmest. Sage dir beim Einatmen innerlich das Wort: «ein» und beim Ausatmen das Wort «aus» ... Mach das für die nächsten Atemzüge: sage dir «ein» beim Einatmen und «aus» beim Ausatmen ...

Während du das machst, lass in deinem Gesicht ein sanftes leichtes Lächeln entstehen. Ein kleines Lächeln, das von außen vielleicht gar nicht sichtbar, für dich aber doch spürbar ist ...

Lass dich spüren, wie es sich anfühlt, dir zu sagen «ein» beim Einatmen und «aus» beim Ausatmen und dir dabei sanft zuzulächeln ...

Nun stell dir vor, du befindest dich in einer sternenklaren Nacht und betrachtest den Himmel über dir ... All die Schönheit der Gestirne über dir ... All diese Weite ... All diese Majestät und Größe in deinem Universum ... So unzählbar viele Sterne, Monde, Planeten und Sonnen mit ihren Systemen ... Und lass dich daran denken, wie unsere Erde und unsere Planeten sich um unsere Sonne drehen ... Wie dieser blaue Planet sich auf seiner ganz eigenen Bahn um die Sonne bewegt ... Genau im richtigen Abstand ... Und wie er sich genau in der richtigen Geschwindigkeit bewegt und um sich selbst dreht ... Um hier auf Erden die Bedingungen zu schaffen, die Leben ermöglichen ... All diese Schönheit, all die Weisheit der Natur in unserem Universum ... Und wenn wir die Pracht unseres blauen Planeten näher betrachten ... lass dich daran denken, wie das Wasser sich stetig selbst reinigt ... Wie es von der Sonne aufgesogen verdampft und vom Wind getragen schließlich als gereinigtes Wasser herunterregnet, um die Erde zu befeuchten, damit Pflanzen wachsen können ... und dieser Kreislauf vollzieht sich immer und immer wieder seit mehr als Millionen von Jahren ... All diese Weisheit, all diese Ordnung, all diese Perfektion in unserer Natur ... Lass dich auch daran denken, wie die Luft sich immer wieder selbst reinigt und erneuert ... Wie die Pflanzen Kohlendioxid aufnehmen und Sauerstoff abgeben ... All diese Balance, all diese Harmonie in der Natur unseres Universums ... All diese Weisheit, die uns umgibt ... die Weisheit der Natur in diesem kleinen Samen, der in sich all das Potenzial trägt, um zu einem großen Baum heranzuwachsen ... All die Schönheit, all die Weisheit in all den Pflanzen um uns herum, die unser Leben so sehr bereichern ... All die Weisheit der Natur, die uns umgibt ... die Weisheit in den Tieren um uns herum ... die Weisheit der kleinen Ameisen, die auf so kluge Weise miteinander kommunizieren ... und sich in solch komplexen Gemeinschaften organisieren ... All die Weisheit der Natur ...

All die Weisheit in den Vögeln ... in den Fischen ... all die Weisheit in all den Tieren, die mit uns auf diesem wunderbaren Planeten leben ... Und lass dich an das Wunder deiner eigenen Geburt denken ... Wie zwei Zellen zusammenkamen und eine befruchtete Zelle kreierten ... Diese eine befruchtete Zelle trägt in sich all die Weisheit, die dich ausmacht ... Und diese eine befruchtete Zelle teilt sich in zwei Zellen ... Und in jeder dieser beiden Zellen ist all das Wissen enthalten, das dich ausmacht ... Und aus den zwei Zellen wurden vier ... aus den vieren wurden acht ... aus den acht wurden sechzehn ... und jedes Mal, bevor die Zellen sich teilen, reproduzieren sie all die Weisheit über dich ... so, dass all die Weisheit in jeder einzelnen Zelle deines Körpers enthalten ist ... so, dass wir mit der Weisheit in unseren Zellen kommunizieren und sie beeinflussen können ... wir können mit der Weisheit unseres Körpers sprechen ... und unsere Zellen bildeten Organe und Systeme ... Wir wuchsen in der beschützenden, mit Flüssigkeit gefüllten Hülle im Bauch unserer Mutter ... in diesem Ozean von Weisheit ... und wir können in all der Weisheit in jeder unserer Zellen in Verbindung sein mit der Weisheit der Natur ... der Weisheit, die uns in vielen verschiedenen Formen, Gestalten und Symbolen begegnen kann ... Vielleicht in der Gestalt eines heilen Vorfahren ... vielleicht als religiöse Gestalt ... Vielleicht als eine weise alte Frau oder ein weiser alter Mann ... als ein Engel ... diese Weisheit ist hier, um dir persönlich zu helfen ... Wenn du eine Frage oder eine Bitte auf dem Herzen hast, lass sie dich jetzt innerlich aussprechen ... Und lass dich anschließend ruhig werden, dich öffnen und empfangsbereit sein ... lass dich dabei wissen, dass die Antwort und die Hilfe auf dem Weg ist zu dir ... lass dich spüren, dass es auch für dich stimmt, was in den alten Schriften steht:

«Suche und du wirst finden ... bitte und dir wird gegeben ... klopfe an und dir wird aufgetan» ... Danke deiner Weisheit, dass sie bei dir ist und dich hört und sieht ... unabhängig davon, ob du ihre Gegenwart jetzt oder später wahrnehmen kannst ... Danke ihr auch für die Hilfe, die sie dir zuteilwerden lässt, und für die Antwort auf deine Frage, die dich im richtigen Moment erreicht ...

Und nun lass dich ganz behutsam, ganz sanft in deiner Zeit wieder zurückkehren mit deiner Wahrnehmung ... lass dich deinen Körper spüren ... deinen Atem wahrnehmen ... Spüre den Boden unter dir ... nimm die Geräusche um dich herum wahr ... und das Licht ... und bringe all deine Bilder, deine Empfindungen und deine Impulse mit, wenn du dich auf den Weg machst zurück in diesen Raum ...

Bitte nehmen Sie sich anschließend noch etwas Zeit, um die Meditation nachklingen zu lassen. Machen Sie sich eventuell Notizen oder malen Sie ein Bild zu Ihrem Erlebnis.

Wenn Sie während dieser Meditation keine Antwort auf Ihre Frage erhalten haben, stellen Sie sich vor, dass sie auf dem Weg zu Ihnen ist. Wichtig ist Ihre Erwartungshaltung.

Beispiel:

Manuela, eine 53-jährige Frau mit einer Brustkrebserkrankung, hatte in dieser Meditation ihre innere Weisheit um Antwort auf die Frage gebeten, ob sie sich von ihrem Mann trennen sollte. Ihre engsten Freundinnen hatten ihr dazu geraten, denn Manuela und ihr Mann sprachen seit einigen Wochen kaum noch miteinander, und die Situation war sehr anstrengend für Manuela. Es war nur zu verständlich, dass sie enttäuscht war darüber, in ihrer Meditation keine Antwort auf ihre Frage erhalten zu haben. Wir rieten ihr, davon auszugehen, dass die Antwort unterwegs war und sie im richtigen Moment erreichen würde. Sie ging nach Hause, dachte immer wieder daran und fragte sich neugierig, wann sie wohl von ihrer inneren Weisheit Nachricht erhalten würde. Als wir uns eine Woche später wieder trafen, berichtete sie von folgendem Erlebnis: Sie stand an einem trüben, regnerischen Tag in der Küche am Fenster und schnitt Gemüse für das Abendessen. Plötzlich drang ein Lichtstrahl auf ihr Gemüsebrett und ihre Hände. Sie blickte überrascht aus dem Fenster nach oben und sah einen einzelnen Sonnenstrahl durch die dicke Wolkenschicht hindurchdringen. Sie freute sich und empfand ihn als ein Geschenk. Im selben Augenblick trat ihr Mann in die Küche und nahm sie von hinten in seine Arme. In dieser Sekunde wusste Manuela: «Das ist meine Antwort.» Entgegen ihrer sonstigen Gewohnheit, ihren Mann abzuschütteln und sich zu distanzieren, lehnte sie sich an ihn und fühlte Freude. Sie gingen zusammen zur Paarberatung, um ihre Kommunikation zu verbessern. Das half ihnen, wieder zueinanderzufinden und sich gut zu fühlen in ihrer Beziehung.

Häufige Fragen

1. Wie kann ich erkennen, ob eine Idee, ein Bild oder ein Impuls wirklich aus meiner Intuition oder inneren Weisheit stammt und ich es mir nicht nur «zusammengedacht» habe?
Es ist gut möglich, dass die innere Weisheit sich über Ihre Gedanken äußert. Das Kennzeichen, mit dem Sie sicher sein können, ob Ihre Lösung aus Ihrer Intuition oder inneren Weisheit kommt, hat mit Ihren Gefühlen zu tun: Ein Hinweis aus Ihrer Intuition oder inneren Führung ist immer verbunden mit einem Gefühl von Stimmigkeit, Erleichterung, Freude und Harmonie. Sie fühlen sich mit Energie geladen und spüren: «Ja, so ist es richtig, das mache ich.» Selbst wenn Ihnen anschließend Zweifel kommen, ob es wirklich so eine gute Idee ist, fragen Sie sich: «Gab es einen Moment, in dem ich das Gefühl hatte, dass es richtig ist?» Wenn Sie das bejahen, können Sie davon ausgehen, dass dieser Impuls

aus Ihrer Intuition – oder inneren Weisheit – stammt. Dann ist es gut, wenn Sie Ihrer Intuition folgen und, unabhängig davon, was andere sagen oder denken, ihr entsprechend handeln.

2. Ich kann mich bei den geführten Meditationen nicht wirklich entspannen und führen lassen. Meine Gedanken schweifen immer wieder ab. Wie soll ich damit umgehen?

Dr. Simonton antwortete auf diese Frage: «Es ist ungefähr genauso schwierig, die Gedanken zur Ruhe zu bringen wie einen Sack betrunkener Affen.» Es gibt viele verschiedene Möglichkeiten, mit denen Sie sich helfen können. Am besten ist es, wenn Sie mit unterschiedlichen Dingen experimentieren, um herauszufinden, was für Sie am besten ist.

- **Agieren Sie Ihre festgehaltene Energie körperlich aus.** Bewegen Sie sich vor der Meditation und gehen Sie dabei an Ihre Grenzen. Ob Sie laufen, Rad fahren, schwimmen, tanzen …, sorgen Sie einfach dafür, dass Sie außer Atem kommen, und meditieren Sie anschließend, wenn Ihr Körper ein natürliches Bedürfnis nach Ruhe hat.

- **Bringen Sie Ihre Gedanken in Verwirrung.** Am besten gelingt mir das mit der sogenannten «Brabbelmeditation», die ich gerne empfehle: Ziehen Sie sich in einen geschützten Raum zurück, stellen Sie sich einen Kurzzeitwecker oder ein anderes entsprechendes Gerät auf eine Dauer von fünf bis 10 Minuten und beginnen Sie in einer Phantasiesprache schnell zu sprechen. Machen Sie dabei keine Pausen. Erlauben Sie Ihrem Körper, sich zu bewegen und den Stimmungen, die in Ihnen hochkommen, Ausdruck zu verleihen. Je schneller und lauter Sie vor sich hinbrabbeln, umso weniger klare Gedanken können Sie fassen. Wenn dann das akustische Zeichen ertönt, beginnen Sie mit der Meditation.

- **Machen Sie etwas, was Ihnen guttut und Sie entspannt.** Machen Sie vor Ihrer Meditation etwas, von dem Sie wissen, dass es Ihnen Wohlgefühl, Ruhe und Entspannung bringt, wie zum Beispiel einen Spaziergang, das Sitzen in der Natur, die Sie auf sich wirken lassen mit all Ihren Sinnen, ein wohltuendes Musikstück hören, eine Kerze anzünden, einen Kaffee oder Tee trinken, ein Bad in der Wanne, …

- **Machen Sie aus Ihrer Meditation ein Ritual.** Richten Sie sich zu Hause einen besonderen Ort ein, an dem Sie die Meditationen wiederholt durchführen, dann werden Sie feststellen, dass es Ihnen immer leichter gelingt. (Siehe dazu «Die Bedeutung von Ritualen» in Kapitel 7.)

- **Achten Sie auf Ihre Selbstgespräche.** Wenn Sie während der Meditation bemerken, dass Sie gedanklich abwesend waren, sagen Sie sich innerlich: «Aha, interessant, jetzt war ich mit meinen Gedanken woanders. Mal schauen, wie es jetzt weitergeht in der Meditation.» Bleiben Sie gelassen und gehen Sie mit sich selbst geduldig um, statt sich zu ärgern. Wenn Sie in Ihren Selbstgesprächen mit sich selbst hadern und schimpfen, erreichen Sie das Gegenteil von dem, was Sie erreichen möchten. Seien Sie also liebevoll und sanft mit sich. Denken Sie dabei an den Grundsatz, mehr auf die Dinge zu achten, die gut gehen, als auf die, die nicht gut gehen.

- **Atmen Sie ein und aus.** Erinnern Sie sich, wenn Sie während der Meditation abgeschweift sind, immer wieder an das «ein» beim Einatmen und das «aus» beim Ausatmen und lächeln Sie sich dabei zu.

- **Nachklingen lassen.** Nehmen Sie sich nach der Meditation noch etwas Zeit, um das Erlebte nachklingen zu lassen, machen Sie sich Notizen, malen Sie ein Bild dazu oder tauschen Sie sich mit jemandem darüber aus. Damit informieren Sie Ihr Unterbewusstsein darüber, dass die Meditation Ihnen wichtig ist. Nach dem Prinzip «Was du nährst, wächst» wird sich das, worauf Sie Ihre Aufmerksamkeit lenken, weiterentwickeln.

3. «Ich schlafe bei den Meditationen immer wieder ein. Wie kann ich das verhindern?»

Zunächst könnte das ein Zeichen dafür sein, dass Ihr Körper ein Ruhebedürfnis hat und Schlaf braucht. Sorgen Sie also für genügend Schlaf. Im Grunde bedeutet das Einschlafen, dass Sie gut entspannen können. Also erkennen Sie dies an. Wenn Sie allerdings das dringende Bedürfnis haben, die Meditation bewusst mitzuverfolgen, könnte es hilfreich sein, dabei zu sitzen statt zu liegen. Entscheiden Sie nach der Meditation nicht, dass Sie «nichts mitbekommen haben», sondern machen Sie Notizen darüber, was Sie mitbekommen haben. («Was du nährst, wächst»)

Kurz innehalten!

Ich atme ein und aus, lächle mir zu und nehme mich wahr.

Wie fühle ich mich gerade?

Was signalisiert mir mein Körper?

Wie könnte ich es mir leichter machen?

8

Aus der Krankheit lernen

Die Simonton-Methode wendet bei der Auseinandersetzung mit Erkrankung das «Lebensschülerkonzept» an. Es wird dabei davon ausgegangen, dass wir an den Ereignissen des Lebens reifen können, indem wir sie reflektieren und versuchen, in ihnen eine Lernerfahrung zu sehen. Damit bewegen wir uns aus der Rolle, den Geschehnissen des Lebens ausgeliefert zu sein, in eine aktive Rolle, indem wir auch in schwierigen Situationen unsere Autonomie wahren und eine individuelle Antwort auf die Frage finden, wie wir mit den Problemen umgehen möchten. Dies ist nicht immer und nicht zu jedem Zeitpunkt möglich. Wenn verändernde Lebensereignisse unerwartet eintreten, reagieren wir in der Regel zunächst einmal mit Erschrecken, Verwirrung und Wut. Es braucht Zeit, Geborgenheit und Ruhe, um den Schreck und die darauffolgenden Gefühle zu verdauen. Anschließend benötigen wir Zeit, um die Situation zu erfassen, einen Überblick zu gewinnen, Informationen zu sammeln, um dann zu Entscheidungen zu kommen, wie wir damit umgehen wollen. Nach dem Lebensschülerkonzept fragen wir uns zu einem späteren Zeitpunkt – wenn wir einen Umgang mit der neuen Situation gefunden haben und ein wenig zur Ruhe gekommen sind –, was wir aus dieser Herausforderung für unser zukünftiges Leben lernen können. Damit geben wir schwierigen Situationen einen Sinn und gewinnen ihnen etwas Positives ab, das unser zukünftiges Leben bereichert. In diesem und im nächsten Kapitel gehen wir auf das Lebensschülerkonzept näher ein, indem wir uns zunächst mit unseren Stressmustern befassen und uns dann dem sogenannten «sekundären Krankheitsgewinn» oder besser den «positiven Nebeneffekten aus der Erkrankung» zuwenden, um schließlich eine mögliche Botschaft aus der Erkrankung zu erkennen.

Krankheit als Strafe?

In unserer Kultur neigen wir dazu, für alles eine vernünftige Erklärung zu finden und unsere Lebensumstände nach dem Prinzip von Ursache und Wirkung zu verstehen. Auf der Suche nach Gerechtigkeit und Harmonie finden wir dann eine gewisse Ruhe, wenn wir sinnvolle Erklärungen für leidvolle Erfahrungen finden. Mit den Fragen «Warum?», «Warum gerade ich?», «Warum gerade meine Frau oder mein Mann?» gehen viele Menschen um, die sich in schwierigen Lebenssituationen befinden. So ist sie mir auch häufig in Gesprächen mit Krebspatienten begegnet. Diese Fragestellung beinhaltet die Sichtweise, dass es nicht richtig ist, krank zu sein, dass es eigentlich nicht sein dürfte. Es handelt sich dabei meines Erachtens um eine philosophische Ausrichtung, die ihre Bestätigung findet im Wirtschaftsaufschwung des letzten Jahrhunderts und im Glauben an unbegrenztes Wachstum, dem wir (zum großen Teil noch) anhängen. Bei einem Kind würden wir sagen, es ist im Stadium der «Omnipotenz». Dazu gehört auch die Überzeugung, dass wir alles schaffen können, wenn wir es nur wollen. Solange der «Allmachtsgedanke» bewusst oder unbewusst unser Leben bestimmt, werden wir bei leidvollen Erfahrungen nach eigenem Versagen suchen. Obwohl wir heute wissen, dass viele verschiedene Faktoren zu einer Krebserkrankung beitragen und es keine allgemeingültigen eindeutigen Zusammenhänge dafür gibt, versuchen wir, den einen Grund dafür herauszufinden.

Wir glauben, wenn wir diesen einen Grund dafür finden, dann können wir ihn beseitigen. Ein anderer Gedanke, der aus dieser Sichtweise resultiert, ist, dass man nur das Richtige herausfinden und es dann mit aller Kraft verfolgen muss, um wieder gesund zu werden. Manche Menschen haben die Ansicht, es sich erkämpfen zu können, gesund zu werden oder zu bleiben.

Andere finden den Grund ihrer Erkrankung in einer «ungesunden Lebensführung», wie Rauchen, Alkoholgenuss, zu wenig Bewegung, Übergewicht oder ungesunde Ernährung.

Die Gefahr ist, zu meinen, man hätte die Krankheit selbst und alleinverantwortlich verursacht. Obwohl bekannt ist, dass es Faktoren gibt, welche eventuell eine Krankheit begünstigen, ist es nicht möglich, eine einzige Ursache festzustellen.

Es ist verständlich, dass die genannten Sichtweisen Schuldgefühle hervorrufen, wenn wir krank geworden sind oder die Krankheit voranschreitet. Dann haben wir es «nicht geschafft». Wir haben entweder nicht das Richtige getan oder gelassen, oder wir haben nicht hart genug für unsere Gesundheit gekämpft.

Auch im Zusammenhang mit der «Genesungsarbeit» in diesem Buch besteht die Gefahr, sich mit dem Gefühl, versagt haben, zusätzlich zu verletzen. Schuldgefühle erzeugen ungesunden Stress. Deshalb raten wir Ihnen, sie aufzulösen und zu innerem Frieden zu finden. Eine mögliche hilfreiche Umgangsweise mit Schuldgefühlen ist die Anwendung der «Technik zur Veränderung von ungesunden inneren Überzeugungen», wie sie im Kapitel 5 beschrieben ist. Dabei ersetzen Sie ungesunde Gedanken, welche die Schuldgefühle hervorrufen, durch gesundheitsfördernde Gedanken, die Gefühle von Gelassenheit und Frieden hervorrufen.

Es ist sinnvoll, die Frage «Warum bin ich krank geworden?» umzuformulieren in die Frage «Wie kann ich aus diesem Lebensereignis das für mich Beste machen?», «Wozu kann ich meine Krankheit für mich gut nutzen?» oder «Wenn ich annehme, die Krankheit

hat eine liebevolle Botschaft für mich, was könnte sie beinhalten?»
Damit zielt meine Blickrichtung in das Hier und Heute und in die
Zukunft. Es geht darum, aus der Beschäftigung mit «Schuld» in die
Auseinandersetzung mit dem Wort «Verantwortung» zu kommen.
«Verantwortung übernehmen» bedeutet, dass ich, als erwachsener
Mensch, meine individuelle Antwort auf eine Herausforderung
des Lebens suche und mein Leben in die Hand nehme.

Im Folgenden finden Sie das Beispiel von Maria, einer 49-jäh-
rigen Frau, die an fortgeschrittenem Brustkrebs erkrankt war und
sich wegen eines schlechten Untersuchungsergebnisses Vorwürfe
machte. Bitte beachten Sie, dass es sich hier, wie bei allen im Buch
geschilderten Beispielen, um eine individuelle Erfahrung handelt,
die in einer Situation entstand, die jeder Mensch unterschiedlich
erleben kann und wird. Deshalb sind auch die Überzeugungen,
die hier aufgeführt sind, individuelle Überzeugungen dieser
Patientin. Wenn Sie an Ihren eigenen gesunden Überzeugungen
arbeiten, achten Sie darauf, dass die Worte Ihnen persönlich ein
gutes Gefühl vermitteln, wenn Sie sie laut aussprechen.

Zum Beispiel Maria

Ungesunde Überzeugungen	Gesunde Überzeugungen
Das habe ich jetzt davon, das ist die Quittung für meine Fehler.	Ich bin es wert, gesund und heil zu sein, und kann akzeptieren, dass das Leben unberechenbar ist.
Die Krankheit ist eine Strafe für meine Fehler.	Meine Erkrankung ist eine schwierige Herausforderung. Ich gebe ihr einen Sinn, indem ich sie als Wendepunkt nutze, mehr so zu leben, wie es mir entspricht.

Ich habe alles falsch gemacht.	Ich habe alles so gut gemacht, wie ich konnte, und achte mich dafür. Ich lerne von Tag zu Tag dazu.
Ich bin schuld, dass ich krank geworden bin.	Wie jeder andere Mensch auch habe ich Stärken und Schwächen. Ich nutze die Krankheit, um liebevoll und sanft zu mir zu sein.
Ich hätte konsequent sein müssen, aber ich habe es nicht geschafft.	Ich war und bin so konsequent, wie ich es vermag, und das genügt. Ich lerne mehr und mehr, gut für mich zu sorgen.
Ich bin ein Versager.	Es gibt vieles in meinem Leben, auf das ich stolz sein kann. Ich nehme mich in die Arme und schätze mich wert.
Ich habe noch nie etwas auf die Reihe gekriegt, und das wird auch so bleiben.	Ich habe vieles auf die Reihe bekommen und kann in Frieden mit mir sein. Ich kann die Dinge verwirklichen, die mir wichtig sind, und habe dazu alle Hilfe, die ich brauche.
Gott straft mich jetzt für meine Sünden.	Ich liebe mich und Gott liebt mich, so wie ich bin, und ist voller Geduld und Verständnis. Er will mir Gutes.
Ich werde noch kränker werden und sterben, weil ich nicht für mich kämpfe.	Ich kann wieder gesund werden, egal, wie krank ich bin – indem ich kämpfe und entspanne. Ich vertraue mehr und mehr und kann zulassen, dass mein Leben und Sterben nicht alleine in meiner Hand liegen.

Nachdem Maria sich wiederholt ihre gesunden Überzeugungen verinnerlicht hatte, fühlte sie sich weniger unter Anspannung und näher im Kontakt mit sich selbst.

Auch Groll und Vorwürfe gegen Menschen, von denen wir uns verletzt fühlen, binden Kräfte, die wir besser für unsere Genesung nutzen. Deshalb ist es hilfreich, einen Weg zu finden, Frieden zu schließen. Im folgenden Beispiel geht es um eine Patientin, die Probleme mit ihrem Ehemann hatte.

Zum Beispiel Ilse

Friedrich ist schuld, dass ich krank geworden bin.	Friedrich hat getan, was er getan hat. Ich kann unabhängig davon, wie er sich verhält, wieder gesund werden und bleiben. Ich verstehe die Krankheit als Zeichen, mich gut zu schützen.
Er hat mich ausgenutzt.	Ich schätze mich wert und liebe mich. Ich kann auf meine Grenzen achten und gut für mich sorgen.
Er denkt immer nur an sich.	Friedrich ist wie er ist. Ich kann das zulassen und meine Konsequenzen daraus ziehen. Ich übernehme die Verantwortung für mich, meine Gefühle und meine Gesundheit.
Es ist ihm völlig egal, wie es mir geht.	Mir ist es wichtig, wie es mir geht. Es gibt Menschen, die mich lieben und sich um mich sorgen. Ich nehme die Hilfe da an, wo ich sie bekomme, und bin dankbar dafür.

Er hat mich betrogen.	Friedrich hat es mir nicht leicht gemacht. Ich betrachte es als Lebenserfahrung und mache das Beste daraus. Ich bin mir treu und kann mir und meiner inneren Führung vertrauen.
Er liebt mich nicht.	Ich liebe mich und kann ein erfülltes, glückliches Leben führen. Ich bin frei.
Friedrich sollte sehen, was er mir angetan hat, und mich um Verzeihung bitten.	Friedrich tut, was ihm möglich ist. Er ist verantwortlich für sein Leben und seine Ge-sundheit, und ich bin für mein Leben und meine Gesundheit verantwortlich. Ich liebe mich und finde meinen Weg in ein gutes Leben.
Diese ganze Geschichte bringt mich um.	Ich kann wieder gesund werden und bleiben. Ich lerne aus dieser Geschichte und werde dadurch stark. Ich stehe zu mir und liebe mich.

Eine weitere gute Hilfe, um sich von Groll und Schuldvorwürfen zu befreien, kann folgende Übung sein, die ich von Michael Plesse und Gabrielle St. Clair lernte.

ÜBUNG 15: AUS PROBLEMEN LERNEN

1. Suche einen geschützten Raum auf, in dem du nicht ge-stört wirst. Nimm dir ein Kissen und lege es stellvertre-tend für einen Menschen, bei dem du Groll spürst, wenn du an ihn denkst, auf den Boden.
2. Stelle dich in einigem Abstand vor das Kissen und erlau-be dir, tiefer in deinen Groll und deine Vorwürfe hinein-

zufühlen, und beginne zu dem Kissen zu sprechen, indem du jeden Satz beginnst mit den Worten: «Ich bin dir böse, weil ...» oder «Ich verzeihe dir nicht, dass ...». Drücke auf diese Weise deine Vorwürfe aus, ohne Dinge zu beschönigen oder zu relativieren. Lass dich deine Empfindungen dabei auch mit körperlichen Bewegungen, Mimik und Gestik unterstützen.

3. Beginne nun jeden einzelnen Satz mit den Worten: «Ich verlange von dir, dass ...» und lass dich dabei spüren, was du vom anderen willst oder bräuchtest. Begib dich in die Vorstellung, ein Recht auf Wiedergutmachung zu haben, um einen Ausgleich für deine Verletzungen zu erhalten.

4. Lege dich bequem hin und lass den Gefühlen, die nun da sind, freien Lauf. Vielleicht spürst du eine Traurigkeit oder Verletzung, vielleicht kommen auch andere Gefühle auf. Lass dich Kontakt aufnehmen zu deinem Herzen, indem du eine Hand oder ein Kissen darauflegst. Wende dich dir selbst liebevoll zu und beginne nun jeden Satz mit den Worten: «Durch dich fühle ich ...» und beende ihn.

5. Lass dich nun aufsitzen, in Richtung deines Gegenübers schauen und nun, im Kontakt mit deinem Gefühl von Liebe für dich selbst Sätze beginnen mit den Worten «Was ich eigentlich brauche, ist ...» und auch diese Sätze beenden.

6. Nun lass dich daran denken, welche Dinge du für dein Leben aus diesem Konflikt mit diesem Menschen lernen kannst. Beginne deine Sätze mit den Worten «Durch dich lerne ich, ...»

7. Lass dich in einem letzten Schritt daran denken, ob es für dich im Zusammenhang mit diesem Menschen Positives

gab, und danke ihm dafür, indem du Sätze ausdrückst, die mit den Worten beginnen: «Ich danke dir für …»

8. Nimm dir anschließend Zeit, um etwas zu tun, mit dem du dich selbst wertschätzt und dir selbst guttust.

Stressfaktoren und Stressmuster

Es gibt viele verschiedene Faktoren, die Krankheit, Genesungsprozesse und Gesundheit beeinflussen. Einer davon ist Stress. Er ist zum derzeitigen Forschungsstand nicht als Krebs auslösender Faktor nachgewiesen. Dennoch berichten viele Patienten davon, dass ihr Leben vor der Erkrankung durch stressvolle Ereignisse schwierig geworden war und sie nicht wussten, wie sie daraus wieder herausfinden sollten. Einige von ihnen sind der Überzeugung, dass es der Stress war, der sie krank gemacht hat.

Es ist wissenschaftlich erwiesen, dass positive Einstellungen und Gefühle positiven Einfluss auf Genesungsprozesse haben. Während wir also in Behandlung sind, uns gesund ernähren, für Bewegung sorgen und andere Dinge tun, um die Genesung zu unterstützen, ist das Erlernen eines gesunden Umgangs mit Stressfaktoren eine wesentliche Maßnahme, um den Heilungsprozess zu stärken. Für unsere Arbeit nach den Prinzipien der Simonton-Methode ist eine Ursachenforschung nicht wichtig, und für Patienten ist sie kontraindiziert.

Wenn wir in der Simonton-Methode danach fragen, welche stressvollen Ereignisse es vor der Diagnose gab, hat es einen einzigen Grund: um daraus für die Zukunft zu lernen.

Mit Sicherheit spielen bei der Entstehung von Krebs – wie bei vielen Krankheiten – mehrere Faktoren zusammen eine Rolle. Hier geht es darum, in der Auseinandersetzung mit negativ erlebtem Stress einen der möglichen Faktoren zu reduzieren.

Das Ziel dieser Arbeit ist also nicht, nach den Gründen zu suchen, die uns krank gemacht haben. Es geht auch nicht darum, danach zu suchen, was ich oder jemand anderes falsch gemacht hat. Das Ziel dieser Fragestellung ist, herauszufinden, was ich jetzt tun kann, um mit weniger negativ erlebtem Stress und mit mehr Freude durch das Leben zu gehen und damit meine Selbstheilungskräfte zu unterstützen. Es geht also vor allem darum, die Qualität meines Lebens heute und für die Zukunft zu erhöhen.

Bei den folgenden Übungen rate ich Ihnen, zunächst die Fragestellungen zu beantworten, bevor Sie die anschließenden Erläuterungen lesen. Alle Beispiele, die in diesem Buch beschrieben sind, sind individuelle Erfahrungen anderer Menschen. Sie können etwas mit Ihren Erfahrungen gemeinsam haben, müssen es aber nicht. Sie sind als Gedankenanregung gedacht, um sich über sich selbst bewusst zu werden. Wirklich wichtig ist Ihr eigener Weg, sind Ihre eigenen Einstellungen und Muster.

Bitte nehmen Sie sich für die folgende Übung nicht mehr als 10 bis 15 Minuten Zeit. Machen Sie eine Pause, wenn es zu anstrengend wird, und beschäftigen Sie sich anschließend mit Aktivitäten, die Ihnen guttun.

ÜBUNG 16: AUS STRESSVOLLEN EREIGNISSEN LERNEN
Bitte beantworten Sie diese Fragen schriftlich

a) Fragen Sie sich, ob es vor Ihrer Erkrankung oder gegebenenfalls vor einem Rückfall (nach unserer Erfahrung spielt für viele dabei der Zeitraum von 6 bis 18 Monaten zuvor eine besondere Rolle) wichtige Veränderungen oder stressvolle Ereignisse in Ihrem Leben gab. Wenn dies der Fall ist, machen Sie sich stichwortartige Notizen über diese Ereignisse.

b) Fragen Sie sich, wie Sie auf diese Ereignisse oder Veränderungen reagiert haben bzw. wie Sie mit diesen Herausforderungen umgegangen sind, und machen Sie sich auch hierzu bitte Notizen.

Kurz innehalten!
Ich atme ein und aus, lächle mir zu und nehme mich wahr.
Wie fühle ich mich gerade?
Was signalisiert mir mein Körper?
Wie könnte ich es mir leichter machen?

Vielleicht ist jetzt eine Pause hilfreich?

c) Fragen Sie sich, welche inneren Überzeugungen Ihrer Art und Weise, auf die stressvollen Ereignisse zu reagieren, zugrunde lagen. Oder: Welche inneren Überzeugungen haben Sie dazu angetrieben, mit den Ereignissen so umzugehen, wie Sie es getan haben?

d) Überprüfen Sie diese Überzeugungen mit den fünf Prüfungsfragen von Maxie Maultsby auf ihren Gesundheitswert und formulieren Sie sie, falls erforderlich, um in gesundheitsfördernde innere Überzeugungen.

e) Stellen Sie sich vor, Sie wären heute wieder in derselben Situation wie vor Ihrer Erkrankung, hätten jedoch Ihr heutiges Verständnis, Ihre heutigen Erfahrungen und neue gesundheitsfördernde Überzeugungen. Würden Sie sich dann wünschen, andere Entscheidungen zu treffen? Wie würden Sie gerne heute auf die früheren stressvollen Ereignisse reagieren können? – Stellen Sie sich dazu das gewünschte Ergebnis vor.

Zu Übung 16a): Auf diese Frage werden häufig folgende Dinge genannt:

- Konflikte in der Partnerschaft
- Trennung
- Auseinandersetzungen in einer Scheidung
- Familiäre Veränderungen oder Probleme
- Probleme und Sorgen um Kinder oder andere Familienangehörige
- Krankheit eines wichtigen Menschen
- Pflegebedürftigkeit in der Familie
- Tod eines Familienmitglieds oder eines anderen nahen Menschen
- Schwierige Situationen im Zusammenhang mit der Arbeit
- Berufliche Veränderungen
- Umzug und Ortswechsel
- Finanzielle Probleme
- Gerichtliche Auseinandersetzungen
- Schwierigkeiten mit dem Selbstbild beim Älterwerden

Zu Übung 16b): Auf diese Frage erhalten wir häufig folgende Antworten:

- Ich habe gedacht, ich muss die (häufig zu hohen) Erwartungen der anderen erfüllen.
- Ich habe alles so weitergemacht wie bisher, trotz der zusätzlichen Belastung.
- Ich habe versucht, mir nicht anmerken zu lassen, dass es mir etwas ausmacht oder dass ich am Rande meiner Kräfte bin.
- Ich habe die Zähne zusammengebissen und mich durchgekämpft.
- Ich habe alle Verantwortung auf mich genommen und versucht, es alleine zu regeln.
- Ich habe gewusst, dass ich nichts ändern kann.

- Ich hätte gerne etwas geändert, aber ich hatte keine Wahl.
- Ich war hilflos und ausgeliefert.
- Ich war wie gelähmt, habe den Überblick verloren und war handlungsunfähig.

Zu Übung 16d) und 16e): Stressmuster erkennen und gesünder gestalten.

Eine gute Gedankenanregung finden wir in den sogenannten «inneren Antreibern» aus der von Eric Berne (Psychiater, 1910–1970) entwickelten Transaktionsanalyse. Es geht dabei um die häufigsten verinnerlichten, zum Teil unbewussten Einstellungen und Regeln, die uns schon seit Kindertagen halfen, im Leben möglichst unbeschadet zurechtzukommen. Der Grund, warum wir denken, wir müssten uns immer den Regeln des Antreibers gemäß verhalten oder zumindest nach außen so erscheinen, liegt oft darin, dass wir uns davon versprechen, dafür wertgeschätzt, geachtet und geliebt zu werden. Dies hat seine Ursprünge häufig in Erfahrungen aus der Kinderzeit. Wenn wir als Kinder gelernt haben, dass wir uns auf bestimmte Weise verhalten müssen, um Anerkennung und Liebe zu bekommen, führen wir dieses Verhaltensmuster fort, bis wir heute, als Erwachsene, neue Entscheidungen darüber treffen können. Heute jedoch, im Erwachsenenalter, lohnt es sich zu überprüfen, ob sie noch sinnvoll und vor allem, ob sie gesundheitsfördernd sind.

Innere Antreiber	Typische Aussagen:
Sei stark!	Beiß die Zähne zusammen, zeige keine Gefühle, zeige dich belastbar, bewahre die Haltung, sei grenzenlos, du darfst keine Hilfe brauchen
Sei perfekt!	Du darfst keine Fehler machen, du musst besser sein als andere, du musst gut aussehen, du darfst keine Schwächen zeigen
Mach es allen recht!	Sei ständig für andere erreichbar, versuche jedem zu gefallen, sorge dafür, dass sich alle wohl fühlen, übernimm die Verantwortung
Sei schnell!	Erledige alles sofort und schnell, beeil dich, Zeit ist Geld
Sei angestrengt!	Streng dich an, wenn es nicht anstrengend ist, kann es nicht gut sein, du bist faul, wenn du dich nicht anstrengst, gib stets dein Bestes

Die Antreiber beschreiben Qualitäten: Es ist gut, wenn ich stark, perfekt, schnell, hilfsbereit sein kann und angestrengt arbeiten kann. Ungesund werden sie dann, wenn ich sie mit den Worten «muss» und «immer» verknüpfe. Wenn ich also «immer stark sein muss», «immer schnell sein muss», «es immer allen recht machen muss», «immer perfekt sein muss», «oder immer angestrengt sein muss» und keine Wahl habe, es mir leichter zu machen, wird das Ganze aus zwei Gründen äußerst problematisch:

1. Diese Antreiber sind sinnvoll in außergewöhnlichen Situatio-

nen, wie zum Beispiel im Notfall. Wenn Sie sich in einem Zimmer befinden, in dem ein Feuer ausbricht, ist es wichtig, schnell und richtig zu reagieren und trotz Angst und eventuellen Verletzungen stark zu sein und die Zähne zusammenzubeißen, bis Sie aus der Gefahrenzone herausgefunden haben. Wenn wir jedoch im normalen Alltag aufgrund unserer inneren Einstellungen ständig unter Hochspannung stehen, reiben wir uns auf. Dann braucht es nur noch ein wenig mehr an Stress, um uns über unsere Belastungsgrenzen zu bringen und unseren Körper zu schwächen.

2. Sich ständig an den Regeln der Antreiber zu messen, verursacht zusätzlich Stress, weil es nicht menschlich ist, perfekt zu sein oder nur stark und schnell, oder ständig erreichbar und für die Gefühle der anderen verantwortlich zu sein. Es entspricht nicht unserer Natur, so zu leben. Wir setzen durch die Antreiber Maßstäbe, mit denen wir uns überfordern. Weil wir ihnen nicht gerecht werden, beginnen wir, uns zu kritisieren und ungesunde Urteile über uns selbst zu fällen. Die entsprechenden inneren Überzeugungen finden sich zum Beispiel in Aussagen wie: «Ich bin nicht gut genug; ich mache alles falsch; ich müsste anders sein; ich bin nicht schnell genug; ich bin ein Versager; ich hätte mich mehr anstrengen müssen; ich sollte mich nicht so anstellen; ich bin zu empfindlich; die anderen kriegen das besser hin; ich bin nicht liebenswert; ich bin nicht wertvoll; ich bin nicht wichtig …» Vielleicht spüren Sie beim Lesen dieser Sätze, dass Sie sich immer unwohler fühlen. Sie finden in der folgenden Tabelle Beispiele für mögliche gesundheitsfördernde Gedanken, mit denen die ungesunden inneren Überzeugungen ersetzt werden können, um ein besseres Selbstbild zu erschaffen:

Prozess zur Änderung ungesunder Überzeugungen: Beispielsätze Antreiber

Ungesunde innere Überzeugungen	Gesundheitsfördernde innere Überzeugungen
Ich bin nicht gut genug.	Ich bin gut genug, genau so, wie ich bin. Ich kann von Tag zu Tag dazulernen und mich weiterentwickeln.
Ich bin ein Versager.	Ich bin ein wertvoller Mensch mit Stärken und Schwächen, wie jeder andere auch.
Ich müsste anders sein.	Ich bin gut, wie ich bin. Ich anerkenne und liebe mich und kann mich weiter entfalten, wenn ich das möchte.
Ich sollte mich nicht so anstellen, ich bin zu empfindlich.	Meine Gefühle und Empfindungen sind wichtig für mein Leben und meine Gesundheit.
Ich bin nicht wertvoll.	Ich schätze mich wert und liebe mich. Es gibt Menschen, die mich lieben und wertschätzen.
Ich habe in meinem Leben alles falsch gemacht.	Ich habe in jedem Moment meines Lebens das getan, was mir möglich war. Ich kann mich damit annehmen und bin frei, neue Entscheidungen zu treffen, wann immer ich das möchte.
Die anderen kriegen das besser hin.	Es ist möglich, dass andere das besser hinbekommen. Damit kann ich gut leben. Ich tue mein Bestes, und das ist genug.

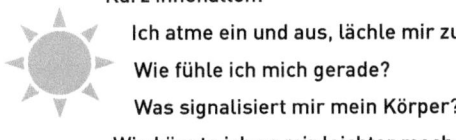

Kurz innehalten!

Ich atme ein und aus, lächle mir zu und nehme mich wahr.

Wie fühle ich mich gerade?

Was signalisiert mir mein Körper?

Wie könnte ich es mir leichter machen?

Warum sind unsere Stressmuster auch beim Umgang mit Krankheit wichtig?

Wir haben die Tendenz, stressvollen Ereignissen im Leben immer wieder mit denselben Verhaltensmustern (= Stressmustern) zu begegnen. Aus diesem Grund besteht die Gefahr, auf die Krebserkrankung mit den gewohnten ungesunden Stressmustern zu reagieren. Bin ich es eher gewohnt, mich hilflos zu fühlen und keine Hoffnung zu haben, ist die Wahrscheinlichkeit groß, dass ich dieses Muster auch im Umgang mit der Erkrankung anwende. Bin ich stattdessen gewohnt, mich den Herausforderungen zu stellen, indem ich die Zähne zusammenbeiße und kämpfe, ist die Wahrscheinlichkeit groß, dass ich das auch in der Krankheitssituation mache. Auch wenn die zweite Reaktion gesünder ist als die erste, kann sie sich dann zum Nachteil auswirken, wenn ich mich über längere Zeit (Wochen und Monate) ständig im Kampf gegen die Krankheit befinde, mich dabei aufreibe und meine natürlichen Bedürfnisse nach Ruhe, Schlaf, Geborgenheit, Harmonie und Nähe vernachlässige. Generell ist es besser, für etwas zu kämpfen als gegen etwas, weil wir im Kampf gegen etwas den «Feind» imaginieren und ihn dadurch stärken (siehe Kapitel 6 «Imagination»). Im Falle der Krankheit also ist es besser, für die Gesundheit zu kämpfen als gegen die Krankheit.

Noch einmal möchte ich an die Vorstellung der Waage erinnern: Ich stehe davor, betrachte die Waagschale mit der Krankheit und will, dass sie leer wird. Sie hat meine volle Aufmerksamkeit – mein Blick ist auf sie fixiert. Entweder fühle ich mich dabei völlig überfordert und machtlos – dann gebe ich auf. Oder ich beginne, all meine Kräfte dafür einzusetzen, die Krankheit zu bekämpfen. Es besteht die Gefahr, dass ich mich dabei aufreibe und immer verzweifelter werde, wenn es mir nicht gelingen will. Hier erinnere ich an die Erfahrung, die Richard machte (Kapitel 5: «Gesundes Denken – positives Denken»). Schaue ich auf die mit der Krankheit und meinen Ängsten beladene Schale, sage ich mir innerlich: «Das will ich nicht erleben», trete einen Schritt zurück und betrachte die zweite Waagschale und beschließe «Stattdessen möchte ich Folgendes erleben: …» und stelle mir dabei mein gewünschtes Ergebnis vor. Dabei sehe ich vielleicht, dass die zweite Waagschale, in der die Gesundheit, positive Gefühle und Freude, Zuversicht und Hoffnung liegen, mehr Gewicht braucht, um die Schwere der Erkrankung aufzuwiegen. Nun beginne ich, mich meiner Ressourcen zu erinnern und aktiv für die Gesundung zu kämpfen. Dazu gehört, darauf zu achten, dass ich so viel Zeit wie möglich verbringe, in der es mir gut geht. Ein weiterer wichtiger Schritt ist, um Hilfe bitten zu können, mich achtsam und wertschätzend um meine Bedürfnisse zu kümmern und mir über meine erste, zweite, dritte, … Wahl bewusst zu sein (siehe Kapitel 5), um handlungsfähig und autonom zu bleiben.

Um für mich einen Weg zu finden, mit der Krankheit so umzugehen, dass ich meine Genesungschancen erhöhe, ist es hilfreich, meine Antreiber zu überdenken und gegebenenfalls zu ersetzen durch sogenannte «Erlauber». Die im Folgenden gewählten gesunden Überzeugungen sind individuelle Beispiele. Vielleicht entsprechen diese Beispiele nicht Ihren Bedürfnissen. Dann wählen Sie für sich eigene gesundheitsfördernde Sätze und verinnerlichen Sie sich wiederholt, wie es im Kapitel 5 beschrieben ist. Das Wichtigste dabei ist, dass sie Ihnen ein gutes Gefühl vermitteln.

Das Beispiel Erlauber

Antreiber	Erlauber
Ich muss immer stark sein.	Wie jeder andere Mensch auch bin ich stark und schwach, und das ist gut. Ich kann um Hilfe bitten und sie annehmen.
Ich muss immer perfekt sein.	Ich bin gut, so wie ich bin. Ich kann aus Fehlern lernen.
Ich muss es allen recht machen.	Ich bin verantwortlich für mein Leben und mein Wohlergehen. Die anderen sind verantwortlich für sich. Ich kann mich gut fühlen und wertschätzen – unabhängig davon, ob andere mich gut finden oder nicht.
Ich muss immer schnell sein.	Ich habe alle Zeit, die ich brauche. Ich kann frei entscheiden, wann ich schnell sein will und wann nicht. Ich bestimme über meine Zeit.
Ich muss immer angestrengt sein.	Ich kann mit Anstrengung und mit Leichtigkeit gut arbeiten. Es hat alles seine Zeit.
Ich bin nur wertvoll, wenn ich mich auf bestimmte Weise verhalte und meine eigenen Erwartungen erfülle.	Ich bin wertvoll und liebenswert, einfach weil es mich gibt. Ich muss nichts dafür tun.

MEDITATION 5: Die Licht-Meditation
(nach Sanaya Roman)

Mach es dir so bequem wie möglich ... Nimm dir einen Moment Zeit, um ganz bewusst deinen Atem zu beobachten. Lass dich gewahr werden, dass du ein- und ausatmest ... Sag dir beim Einatmen innerlich: «ein» und beim Ausatmen sag dir innerlich: «aus» ... Wiederhole das während der nächsten Atemzüge. Sag dir jedes Mal, wenn du einatmest, innerlich das Wort «ein» und beim Ausatmen das Wort «aus» ... und während du das tust, lass in deinem Gesicht ein sanftes, leichtes Lächeln entstehen ... und lass dich spüren, wie es sich anfühlt, dir zu sagen: «Ich atme ein und ich atme aus ... und ich lächle mir zu» ..., nun stelle dir vor, dass du dich an einem Ort befindest, an dem es dir einfach nur gut geht. Dies kann ein Ort sein, den du bereits kennst, es kann auch einer sein, der jetzt vor deinem inneren Auge entsteht ...

Lass dich spüren, wie angenehm es an diesem Ort ist, an dem du dich beschützt und entspannt fühlst ... lass dich sehen, was es zu sehen gibt ..., hören, was es zu hören gibt ..., riechen, ob es Gerüche oder Düfte gibt an diesem Ort ..., lass dich spüren, was deine Haut an diesem Ort, an dem du dich rundum wohl fühlst, wahrnimmt ..., und lass dich spüren, wie sich dein Körper anfühlt ..., nun stell dir vor, dass du umströmt bist von einem wunderbaren, wohltuenden Licht, das sich aus einer unerschöpflichen Quelle weit über dir ergießt ..., und das du mit jedem Einatmen durch den Scheitelpunkt deines Kopfes in dich aufnimmst, und mit deinem Ausatmen in deinen Körper hineinfließen lässt ... zunächst wie in zwei Taschenlampenstrahlen in deine beiden Füße ..., du kannst diese Vorstellung unterstützen, indem du beim Ausatmen ganz leicht deine Lippen öffnest und dir vorstellst, du bläst dieses Licht, das du bei jedem Einatmen über den Scheitelpunkt deines Kopfes in dich aufnimmst, ganz sanft, ganz sachte durch deinen Körper in deine Füße ... Wiederhole dies während der nächsten Atemzüge ..., du kannst dich dabei sehen lassen, welche Farbe dein Licht hat, ob es eher rötlich oder bläulich, gelb oder golden ... weiß oder silbern ist ... Bei jedem Einatmen nimmst du es in dich auf und bei jedem Einatmen lässt du es mit einem sanften Blasgeräusch in deine beiden Füße fließen ..., stell dir dabei vor, dass dieses Licht eine äußerst angenehme, wohltuende und heilsame Wirkung auf dich und deinen Körper hat ..., stell dir vor, wie es an jeder einzelnen Stelle deines Körpers genau das tut, was er zur Genesung braucht ..., lass es dich weiter bei jedem Einatmen über deinen Scheitelpunkt einatmen und bei Ausatmen weiter in deinen Körper hineinströmen und lass dich dabei wahrnehmen, dass es genau die richtige Temperatur hat, die dir guttut ..., es fließt in deine Waden und Schienbeine ..., in deine Knie und Oberschenkel ..., und lass dich für einen Moment innehalten und spüren, wie es sich anfühlt, wenn deine beiden Beine vollkommen durchströmt, durchflossen sind von diesem wunderbaren, heilenden Licht, das du weiter bei jedem Einatmen in dich aufnimmst ..., und nun lass zu, dass dieses Licht weiter und weiter deinen Körper ausfüllt und durchströmt ..., auch deinen Unterbauch und dein Gesäß ..., mit jedem neuen Einatmen fließt dieses Licht weiter in dich ein und mit jedem neuen Ausatmen verströmt es sich noch etwas mehr in deinen Körper ..., auch in deinen Oberbauch und in deinen unteren Rücken ..., in deinen Brustkorb und in den oberen Rücken ..., in deine Hände ..., in deine Unterarme und Ellbogen ..., in deine Oberarme und Schultern ..., in deinen Nacken und in deinen Hals ..., in deinen Kopf ..., bei jedem Einatmen nimmst du dieses Licht weiter in dich auf und bei jedem neuen Ausatmen lässt du es weiter in deinen Körper hineinfließen ..., und lass dich spüren, wie es sich anfühlt, wenn dein Körper vollkommen durchströmt ist von diesem heilenden, reinigenden Licht ..., wie es fließt in und unter der Haut ..., in den Nerven und Adern ..., im Blut ..., in den Lymphdrüsen und -bahnen ... in den Schleimhäuten ..., in der Knochenhaut ..., in den Knochen und im Knochenmark ..., in all deinen Organen ..., sodass es an jeder Stelle, all deine Organe, jede Form von Gewebe, Flüssigkeit, alle Hohlräume deines Körpers mehr und mehr durchströmt und durchfließt ..., bis in die kleinste deiner Zellen hinein ..., in deine Gene ..., und in deine DNS ..., und bei jedem Einatmen fließt dieses heilende, wohltuende Licht weiter in dich ein und bei jedem Ausatmen, füllst du deinen Körper mehr damit auf ..., bis du schließlich so sehr damit aufgefüllt und durchströmt bist, dass du beim nächsten Ausatmen damit beginnst, dieses wunderbare heilende Licht über die Poren deiner Haut nach außen strömen zu lassen in deine Umgebung ...

... und lass mit deiner Vorstellung den Umkreis, in den dein Licht strahlt, größer werden ..., lass dich damit spielen, wie weit dein Licht reicht ..., vielleicht auf Armeslänge ..., vielleicht erfüllt es den ganzen Raum, in dem du dich befindest ..., oder das ganze Gebäude ..., oder noch weiter ..., mit jedem Einatmen fließt dieses wunderbare heilende Licht mit seiner reinigenden, harmonisierenden Wirkung in dich ein, durch dich hindurch und in deine Umgebung ..., sodass du selbst zur Lichtquelle geworden bist ..., wie fühlt es sich an, dein Licht in deine Umgebung strahlen zu lassen ...?

Du kannst das harmonisierende, heilende Licht auch in eine Situation fließen lassen, die in deiner Vergangenheit liegt ..., stelle dir eine Situation aus deiner Vergangenheit vor, die du gerne harmonisieren möchtest ..., atme Licht ein und sende es beim Ausatmen in diese Situation hinein ..., lass dich vor deinem Inneren Auge sehen, wie das reinigende, heilende Licht dorthin fließt ...

Ebenso kannst du dein heilendes Licht auch in eine Situation, die in der Zukunft vor dir liegt, senden, indem du dir diese Situation vorstellst ..., Licht einatmest, dich davon durchströmen lässt und es beim Ausatmen in diese Situation hineinfließen lässt ...

... und wenn du möchtest, stelle dir in einem nächsten Schritt vor, dass du dein heilendes, wohltuendes Licht auch einem Menschen zufließen lassen kannst ..., es kann sich um einen Menschen handeln, mit dem es für dich etwas zu klären gibt ..., oder einen Menschen, den du liebst und dem du Hilfe zukommen lassen willst ..., atme das heilende, wohltuende Licht ein im nächsten Atemzug, stelle sicher, dass du selbst davon erfüllt bist, bevor du es durch dich hindurchströmen und es beim Ausatmen zu diesem Menschen fließen lässt ..., ohne eine bestimmte Absicht damit zu haben ...

Nun nimm dir einen Moment Zeit, um dich mit deinem Licht sein zu lassen, lass dich spüren, wie es sich anfühlt, bei jedem Einatmen dieses wunderbare, angenehme Licht in dich einfließen zu lassen, es sich in dir ausbreiten zu lassen und vollkommen durchströmt und erfüllt davon zu sein ...

Und wann immer du dich dazu bereit fühlst, lass dich in deiner Zeit ganz sanft und achtsam, in dem Wissen, dass dir dieses Licht ständig zur Verfügung steht, egal wo du bist und was du tust, weil es dich begleitet, sich über dir ergießt, dich erfüllt und umgibt ..., mit deiner Aufmerksamkeit zurückkehren in diesen Raum ..., lass dich ein paar tiefere Atemzüge nehmen …, dich ein wenig dehnen und strecken …, und nimm deine Erlebnisse aus dieser Meditation mit, wenn du dich in deinen Alltag begibst.

Positive Nebeneffekte aus der Erkrankung

Die Frage nach den positiven Nebeneffekten aus der Krankheit ist von Bedeutung, weil uns die Antworten darauf wichtige Hinweise auf die Dinge geben, die uns helfen, in Harmonie mit unserer eigenen Natur zu sein. Sie signalisieren uns, welchen natürlichen Bedürfnissen wir in unserem Leben mehr Beachtung schenken sollten als bisher. Die Krebserkrankung ist dabei ein starker Beweggrund, diesen Hinweisen zu folgen. Wir raten Ihnen, Ihre Erkrankung dafür auch zu nutzen. Nutzen Sie die Macht, die die Erkrankung hat, um sich selbst zu erlauben, gut für sich zu sorgen, indem Sie sich selbst treu sind und Verantwortung für Ihr Wohlergehen übernehmen. Ein Beispiel aus dem Alltag: *Auf Evas Stressliste steht der wöchentlich stattfindende Besuch bei ihrer Schwiegermutter am Sonntagnachmittag. Für sie sind diese Treffen belastend, weil ihre Schwiegermutter ihr dabei immer wieder zu verstehen gibt, dass sie nicht die beste Frau für ihren Sohn, nicht die beste Mutter für ihre Enkelkinder und nicht die beste Schwiegertochter ist. Wenn Eva bei ihrer Schwiegermutter anruft, um ihr mitzuteilen, dass sie nicht dabei sein kann am nächsten Sonntag, wird es schwierig, Begründungen dafür zu finden, welche die Schwiegermutter überzeugen. Seit Eva jedoch krank ist, ist es sehr einfach, denn ihre Schwiegermutter hat dafür Verständnis, ohne dass Eva weitere Begründungen vortragen muss. Sie reagiert verständnisvoll: «Ja, natürlich, Eva, ruhe dich nur gut aus!»*

Wir raten Ihnen, die Macht der Erkrankung für sich zu nutzen, um sich selbst die Erfüllung Ihrer wichtigen Bedürfnisse zu erlauben – ohne schlechtes Gewissen.

Nutzen Sie die Macht der Krankheit so lange, bis es sich für Sie natürlich und selbstverständlich anfühlt, das Recht darauf zu haben, Ihre Bedürfnisse zu erfüllen, ohne dafür krank sein zu müssen. Das Ziel ist, die Erfahrung zu machen, dass Sie sich gut fühlen, wenn Sie anderen gegebenenfalls «nein» sagen und Ihre Prioritäten auf die Dinge legen, die Ihnen wichtig sind.

Neben den erkrankten Menschen sind auch Ihre Weggefährten und Unterstützungspersonen gefordert, einen Weg zu finden, um mit der Krankheit und ihren Veränderungen, die sie mit sich bringt, umzugehen. Gleichzeitig ist es auch für alle Beteiligten möglich, Dinge zu erkennen, die sich durch und infolge der Erkrankung zum Positiven verändert haben. Wenn wir diese Fragestellung in unseren Seminaren stellen, erhalten wir häufig folgende Antworten:

- Vertiefung von Kontakten zu Partnern, Familienangehörigen und Freunden
- Klärung von Kontakten (es zeigen sich die «wahren Freunde»)
- Gesteigerte Zuwendung und Fürsorge aus der Familie und von Freunden und Bekannten
- Mehr gemeinsame Zeit und Nähe mit wichtigen Menschen
- Neue Prioritäten: «Was ist wirklich wichtig im Leben?»
- Mehr Erlaubnis, nein zu sagen zu Dingen, die man nicht tun möchte
- Mehr Erlaubnis, ja zu sagen zu Dingen, die man wirklich tun möchte und sich eventuell bisher nicht erlaubt hat
- Mehr Erlaubnis, seine eigenen Bedürfnisse zu erfüllen und sich selbst in den Mittelpunkt der Wahrnehmung zu stellen
- Schutz vor schwierigen Situationen – wie zum Beispiel die Auszeit von der Arbeit oder Auseinandersetzungen, die «vertagt werden»
- Das Gefühl, «intensiver zu erleben»
- Konflikte in Beziehungen sind nicht mehr wichtig

- Sich selbst besser kennenlernen und näherkommen
- Gefühle wie Liebe, Vertrauen und Wertschätzung treten in den Vordergrund
- Hinwendung zu philosophischen, religiösen oder spirituellen Quellen
- Eine erzwungene «Auszeit», welche die Frage «Wie möchte ich eigentlich weiter leben?» in den Mittelpunkt stellt
- Neues Kennenlernen
- Mehr Verständnis und Akzeptanz von anderen
- Und vieles anderes mehr

ÜBUNG 17: DIE ERKRANKUNG NUTZEN

Bitte machen Sie sich Notizen zu den Fragen: Welche positiven Nebeneffekte hat die Erkrankung für mich und mein Leben mit sich gebracht? Wie kann ich die Erkrankung für mich nutzen? **Auch für Weggefährten von Patienten kann die Beantwortung dieser Fragen wichtige Hinweise für die Gestaltung ihres Lebens geben:**

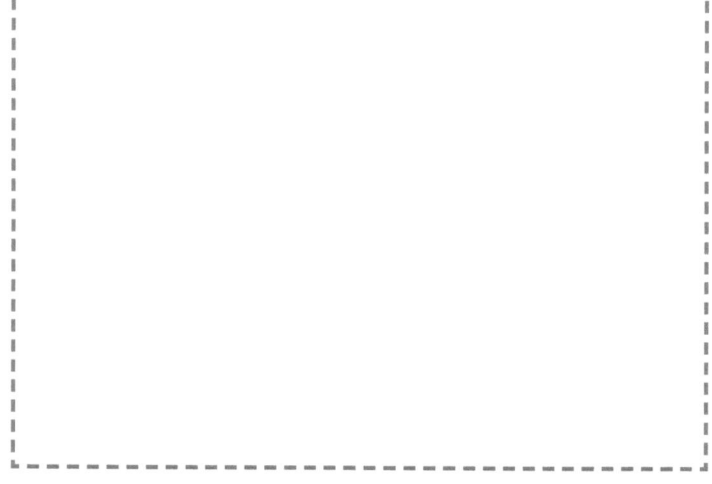

Stressmuster und positive Nebeneffekte

Krankheit als freundliche Botschaft

In der Simonton-Methode laden wir zu der Sichtweise ein, Krankheit als eine liebevolle Botschaft zu betrachten, die uns darauf hinweisen möchte, mehr im Einklang mit uns selbst zu leben. Das ist eine von vielen Möglichkeiten, der Erkrankung einen Sinn zu geben. Es geht dabei darum, sich zu fragen, ob die Erkrankung neben all den Ängsten, Schmerzen und Schwierigkeiten auch positive Nebeneffekte für das tägliche Leben mit sich bringt. Zur Verdeutlichung dieses Prozesses finden Sie im Folgenden einige praktische Erfahrungsbeispiele.

Zum Beispiel Karl

1. **Karl,** ein 53-jähriger Mann, arbeitete als Manager in einer Speditionsfirma. Er war an einem Bronchialkrebs erkrankt. Als wir im Seminar über die Stressfaktoren sprachen, wurde er ärgerlich, denn er fand nicht, dass er besondere Herausforderungen erlebt hatte vor seiner Erkrankung. Vielmehr empfand er die Erkrankung und die damit verbundenen Behandlungen als besondere Stressfaktoren, denn sie hinderten ihn daran, wie gewohnt arbeiten zu können. Als ich ihn fragte, wie sein «normales Leben» vor der Erkrankung ausgesehen hatte, erzählte er, dass er 12 bis 14 Stunden täglich arbeitete und sich dabei wohl fühlte. Er wollte möglichst schnell wieder arbeiten können wie gewohnt. Es machte ihn wütend und verzweifelt, dass es ihm im Moment nicht möglich war, weil seine körperliche Verfassung es nicht zuließ. Er war bereit, dazu an seinen inneren Einstellungen zu arbeiten, wie im Kapitel 5 als «Prozess zur Veränderung von ungesunden inneren Überzeugungen» beschrieben.

Ungesunde Überzeugungen	Gesunde Überzeugungen
Mein Leben hat ohne Arbeit keinen Sinn.	Mein Leben hat Sinn, solange ich lebe. Mit und ohne Arbeit kann ich erfüllt sein und gut leben.
Ich bin nur etwas wert, wenn ich etwas leiste.	Ich bin wertvoll, einfach nur deshalb, weil es mich gibt. Ich schätze mich mit und ohne Arbeit.
Ich finde keine Anerkennung und Liebe, wenn ich nicht arbeite.	Ich anerkenne mich und ich liebe mich. Es gibt Menschen, die mich lieben, unabhängig von meiner Arbeit.
Ich muss mich schämen, wenn meine Nachbarn mich am Arbeitstag zu Hause sehen.	Ich kann mich gut fühlen und stolz auf mich sein, unabhängig davon, was meine Nachbarn denken.
Meine Frau verachtet mich, wenn sie sieht, wie schwach ich bin.	Ich vertraue auf unsere Liebe. Meine Frau hat Mitgefühl und Verständnis für mich. Ich achte mich, und auch sie achtet und respektiert mich mit allem, was zu mir gehört.
Ich habe versagt.	Ich habe das Bestmögliche getan, und das genügt. Wie jeder andere Mensch auch mache ich Fehler und kann mich damit annehmen.
Ich müsste stärker sein in meiner Situation.	Ich bin stark, wenn ich zulassen kann, dass ich ein Mensch mit Stärken und Schwächen bin, wie jeder andere auch.

Ich werde meine Arbeit verlieren und finanziell scheitern.	Ich kann wieder gesund werden und bis ins hohe Alter erfolgreich arbeiten. Wir haben alle Hilfe, die wir brauchen, um finanziell gut versorgt zu sein. Es gibt immer einen Weg. Wir können ihn finden.
Ich werde kränker werden und viel zu schnell sterben.	Es gibt Möglichkeiten, wieder gesund zu werden und ein erfülltes Leben zu führen. Ich habe alle Hilfe, die ich brauche, wenn ich kränker werden und sterben sollte.
Meine Frau und meine Kinder werden nicht mit dem Leben zurechtkommen.	Meine Frau und meine Kinder haben gute Ressourcen. Sie finden Wege, um mit mir und ohne mich gut zu leben. Für uns alle ist gut gesorgt.

In den kommenden Wochen verinnerlichte Karl sich diese und weitere gesunde Einstellungen, die seine Krankheit und seine Behandlung betrafen.

Kurz innehalten!

Ich atme ein und aus, lächle mir zu und nehme mich wahr.

Wie fühle ich mich gerade?

Was signalisiert mir mein Körper?

Wie könnte ich es mir leichter machen?

In der Zeit seiner chemotherapeutischen Behandlung, nach ungefähr vier Wochen, berichtete er eines Tages davon, dass er jetzt völlig anders lebe als zuvor. Er stellte überrascht fest, dass er völlig selbstverständlich an einem Vormittag eines Werktages in dem Dorf, in dem er und seine Familie wohnten, spazieren ging. Er kam ins Gespräch mit seinen Nachbarn und lernte sie dabei kennen. Er entdeckte schöne Orte in der Natur und machte auch längere Spaziergänge, die ihm guttaten. Er hatte mit Erstaunen festgestellt, dass sein 16-jähriger Sohn und seine 13-jährige Tochter zu selbständigen jungen Menschen herangewachsen waren, und gestand sich ein, dass er diesen Prozess nicht bewusst miterlebt hatte. Er war neugierig darauf, was sie dachten und welche Pläne sie für das Leben hatten. Eine seiner wichtigsten freudevollen Aktivitäten wurden die gemeinsamen Ausflüge in das Fußballstadion. Auch mit seiner Frau verbrachte er mehr gemeinsame Zeit. Die beiden vertieften ihre Beziehung und sprachen über wichtige Themen, über die sie sich bisher noch nie unterhalten hatten. Ihre Beziehung gewann dabei eine neue Qualität von Nähe. Er genoss es besonders, mit ihr zu reisen und die Städte, in die er bisher nur aus beruflichen Gründen gekommen war, privat zu entdecken. Mit diesen neuen Erfahrungen konnte er seine Freudeliste (Kapitel 4) ständig erweitern. Eine weitere Quelle für Aktivitäten, die ihm guttaten, fand er in der Erinnerung daran, was er als Kind gerne gemacht hatte. Er erinnerte sich an die Tage, die er mit seinem Großvater beim Angeln am Fluss verbracht hatte, und probierte es eines Tages aus, wie es sich für ihn heute anfühlte. Er stellte fest, dass ihm das Sitzen in der Natur und die Beobachtung des Lebens um ihn herum dabei die Möglichkeit gab, sich mit seiner inneren Mitte verbunden zu fühlen und Energie aufzutanken. Es wurde für ihn zur Meditation. An zwei bis drei Tagen in der Woche während der Behandlungspausen ging er zur Arbeit. Er wurde dort gerne gesehen und fühlte sich wertgeschätzt. Obwohl ihm seine Arbeit weiterhin wichtig war und sie ihn erfüllte, gestand er sich und seiner Frau bei einem Gespräch ein, dass er nicht mehr wirklich wieder dasselbe Leben führen wollte, welches er vor seiner Erkrankung geführt hatte. Ihm waren einige der Veränderungen in seinem Leben, die durch die Erkrankung entstanden waren, so

wichtig geworden, dass er darauf nicht mehr verzichten wollte –
er hatte für sein Leben neben seiner Arbeit neue Prioritäten entdeckt. Für ihn ging es dabei vor allem um die Beziehungen zu seiner Frau, seinen Kindern und seinen Freunden. Aber auch darum,
Dinge in Ruhe genießen zu können, Freude zu haben und in gutem Kontakt mit sich selbst zu sein. Er war sich sicher, dass er ohne
seine Erkrankung diese Veränderungen nicht herbeigeführt hätte.
Damit konnte er in ihr einen Sinn sehen. Diese positiven Nebeneffekte aus der Krankheit verstand Karl als wesentliche Elemente
der Botschaft seiner Erkrankung. In seinen nächsten Schritten
begann er, sich Gedanken darüber zu machen, wie er gerne in Zukunft, wenn er wieder gesund sein würde, leben wollte und wie
sich dies verwirklichen ließe. Sie finden dazu mehr im Kapitel 10
«Zukunftsperspektiven entwickeln».

MEDITATION 6: Der inneren Weisheit begegnen

Mach es dir so bequem wie möglich ... Nimm dir einen
Moment Zeit, um ganz bewusst deinen Atem zu beobachten.
Lass dich gewahr werden, dass du ein- und ausatmest ... Sag
dir beim Einatmen innerlich «ein» und beim Ausatmen sag
dir innerlich «aus» ... Wiederhole das während der nächsten
Atemzüge. Und während du das tust, lass in deinem Gesicht
ein sanftes, leichtes Lächeln entstehen ... und lass dich spüren, wie es sich anfühlt, dir zu sagen «Ich atme ein und ich
atme aus ... und ich lächle mir zu» ..., nun stelle dir vor, dass
du dich an einem Ort befindest, an dem es dir einfach nur
gut geht. Dies kann ein Ort sein, den du bereits kennst, es
kann auch einer sein, der jetzt vor deinem inneren Auge entsteht ... Lass dich spüren, wie angenehm es an diesem Ort
ist, an dem du dich beschützt und entspannt fühlst ... lass

dich sehen, was es zu sehen gibt ..., hören, was es zu hören gibt ..., riechen, ob es Gerüche oder Düfte gibt an diesem Ort ..., lass dich spüren, was deine Haut an diesem Ort, an dem du dich rundum wohl fühlst, wahrnimmt ..., und lass dich spüren, wie sich dein Körper anfühlt ..., und während du dich mit all deinen Sinnen an diesem Ort wahrnimmst, kannst du erkennen, dass sich aus einiger Entfernung etwas auf dich zubewegt ..., in dem Wissen, dass es sich um deine innere Weisheit handelt, lass dich neugierig und voller Vorfreude deiner inneren Weisheit ein Stück entgegengehen ... je näher du ihr kommst, umso deutlicher kannst du erkennen, auf welche Weise deine innere Weisheit sich dir heute zeigen möchte ..., vielleicht ist es ein Tier oder ein Symbol, was sich auf dich zu bewegt ..., vielleicht kannst du sie in einer menschlichen Gestalt wahrnehmen ..., oder vielleicht siehst du sie nicht, sondern spürst du eher, dass sie sich auf dich zubewegt ... unabhängig davon, wie sich deine innere Weisheit heute zeigt, kannst du spüren, je näher ihr euch kommt, wie von ihr eine äußerst angenehme Ausstrahlung ausgeht, die dich bis tief in deinen Körper hinein wohltuend berührt ..., lass dich tief ein- und ausatmen und deine Freude darüber fühlen, dass du heute die Möglichkeit hast, ihr zu begegnen ..., als ihr schließlich voreinander steht, kannst du spüren, wie gut es sich anfühlt, ihr nahe zu sein ..., du kannst, wenn du möchtest, deine Arme ausbreiten und dich von ihr umarmen lassen ... lass dich dabei spüren, wie die heilsamen, harmonisierenden Kräfte deiner inneren Weisheit dein Herz und deinen ganzen Körper berühren ..., nimm wahr, wie leicht und geborgen du dich in ihren Armen fühlst ..., wie gut es tut, eins zu sein mit deiner inneren Weisheit ...

Nun lass dich zusammen mit deiner inneren Weisheit

durch die Landschaft gehen ..., spüre den Boden unter deinen Füßen – fühlt er sich eher hart oder weich an? ... glatt oder rau? ... lass dich mit deinen Blicken erkennen, wie die Landschaft aussieht, durch die ihr euch bewegt ... und spüre, ob es eher kühl oder warm ist, wenn alles so ist, wie es sich für dich gut anfühlt ... und während du dich zusammen mit deiner inneren Weisheit fortbewegst, stellst du fest, dass ihr euch auf eine Stelle zu bewegt, an der ein Feuer brennt ... je näher ihr diesem Feuer kommt, desto mehr kannst du den Rauch sehen, der daraus emporsteigt ... du kannst den Geruch des Feuers wahrnehmen und das Knistern des verbrennenden Holzes hören ..., und seine ausstrahlende Wärme spüren ..., als ihr schließlich an der eingefassten Feuerstelle zu stehen kommt, lädt dich deine innere Weisheit ein, alles dem Feuer zu übergeben, was dir eine unnötige Last ist, was es dir schwer macht und was alt und verbraucht ist und nicht wirklich zu dir gehört ..., während du mehr und mehr von diesen Dingen, die du gerne loslassen möchtest, dem Feuer übergibst, kannst du gleichzeitig spüren, wie es dir immer leichter wird ... wie befreiend es ist, die Last und all das Schwere abzugeben ... Spüre dabei die Ermunterung durch deine innere Weisheit, ihre Unterstützung und ihr Wohlwollen ..., als du schließlich völlig befreit und erleichtert bist, lass dich zusammen mit deiner inneren Führung von dem Feuer abwenden und dich weiter auf den Weg durch die Landschaft machen ..., vielleicht kannst du den Unterschied in deinem Körper wahrnehmen, wenn du all die Last hinter dir gelassen hast ..., während ihr nun wieder auf dem Weg durch die Landschaft seid, wird dir nun deutlich, dass ihr euch auf einen See zu bewegt ..., je näher ihr dem See kommt, umso deutlicher kannst du erkennen, wie seine Umgebung gestaltet ist ..., du kannst betrachten, wie seine

Ufer aussehen ..., kannst im Näherkommen sehen, welche Farbe das Wasser des Sees hat und ob die Oberfläche eher rau und bewegt oder glatt und ruhig ist ..., und als du schließlich zusammen mit deiner inneren Weisheit am Ufer des Sees zu stehen kommst, lass dich mit einer Hand oder einen Fuß in das Wasser tauchen und spüren, wie gut es sich anfühlt ..., du fühlst dich eingeladen, ein Bad zu nehmen, weil es genau die richtige Temperatur für dich hat ..., dann beginnst du deine Kleidung abzulegen ... lässt dich in den See gleiten und spürst, wie gut es sich anfühlt, vom Wasser umspült zu sein ..., du kannst dich frei bewegen und einfach loslassen, denn das Wasser trägt und schaukelt dich sanft, während deine innere Weisheit am Ufer steht, dir liebevoll zulächelt und auf deine Kleidung achtet ..., dir wird bewusst, dass auf dem Grund des Sees eine Unzahl von heilenden Steinen liegt, die ihre helfenden Energien in das Wasser abgeben und auch deinen Körper damit berühren und heilen ..., lass dich spüren, wie es sich anfühlt, getragen zu sein und die heilenden Kräfte des Wassers und der Steine auf dich wirken zu lassen ..., lass dich nun gewahr werden, dass auf dem Grund des Sees ein Geschenk für dich bereitliegt ..., lass dich danach Ausschau halten ..., da kannst du es auch schon entdecken und bewegst dich darauf zu ..., nimm es an dich und bewege dich zusammen mit deinem Geschenk wieder auf die Stelle des Ufers zu, an der deine innere Weisheit dir entgegenlächelt und auf dich wartet ..., als du aus dem Wasser steigst, hält sie dir ein neues Gewand entgegen, in das du hineinschlüpfst ..., du kannst dich sehen lassen, wie seine Farbe aussieht und dich den Stoff auf deiner Haut spüren lassen ..., nun nimm dir zusammen mit deiner inneren Weisheit Zeit, um dein Geschenk näher zu betrachten ..., im Wissen, dass dieses Geschenk als Hilfe für dich gedacht ist und eine besondere Bedeutung für dich hat, drücke deinen Dank dafür aus und lass es dich erforschen, so wie ein kleines Kind etwas zum allerersten Mal entdeckt ..., du kannst deiner inneren Weisheit dazu Fragen stellen und auf ihre Hinweise hören ..., und lass dich dann schließlich zusammen mit deiner inneren Führung, in deinem neuen Gewand und mit deinem Geschenk auf den Rückweg machen ..., geh zusammen mit deiner inneren Weisheit wieder zurück durch die Landschaft ..., du kannst noch einmal auf den See zurückschauen und ihn in Erinnerung bewahren ..., ihr kommt an der Feuerstelle vorbei, wo nach wie vor das Feuer brennt und bereit ist, unnötige Last aufzunehmen ..., und schließlich kommt ihr wieder an die Stelle, wo deine Reise begann ..., bedanke dich bei deiner inneren Weisheit, lass dich von ihr in den Arm nehmen und dich dabei spüren, wie ihr eins werdet ..., du und deine innere Weisheit seid vereint ..., und so lass dich in dem Wissen, dass sie in dir ist, offen ist für deine Fragen und Bitten und dir zur Seite steht, wo immer du bist und worum immer es geht, ... in deiner Zeit ganz sanft ..., indem du all deine Bilder, Empfindungen, Einsichten und dein Geschenk mitnimmst, hierher zurückkehren, an diesen Ort ..., nimm die Geräusche um dich herum wahr und das Licht ... bewege ganz sanft und sachte deine Finger und deine Zehen ..., und spüre den Boden unter dir ...

Zum Beispiel Barbara

Barbara, 34 Jahre alt, war verheiratet mit einem Architekten und hatte einen 5-jährigen Sohn, als sie ihre Brustkrebsdiagnose erhielt. Sie berichtete von folgenden Stressfaktoren vor ihrer Erkrankung: Finanzielle Sorgen (ihr Mann hatte nach seinem Studium keine Anstellung gefunden), Auseinandersetzungen über die Erziehung des Sohnes mit ihrem Mann, Erbstreitigkeiten mit ihrem Bruder, nachdem ihr Vater gestorben war, und eine belastende Situation auf ihrer Arbeitsstelle. Sie war für eine Kaufhauskette im Büro tätig, das sich in einer Umbruchphase befand und Stellen abbaute. Die Schwierigkeiten an ihrem Arbeitsplatz waren für sie das wichtigste Problem. Sie hatte über Wochen und Monate miterlebt, wie Kolleginnen und Kollegen entlassen wurden, und hatte selbst Angst, die Nächste zu sein, die ihre Arbeit verliert. Infolge der allgemeinen Angst in der Firma hatte sich das Betriebsklima verschlechtert. Sie berichtete davon, dass sie in einem Bürozimmer saß mit drei Kolleginnen. Früher hatten sie die Pausen zusammen verbracht, sich unterhalten und Freude am Austausch gehabt. Dieses sorglose Miteinander war nun einem allgemeinen Misstrauen und der Angst, zu viel von sich preiszugeben, gewichen. Barbara fühlte sich gemobbt. So verbrachte sie ihre Pausen alleine oder mit einer Kollegin aus einer anderen Abteilung, der es in ihrem Büro ähnlich erging. Barbara war der Überzeugung, dass die angespannte Atmosphäre im Büro der Hauptgrund dafür war, dass sie krank geworden ist. Zur Frage, wie sie auf diese stressvollen Ereignisse reagiert hatte, erklärte sie, dass sie über die letzten Monate vor der Erkrankung immer mehr unter Druck geraten war und versucht hatte, weiterhin zu «funktionieren», stark zu sein, sich Verletzungen nicht anmerken zu lassen und durchzuhalten. Sie erzählte, dass sie sich wie in einem Hamsterrad fühlte, in dem sie rannte, weil es sich drehte und sie es gleichzeitig mit ihrem Rennen antrieb. Sie fand keine Möglichkeit, es zu stoppen.

Ungesunde Überzeugungen	Gesunde Überzeugungen
Ich halte das alles nicht mehr aus. Es ist mir zu viel und es gibt keine Lösung.	Ich habe alle Hilfe, die ich brauche, um die nötigen Veränderungen in meinem Leben herbeizuführen. Ich kann die für mich beste Lösung finden und meiner inneren Führung vertrauen.
Es läuft in meinem Leben alles schief.	Es ist im Moment schwierig, aber ich kann meinen Weg finden. Es ist alles für mich da, was ich brauche, um ein erfülltes, glückliches Leben zu führen.
Ich werde meine Arbeit verlieren und kein Einkommen mehr haben.	Ich kann meinen Arbeitsplatz behalten. Mit und ohne diese Stelle können wir Wege finden, um unser Einkommen zu sichern.
Es ist den anderen egal, wie es mir geht.	Ich liebe mich und bin mir wichtig. Ich kann gut für mich sorgen. Es gibt Menschen, die mich lieben und wollen, dass es mir gut geht.
Keiner sieht, dass ich keine Kraft mehr habe.	Ich sehe und spüre mich und meine Grenzen. Ich kann mich verständlich machen, um Hilfe bitten und für meine Bedürfnisse eintreten.
Mein Mann sorgt nicht gut genug für unseren Sohn.	Mein Mann ist ein guter Vater und sorgt gut für unseren Sohn. Wir können gemeinsam gute Wege finden, um uns zu einigen. Wir haben dazu alle Hilfe, die wir brauchen.

Mein Mann liebt mich nicht.	Ich liebe mich. Mein Mann liebt mich auf seine Weise, und ich kann das fühlen. Wir können eine gute Liebesbeziehung miteinander haben. Ich kann mit und ohne ihn ein erfülltes, glückliches Leben führen.

Barbaras positive Nebeneffekte aus der Erkrankung: Das Wichtigste war für Barbara, dass sie aus dem «Hamsterrad», in dem sie sich gefangen fühlte vor ihrer Erkrankung, ausgestiegen war. Die Krankheit hatte das sich wild drehende Rad gestoppt. Ihr täglicher Gang in die belastende Arbeitssituation entfiel. Sie konnte ausschlafen und kam zu mehr Ruhe. Ihre Schwester widmete ihr mehr Zeit und kümmerte sich um den Sohn, wenn sie zusammen mit ihrem Mann Untersuchungs- und Behandlungstermine wahrnahm. Sie und ihr Mann kamen sich wieder näher. Einige der Konflikte, die sie im Alltag hatten, hatten sich «in Luft aufgelöst». Die Beziehung zu ihrem Bruder verbesserte sich. Sie, ihr Bruder und ihre Schwester fanden neue Möglichkeiten, sich gemeinsam über die noch zu klärenden Erbangelegenheiten in Ruhe zu unterhalten, statt die Auseinandersetzung weiterhin ihren Rechtsanwälten zu überlassen. Ihre Erkrankung war für sie und ihren Mann Anlass, ihr bisheriges Leben zu überdenken und sich zu fragen, welche Veränderungen sie sich wünschten. Ihr Mann fand Möglichkeiten, sich beruflich neu zu orientieren, und machte dazu die ersten Schritte. Barbara hatte wieder Zeit und Muße, sich ihrer Kreativität zu widmen und zu malen. Als wir über all diese positiven Veränderungen sprachen, die infolge ihrer Erkrankung und während ihrer Behandlungsphase geschehen waren, fürchtete sie die Zeit, in der sie wieder zur Arbeit gehen sollte. Sie ließ sich zunächst für ein Jahr befristet berenten, um ihr Leben neu sortieren zu können. Zu diesem Zweck arbeitete auch sie daran, sich mit Hilfe ihrer Vorstellungskraft eine Zukunftsvision zu erstellen. Sie finden sie in Kapitel 10.

Zum Beispiel Gregor

Gregor lernten Sie bereits im Kapitel 7 «Individuelle Spiritualität und Lebensphilosophie» kennen. Seine Stressfaktoren vor seiner Erkrankung waren: gerichtliche Auseinandersetzungen im Zusammenhang mit seiner Arbeit, Erbstreitigkeiten mit seinem Bruder, Trennung von seiner Frau und seinen Kindern, die finanziellen Auseinandersetzungen bezüglich der Scheidung von seiner Frau sowie Konflikte mit seiner neuen Partnerin, zu der er gezogen war. All dies schien ihm so schwer zu bewältigen, dass ihm der Tod eine wirkliche Alternative zu sein schien, weil er sich davon versprach, den zu erwartenden Schwierigkeiten aus dem Weg gehen zu können.

Gregors positive Nebeneffekte aus der Erkrankung: Durch die Krebsdiagnose konnte Gregor sich in einigen der Stressfaktoren Luft verschaffen: Die Erbstreitigkeiten und die Scheidung waren seit seiner Erkrankung zweitrangig. Die Auseinandersetzungen in diesen beiden Punkten wurden in Übereinstimmung mit seinem Bruder und mit seiner Frau auf einen unbestimmten späteren Zeitpunkt verschoben. Bei dem anstehenden Prozess bezüglich seiner Berufstätigkeit stellte sich sein Arbeitgeber hinter ihn, was ihn zusätzlich entlastete. Das Wichtigste waren im Moment für ihn – neben seiner Erkrankung und der chemotherapeutischen Behandlung – seine Beziehungen zu seinen Kindern, seiner Frau und seiner Freundin. Er hatte seinen verstorbenen Vater um Rat gebeten mit der Frage, ob er wieder bei seiner Frau und seinen Kindern wohnen sollte, und in einem Traum die Antwort erhalten, sich zunächst eine eigene Wohnung zu nehmen. Es fiel ihm schwer, diesen Schritt umzusetzen, weil er Konflikte mit seiner Freundin Inge befürchtete, mit der er seit kurzem zusammenlebte. Andererseits war ihm klar, dass eine eigene Wohnung für ihn die bessere Lösung wäre, weil ihm der Kontakt mit seinen Kindern wichtig war, die ihn bei seiner Freundin nicht besuchen wollten. Auch für Inge war die Situation mit den Kindern ein Problem, denn sie erwartete von Gregor, dass er sich vor ihnen deutlicher zu ihr bekannte. Gregor hatte das Gefühl, aus diesen Verwirrungen nicht herauszufinden. Er war jedoch bereit, sich seine inneren Einstellungen zu diesen Konflikten anzuschauen und zu erkennen, warum es ihm schwerfiel, den Rat seines Vaters zu befolgen.

Ich muss meine Zusage, mit Inge zusammenzuwohnen, einhalten.	Mein Leben und meine Gesundheit haben Priorität. Ich darf in jedem Moment meines Lebens die für mich richtigen Entscheidungen treffen.
Ich darf Inge nicht enttäuschen.	Ich kann zulassen, wenn Inge enttäuscht ist, und ihr zutrauen, dass sie einen guten Weg für sich findet, damit umzugehen.
Ich halte es nicht aus, wenn Inge verletzt ist.	Ich bin verantwortlich für meine Gesundheit und meine Gefühle, und Inge ist verantwortlich für sich und ihre Gefühle. Sie hat alle Hilfe, die sie braucht, um gut für sich zu sorgen. Ich kann in meiner inneren Mitte bleiben und mich gut fühlen.

Sie wird mich verlassen, und dann bin ich völlig alleine.	Vielleicht bleiben wir zusammen, vielleicht auch nicht. Mit und ohne Inge kann ich ein erfülltes, glückliches Leben führen. Ich bin bei mir und liebe mich. Es gibt Menschen, die mich lieben und für mich da sind. Es ist alle Hilfe für mich da, die ich brauche.
Ich bin ein schlechter Vater.	Ich liebe meine Kinder, und sie können das spüren. Ich bin ein guter Vater und habe meinen Kindern viel zu geben. Sie erhalten alles, was sie brauchen, um ein gutes Leben zu führen.
Ich mache alle unglücklich.	Ich tue in jedem Augenblick meines Lebens mein Möglichstes. Ich bin verantwortlich für mein Leben und mein Glück, und die anderen sind es für das ihre. Ich kann meiner inneren Stimme vertrauen. Alles, was ich tue, weil es für mich richtig ist, ist auch richtig für alle Beteiligten.

Gregor erklärte Inge, dass sein Auszug keine Entscheidung sei, die sich gegen sie richtete, sondern eine Entscheidung für sich. Er konnte zulassen, dass Inge mit dieser Entscheidung nicht einverstanden war und Probleme damit hatte, diesen Schritt zu akzeptieren. Gleichzeitig fühlte er jedoch deutlich, dass es für ihn richtig war, ihn umzusetzen. Besonders wichtig für ihn war der letzte Satz seiner Arbeit mit den gesunden inneren Überzeugungen:

In den darauffolgenden Wochen nahm er sich eine eigene Wohnung. Er konnte sich dort ungestört mit seinen Kindern treffen und seine Beziehung mit ihnen wieder verbessern. Inge kam mit seinem Auszug nicht zurecht, was zur Trennung führte.

Ich kann meiner inneren Stimme vertrauen. Alles, was ich tue, weil es für mich richtig ist, ist auch richtig für alle Beteiligten.

Gregor empfand es als positiven Nebeneffekt der Erkrankung, dass seine Frau sich ihm wieder annäherte, seit er eine eigene Wohnung hatte. Das hatte auch zur Folge, dass ihre gemeinsamen Freunde wieder für ihn da waren. Er hatte auch Kontakt mit Kollegen aus seiner Arbeit und fühlte sich wieder eingebunden in ihm wichtige Beziehungen. Er betonte, wie gut es für ihn sei, sich mit der eigenen Wohnung den nötigen Freiraum geschaffen zu haben, den er brauchte, um sich um seine Bedürfnisse zu kümmern und zu mehr Ruhe und innerem Frieden zu finden. Er nutzte die Zeit während seiner Behandlung und der anschließenden Rehabilitationsmaßnahme, um sich klar darüber zu werden, wie er sein zukünftiges Leben gestalten wollte. Es war für ihn eine neue Erfahrung, mit anderen Menschen über seine Probleme zu sprechen und auch professionelle Unterstützung dabei zu haben. Auch das Gefühl, sich von seinem verstorbenen Vater begleitet und unterstützt zu fühlen, tat ihm gut. In seiner spirituellen Entwicklung wurden ihm Meditationen in der Natur wichtig. Für ihn bestand die Botschaft der Erkrankung darin, die positiven Nebeneffekte als wesentliche Bestandteile in sein tägliches Lebens zu integrieren.

Kurz innehalten!

Ich atme ein und aus, lächle mir zu und nehme mich wahr.
Wie fühle ich mich gerade?
Was signalisiert mir mein Körper?
Wie könnte ich es mir leichter machen?

9

Ansichten über den Tod

Gedanken zulassen

Wir befassen uns mit dem Thema Tod und Sterben, damit wir mit weniger Angst leben. Auch wenn dies paradox klingen mag, entspricht diese Feststellung den Erfahrungen, die wir immer wieder in der Arbeit mit gesunden und auch kranken Menschen machen. Um die Auseinandersetzung mit unserem eigenen Sterben als etwas zu erleben, das Angst abbaut, ist es wichtig, darauf zu achten, wie wir uns damit befassen. Es geht wie bei all den bisherigen Themen also auch hier darum, einen Blickwinkel zu wählen, der uns hilft, uns gut zu fühlen. Das ist ein Lernprozess, den wir in der Regel nicht sofort umsetzen können, denn wie alle Lernprozesse benötigt er Zeit und Übung. Wenn Sie sich bei dem Thema unwohl oder gar schlecht fühlen, achten Sie bitte darauf, sich nicht zu überfordern. Gehen Sie sanft und liebevoll mit sich um und fragen Sie sich immer wieder, wie Sie sich fühlen. Wenn Sie spüren, dass Ihnen die Auseinandersetzung mit diesem Thema nicht guttut, ist es wahrscheinlich nicht der richtige Zeitpunkt, sich damit zu befassen. Dann beschäftigen Sie sich besser mit anderen Themen aus diesem Buch oder legen Sie es ganz beiseite und verbringen Sie Zeit mit Aktivitäten aus Ihrer Freudeliste. Wenn Sie fühlen, dass es dennoch wichtig für Sie ist, dosieren Sie die Zeit, die Sie damit verbringen. Es ist besser, immer wieder kurze Zeit (ca. 20 bis 30 Minuten) damit zu verbringen, als sich dazu zu zwingen, sich durchzukämpfen. Gegebenenfalls ist es auch empfehlenswert, sich Hilfe dazu zu holen.

Im zweiten Jahr ihrer Erkrankung lud unsere Mutter mich und meine Geschwister ein, den Heiligen Abend mit ihr und ihrem Mann zu verbringen. Sie erklärte, dass sie etwas mit uns besprechen wollte. Als wir nach einem guten Abendessen bei ihr am Tisch saßen, sagte sie: «Es ist schön, dass wir alle zusammen sind und Weihnachten feiern können. Ich wünsche mir, dass wir das noch oft erleben. Es kann jedoch auch sein, dass dies das letzte gemeinsame Weihnachten ist. – Es fällt mir nicht leicht, darüber zu sprechen, und sicher ist es auch schwierig für euch, aber es ist mir wichtig, dass keiner von uns sich damit alleine fühlt. Wenn ich daran denke, dass ich vielleicht sterben könnte, gibt es bestimmte Dinge, die mir Angst machen. Ich habe darüber mit meiner Psychoonkologin gesprochen, der ich sehr dankbar bin. Ich habe meine wichtigsten Ängste aufgeschrieben und mich dann gefragt, was ich tun kann, um diese Dinge zu vermeiden.

Ich habe Angst vor Schmerzen. Mir ist es wichtiger, keine Schmerzen zu haben, als immer bei klarem Bewusstsein zu sein. Deshalb habe ich mit meinem Onkologen darüber gesprochen. Er hat mir erklärt, dass es Grenzen in der Schmerzbehandlung gibt, und mich über das Betäubungsmittelgesetz aufgeklärt. Das hat bewirkt, dass ich mich nicht wirklich sicher fühle mit ihm. Deshalb werde ich Anfang Januar ein Gespräch mit einem anderen Onkologen haben, der mir empfohlen wurde.

Eine weitere Angst ist die Vorstellung, dass ich Behandlungen erhalte, die mein Leiden unnötig in die Länge ziehen. Aus diesem Grund werde ich eine Patientenverfügung erstellen. Ich bitte euch um das Versprechen, euch daran zu halten, wenn ich in eine Situation kommen sollte, in der ich mich nicht klar äußern kann.

Ich habe auch Angst, dass ich mich nicht mehr selbst versorgen kann und mich an einem Ort wiederfinde, an dem ich mich kalt und unpersönlich behandelt fühle. Ich befürchte, dabei meine Autonomie und Würde zu verlieren. Am liebsten möchte ich zu Hause sein, wenn ich Pflege brauche. Deshalb bitte ich euch, euch während der nächsten zwei Wochen zu überlegen, ob ihr mir dabei helfen wollt und könnt. Bitte fragt euch, ob ihr für mich ganz praktisch da sein wollt und die Zeit dafür habt, wenn ich es brauchen sollte. Lasst uns in zwei Wochen wieder darüber sprechen. Wenn sich dann herausstellen sollte, dass es nicht möglich sein wird oder nur unter Schwierigkeiten, werde ich in ein Hospiz gehen. Das ist für mich auch eine gute Lösung, aber die erste Wahl wäre, zu Hause zu sein.

Ich mache mir auch Sorgen um Sabine, sie ist mit ihren 16 Jahren die Jüngste von euch. Ich möchte ihr gerne mehr von mir geben. Deshalb werde ich mit ihr alleine eine Reise machen, wo wir Zeit füreinander haben. Wir werden sie gemeinsam planen, und ich freue mich schon sehr darauf.

Aber jetzt lasst uns einmal darauf anstoßen, dass es sein kann, dass wir noch viele gute Jahre miteinander haben!» Was wir natürlich, trotz Tränen in den Augen, taten. An diesem Abend gingen wir sehr berührt, nachdenklich und auch traurig auseinander. Gleichzeitig empfand ich eine große Bewunderung für den Mut, die Kraft und die Klarheit meiner Mutter.

Nach vierzehn Tagen trafen wir uns wieder, um zu klären, ob eine eventuelle Pflege zu Hause möglich sein könnte. Es stellte sich heraus, dass es mit der Hilfe eines Pflegedienstes machbar sein sollte. Meine Mutter hatte inzwischen das Gespräch mit dem empfohlenen Onkologen geführt und sogar mit dem Apotheker in unserer Gegend gesprochen und den Eindruck gewonnen, bei Bedarf gut mit Schmerzmitteln versorgt zu sein. Damit hatte sie in einem wichtigen Punkt weniger Angst.

In den darauffolgenden Wochen arbeitete sie an der Erstellung eines Ordners. In ihm notierte sie alles, was sie für den Fall einer Verschlechterung ihrer Gesundheit und ihres Todes geregelt hatte. Sie sprach mit uns kaum darüber. Sie zeigte nur hin und wieder auf den Ordner und nahm uns das Versprechen ab, ihre getroffenen Regelungen durchzuführen.

All diese Vorbereitungen nahmen insgesamt ungefähr drei Wochen in Anspruch. Sie achtete darauf, dass sie die Dinge behutsam und Schritt für Schritt anging. Immer wieder stellte sie den Ordner ins Regal und widmete sich anschließend wieder dem Alltag, indem sie versuchte, jeden Tag so gut wie möglich zu genießen. In unseren Gesprächen erklärte sie, wie gut es für ihr Befinden war, sich als handlungsfähig zu empfinden. Es war ihr wichtig, das Gefühl zu haben, ihre Autonomie zu wahren, indem sie die

Dinge aktiv anging. Es war gut nachvollziehbar, wenn sie sagte, sie hätte nun weniger Angst. Denn immer wenn sie Beunruhigung und Unsicherheit verspürte, dachte sie daran, dass sie ihr Möglichstes getan hatte, um sich zu helfen. Es gelang ihr auch mehr und mehr, darauf zu vertrauen, dass auch die Dinge, die sie nicht kontrollieren konnte, gute Lösungen erfahren konnten. Dies lag vor allem daran, dass sie ihr Vertrauen in ihre spirituellen Quellen stärkte. Sie nährte ihren Glauben daran, dass sie ein von Gott geliebtes menschliches Wesen sei. In ihrer Vorstellung war sie begleitet von ihrem verstorbenen Vater, der ihr sehr wichtig war. Er stand ihr zur Seite, behütete sie und versprach ihr, sie zu führen. Außerdem lernte sie, uns, ihren Kindern, zuzutrauen, dass wir gut mit möglichen Schwierigkeiten zurechtkommen konnten, und darauf zu vertrauen, dass das Leben in jeder Situation Hilfe zur Verfügung stellt. Je mehr sie darauf vertraute, umso mehr machte sie die entsprechenden Erfahrungen. So erfuhr sie zum Beispiel Hilfe durch eine gute psychologische Begleiterin, die mit ihr nach dem ersten Buch von Dr. Simonton «Wieder gesund werden» arbeitete, und durch einen hervorragenden Onkologen. Beide waren sowohl für meine Mutter als auch für die Familie da, als wir sie brauchten.

Mit der Zeit stellte sich heraus, was sie in ihrem Ordner geregelt hatte. Für den Fall einer Pflegebedürftigkeit hatte sie sich entschieden, dass ein häuslicher Pflegedienst hinzugezogen werden sollte, und bereits einen ausgewählt. Sie hatte ihre Patientenverfügung verfasst und uns über ihre Regelungen, die sie zusammen mit ihrem Onkologen besprochen hatte, informiert. Auch für den Fall, dass sie sterben könnte, war vorgesorgt. Sie hatte ein Familiengrab ausgewählt und bezahlt, den Pfarrer für die Trauerfeier ausgesucht, den Text, über den er sprechen sollte, und ihm einen Brief übergeben, den er verlesen sollte. Sie hatte aufgeschrieben, wo wir das Trauermahl einnehmen sollten und was es zu essen geben sollte. Sie hatte eine Traueranzeige verfasst und eine Liste der Menschen erstellt, die eine Trauerkarte bekommen und eingeladen werden sollten zum Begräbnis. Mir wurde mehr und mehr bewusst, dass sie uns mit all den Vorkehrungen ein Fest bereiten wollte. In derselben Zeit, in der sie immer wieder an ihrem

Ordner arbeitete, plante sie für ihre Zukunft: Sie ließ ihr Schlafzimmer und ihr Bad renovieren und gestaltete den Garten um. Außerdem plante sie die Reise mit meiner jüngsten Schwester, die die beiden dann auch wirklich machten und genossen. Eines Tages überraschte sie uns mit der Bitte, Prospekte von ihrem Autohändler zu holen, weil sie sich einen neuen Wagen anschaffen wollte. Sie wollte ein Auto mit Automatikgetriebe kaufen, damit sie es leichter hatte beim Fahren. Dann beschäftigte sie sich einige Nachmittage damit, das neue Auto auszusuchen und die Finanzierung zu klären. Schließlich zeigte sie uns, welches Auto sie sich ausgesucht hatte. Sie sprach lächelnd davon, wie sehr sie sich darauf freute, mit ihrem Hund im nächsten Frühling zu den Wiesen mit den blühenden Kirschbäumen zu fahren – im neuen Wagen. Schließlich erklärte sie, dass sie uns mitteilen würde, wann wir das Auto bestellen sollten. Ein anderes Mal lud sie mich und meine Schwestern ein, um ihre Kleider anzuprobieren. Wir öffneten ihren großen Kleiderschrank und trugen ihre Kleider, Hüte und Schuhe. Wir lachten und weinten während dieser nachmittäglichen Modenschau. Als wir schließlich einig waren, welche Kleider wem am besten standen, sagte sie: «Jetzt wisst ihr, was ihr von mir als Erinnerung bekommt. Aber jetzt räumt mir alles wieder schön säuberlich in die Schränke, denn ich habe vor, das alles selbst noch zu tragen.» Sie war der erste Mensch, den ich kennenlernte, der den Satz «Plane, als würdest du ewig leben, und sei bereit, heute zu sterben» gelebt hat.

Drei Monate später kam es tatsächlich zu der Situation, dass wir sie mehr und mehr unterstützten, bis sie nach weiteren sechs Monaten, ihrem Wunsch entsprechend, zu Hause starb.

Kurz innehalten!

Ich atme ein und aus, lächle mir zu und nehme mich wahr.

Wie fühle ich mich gerade?

Was signalisiert mir mein Körper?

Wie könnte ich es mir leichter machen?

Die im Beispiel meiner Mutter beschriebene Vorgehensweise ist nicht die einzig richtige Möglichkeit, mit Ängsten vor dem Sterben und der Zeit davor umzugehen. Es war ihr individueller Weg, der für sie richtig war. Jeder von uns kann seinen eigenen Weg finden, um mit seiner Sterblichkeit auf eine Weise umzugehen, die den inneren Frieden und das Vertrauen stärkt. Es ist ein Beispiel von vielen, in denen Menschen Wege finden, mit Vertrauen und innerem Frieden zu leben und zu sterben.

Wenn wir uns mit dem Thema Tod und Sterben schlecht fühlen, liegt es daran, dass wir die Dinge auf eine Weise betrachten, die Sorgen, Ängste, Wut, Verzweiflung und Schmerzen verursacht. Deshalb ist die Arbeit mit der Technik zur Veränderung ungesunder innerer Überzeugungen wesentlich.

Haben wir Ängste in Bezug auf Situationen, die in der Zukunft liegen, stellen wir uns Dinge vor, die wir befürchten. Es ist äußerst hilfreich, uns bewusst zu machen, welche Dinge es sind, die wir befürchten. Dies erfordert Mut, denn es bedeutet, dass wir uns diesen Ängsten stellen, indem wir uns für einen Moment hineinbegeben und die entsprechenden Gefühle zulassen und ausdrücken. Dabei werden uns die der Angst zugrunde liegenden inneren Überzeugungen bewusst. Wenn wir sie notieren, können wir sie in gesundheitsfördernde Überzeugungen transformieren, wie es im Kapitel 5 «Prozess zur Veränderung von ungesunden inneren Überzeugungen» beschrieben ist. Indem wir auf diese Weise lernen, unsere Erwartungshaltung zu verändern, erhöhen wir die Wahrscheinlichkeit, die Zukunft so zu erleben, wie wir sie uns wünschen. Eine weitere Chance, uns unseren Ängsten zu stellen, liegt darin, dass wir uns in einem nächsten Schritt fragen, welche konkreten Handlungen uns vor den befürchteten Ereignissen schützen können oder zumindest den Grad des Leidens verringern.

Die Angst vor dem Sterben lindern

1. Fragen Sie sich, welche Dinge es gibt, die Sie nicht erleben möchten und die Sie beunruhigen oder Ihnen Angst machen. Schreiben Sie diese Dinge auf eine Liste und notieren Sie sich jeweils dazu, welche Maßnahme Sie treffen möchten, um sie zu vermeiden, und wo Sie Hilfe erhalten, um sie gegebenenfalls abzumildern.

2. Fragen Sie sich, wie Sie gerne sterben möchten, und betrachten Sie Ihre Wunschvorstellung als Hinweis darauf, wie Sie gerne leben möchten. Gestalten Sie Ihr Leben entsprechend um.

3. Stärken Sie Ihr Vertrauen in Ihre spirituellen Quellen (Gott, innere Weisheit, Intuition, das Göttliche in Ihnen, das Universum), indem Sie gesunde Glaubenshaltungen verinnerlichen, meditieren und bewusst mit ihnen kommunizieren.

4. Sprechen Sie mit Ihren Angehörigen über das Thema, wenn es sich für Sie richtig anfühlt. Fragen Sie sich, mit welchen Personen Ihnen diese Gespräche guttun, und wählen Sie Ihre Gesprächspartner entsprechend aus.

5. Denken Sie an die Waage mit den beiden Waagschalen und entscheiden Sie, sich auf hoffnungsvolle Weise mit den Gedanken an das Sterben zu beschäftigen. Orientieren Sie sich am «gewünschten Ergebnis», um zu vermeiden, dass Sie immer wieder die angsterzeugenden Gedanken wiederholen.

6. Arbeiten Sie mit der Technik zur Veränderung ungesunder innerer Überzeugungen (Kapitel 5) zum Thema Tod und Sterben. Das beinhaltet, dass Sie Ihre Ängste zulassen, um sich über Ihre ungesunden Überzeugungen und Erwartungen bewusst zu werden und sie anschließend durch gesundheitsfördernde Überzeugungen zu ersetzen. Damit gewöhnen Sie

sich an, sich das «gewünschte Ergebnis» vorzustellen. Dies hat Einfluss auf Ihr Erleben und verursacht Gefühle von Hoffnung, Zuversicht und Frieden.

Zum Thema Leben, Tod und Sterben stehen uns viele Überlieferungen aus alten Kulturen zur Verfügung. In jeder Kultur finden wir Erklärungsmodelle, welche dem Zyklus von Leben und Sterben Sinn gaben. Gleichzeitig hatten sie auch Auswirkung auf die Überzeugungen und Lebensweisen der Menschen, die in diesen Kulturen lebten. Aus all diesem Wissen und den überlieferten Weisheiten können wir heute schöpfen, wenn es darum geht, unseren eigenen Weg zu finden, mit diesen Themen gut zurechtzukommen.

Eine der wertvollsten Quellen, die uns heute zur Verfügung stehen, ist das «Tibetische Buch vom Leben und vom Sterben» von Sogyal Rinpoche. Wir finden darin Rat und hilfreiche Hinweise über einen guten Umgang mit dem Tod und über eine gute Begleitung von Sterbenden. Dies bedeutet, gleichzeitig auch wichtige Information über ein gutes Leben zu erhalten.

Darin wird darauf hingewiesen, dass wir so sterben, wie wir leben. Wenn wir uns wünschen, voller «innerem Frieden» zu sterben, ist es also unsere Aufgabe, Frieden zu schließen mit uns, unseren wichtigen Mitmenschen, dem Leben und Gott. Der Wunsch, umgeben von Menschen, die wir lieben, zu sterben, zeigt uns, dass es für uns gut ist, in Kontakt zu sein mit den Menschen, die uns wichtig sind, und uns Zeit für diese Beziehungen zu nehmen. Wünschen wir uns, ohne Schmerzen zu sterben, ist es wichtig zu lernen, mit möglichst wenig Schmerzen durch das Leben zu gehen. Denken Sie dabei daran, dass psychische Schmerzen mit physischen Schmerzen im Zusammenhang stehen. Während Sie daran arbeiten, Frieden zu schließen mit sich selbst, mit Menschen, von denen Sie sich verletzt fühlen, und mit Gegebenheiten des Lebens, die Ihnen Leid bereiten oder bereiteten, arbeiten Sie also gleichzeitig auch daran, seelische und körperliche Schmerzen zu lindern.

Nahtod-Erlebnisse

In den Berichten von Menschen, die ein Nahtod-Erlebnis hatten, lassen sich folgende übereinstimmende Erfahrungen finden: Im Moment des Sterbens wird wahrgenommen, wie im Körper die Energie von den Füßen ab aufwärts fließt und ihn schließlich am Scheitelpunkt des Kopfes verlässt. Dabei ist der innere Blick nach oben gerichtet, wo ein äußerst angenehmes Licht leuchtet, zu dem man sich hingezogen fühlt. Das Bewusstsein und das Empfinden haben sich vom Körper gelöst und sind nun mit der Energie verbunden, die sich scheinbar außerhalb des Körpers schwebend nach oben in Richtung des Himmels bewegt. Dabei ist es möglich, auf den Körper zurückzuschauen. Manche berichten davon, dass sie auch Menschen, die anwesend sind, sehen können und wahrnehmen, wie sie sich fühlen und was sie denken. Die Aufmerksamkeit geht dennoch immer stärker in Richtung des Lichtes, das eine äußerst angenehme Anziehungskraft hat. Es entsteht der Wunsch, sich diesem Licht mehr und mehr anzunähern, indem man höher und höher hinaufschwebt. Dies geht einher mit einem großen Glücksgefühl und der Wahrnehmung von Leichtigkeit. Manche Menschen erleben die Passage des Aufsteigens in einer Art dunklem Tunnel, an dessen Ende das Licht leuchtet. Manchmal wird davon erzählt, dass sie in diesem Licht einem verstorbenen Menschen oder einer anderen Gestalt begegnen, die sich ihnen liebevoll zuwendet. Einige berichten davon, dass sie wichtige Situationen des Lebens noch einmal vor sich sehen und begreifen, welchen Einfluss diese Momente auf ihr Leben hatten.

Manche berichten weiter, dass sie in dieser Rückschau erkennen, wofür sie Dankbarkeit empfinden und wo sie etwas bedauern. Des Weiteren wird geschildert, dass sie eine klare Einsicht darüber gewinnen, was sie sich vornehmen für ein eventuelles Weiterleben. Das Zusammentreffen mit dem Licht wird als ein Erleben geschildert, das geprägt ist von Freude, Leichtigkeit und dem Gefühl vollkommener Freiheit bei gleichzeitiger Verbundenheit mit dem «großen Ganzen».

Hier ein Erfahrungsbericht eines elfjährigen Mädchens, das nach einem Unfall zusammenbrach und für zwanzig Minuten tot zu sein schien. *«Mir wurde es schlecht vor Schmerzen und ich humpelte in Panik noch einige Meter auf einem Bein weiter. Schließlich spürte ich, wie mich die Kraft verließ. Ich klammerte mich an einen Tisch und sah plötzlich alles nur noch in Schwarz und Weiß. Die Linien der Gegenstände liefen ineinander über, bis ich schließlich die Wahrnehmung hatte, mich in einem Testbild aus dem Fernseher zu befinden. Gleichzeitig spürte ich, wie mir die Beine unter dem Körper wegsackten. Dann sah ich nur noch Schwarz. Voller Panik rief ich laut um Hilfe. Schließlich hörte ich meinen Vater, der zu mir sprach und mich auf seine Arme nahm. Während er mich auf den Tisch legte und verzweifelt rief: ‹Mein Kind, mein Kind!›, sah ich über mir ein goldenes gleißendes Licht. Ich hatte das Verlangen, dem Licht näher zu kommen, und schwebte durch eine Art dunkle Röhre in seine Richtung nach oben. In diesem schönen Licht stand eine strahlende Frau, in Gold gekleidet, und lächelte mir liebevoll zu. Gleichzeitig nahm ich unter mir meinen Vater wahr, der außer sich vor Angst meinen Namen rief und versuchte, meinen Körper wiederzubeleben, den ich auf dem Tisch liegen sah. Ich konnte auch die Mutter meiner Freundin sehen und hörte, wie sie am Telefon mit dem Notarzt sprach. Außerdem sah ich meine Tante, die mit dem Besen in der Hand in einer Ecke des Zimmers stand und weinend die Mutter Maria um Hilfe bat. Die Verzweiflung meines Vaters machte mich traurig und ich hätte ihm gerne gesagt, dass alles gut ist, aber ich konnte ihn nicht erreichen. Ich wendete mich wieder dem gleißenden, wunderbaren Licht zu, das mich inzwischen umgab und durchströmte. Die strahlende Frau, die für mich Frau Holle war, nahm mich sanft in ihre Arme, und ich fühlte mich vollkommen geliebt und geborgen. Dann hörte ich sie sagen: ‹Es ist noch zu früh. Du musst wieder zurück. Aber nun weißt du – und vergiss es nie –, dass ich immer bei dir bin.› Mit einem Bedauern spürte ich, wie mein ‹Ich-Bewusstsein› wieder in den Körper hineingezogen wurde. Schließlich fand ich mich darin wieder, öffnete die Augen und sah meinen Vater und den Arzt, der inzwischen gekommen war, über mich gebeugt. Ich wurde in die Klinik gebracht und schlief einige Tage lang. Vollkommen überwältigt von meinem Erlebnis konnte ich bis ins Erwachsenenalter nicht darüber sprechen. Als ich Jahre später die Bücher von Elisabeth Kübler-Ross las, erfuhr ich, dass ich ein klassisches Nahtod-Erlebnis gehabt hatte.»*

Was Angehörige und Freunde tun können

Die beste Unterstützung bieten wir zu diesem Thema dann, wenn wir selbst nicht einem bestimmten Ergebnis verhaftet sind. Sie finden dazu mehr im Kapitel 12 «Unterstützung und Kommunikation». Nehmen Sie Hilfe in Anspruch, wenn Sie es nicht zulassen können, dass der Mensch, den Sie begleiten, sterben könnte – wenn er «leben muss».

Für Sterbende sind Menschen, die innere Ruhe, Vertrauen und Hoffnung ausstrahlen, ein Segen. Aus diesem Grund ist es wichtig, selbst gut für sich zu sorgen. Wenden Sie Meditationstechniken für sich selbst an und achten Sie darauf, gesunde spirituelle Überzeugungen zu pflegen.

Helfen Sie, die Stimmung und die Energie zu heben. Drücken Sie dem Menschen, den Sie begleiten, Ihre Liebe und Dankbarkeit aus. Erinnern Sie sich an gemeinsame gute Zeiten und sprechen Sie die positiven Dinge an, die Ihnen wichtig sind.

Wenn Ihnen Dinge einfallen, die Sie dem anderen vorwerfen, wie zum Beispiel alte Verletzungen, sorgen Sie gut für sich, indem Sie einen geschützten Raum aufsuchen, Ihre Gefühle zulassen und an Ihren inneren Einstellungen dazu arbeiten.

Plane, als würdest du ewig leben, und sei bereit, heute zu sterben

Johannes

Als ich gerade begonnen hatte, mit dem Simonton-Training zu arbeiten, wurde ich eines Tages gebeten, in einer Klinik mit einem Krebspatienten zu sprechen, der im Endstadium seiner Erkrankung war und kurz zuvor versucht hatte, sich in der Klinik das Leben zu nehmen. Ich kannte ihn nicht und hatte keinen konkreten Plan, wie ich auf ihn zugehen sollte. Also beschloss ich, ihm achtsam zuzuhören und auf das einzugehen, was er sagen würde. Als ich in sein Zimmer trat, sah ich einen großen, blassen Mann im Bett liegen, der mich begrüßte und mich anschließend nicht anschaute und auch nicht sprach, als ich mich an sein Bett gesetzt hatte. Sein Blick war auf die Zimmerdecke gerichtet. Ich fühlte mich ratlos, denn er sagte nichts, auf das ich eingehen könnte. Also versuchte ich zu entspannen und sprach innerlich ein Stoßgebet, in dem ich meine innere Führung um Hilfe bat. Schließlich hörte ich mich sagen: «Wenn ein Wunder geschehen würde und Sie würden wieder gesund werden, was würden Sie dann tun?» Nachdem diese Worte ausgesprochen waren, hielt ich erschrocken den Atem an, denn ich hatte Angst vor seiner Reaktion. Aber anstatt wütend zu werden oder sich nicht ernst genommen zu fühlen, wandte er mir zum ersten Mal das Gesicht zu, schaute mich an, lächelte und sagte: «Dann würde ich mich auf mein Motorrad setzen und in die Provence fahren.» Ich fragte ihn, ob er das schon einmal gemacht hatte. Er erklärte, dass er als junger Mann mit seiner Motorradclique eine solche Fahrt unternommen habe. Wir kamen ins Gespräch darüber, wie es sich damals für ihn anfühlte, auf der Maschine zu sitzen und durch die hügelige Landschaft der Provence zu fahren. Es entwickelte sich daraus eine Phantasiereise. Ich bat ihn, sich an all die sinnlichen Eindrücke zu erinnern. Innerhalb der nächsten zehn Minuten stellte er sich vor, auf seiner Maschine zu sitzen, das Vibrieren des Motors und die körperliche Bewegung zu spüren, wenn er sich in die Kurven legte. Er konnte die Umarmung seiner Frau spüren, die in seiner Vorstellung hinter ihm saß. Er fühlte den Fahrtwind in den Haaren und roch den Geruch der Lavendelfelder, die sich in sattem Violett über die Hügel spannten. Er sah in seiner Vorstellung den rötlichen Abendhimmel über sich und die untergehende Sonne. Nachdem ich diese Phantasiereise beendet hatte und ihn bat, mit seiner Aufmerksamkeit wieder zurück in den Raum zu kommen, drehte er sein Gesicht mir wieder zu, lächelte und sagte: «So will ich sterben.» Ich war sehr überrascht und gleichzeitig voller Dankbarkeit für diese kreative Lösung. In den folgenden vier Tagen besuchte ich ihn täglich, um mit ihm diese Phantasiereise zu wiederholen. Als ich am fünften Morgen wieder auf dem Weg zu ihm war, kam mir auf seiner Station eine Krankenschwester entgegen und sagte mir, dass er in der letzten Nacht gestorben war. Sie sagte, er sei friedlich eingeschlafen. Als ich ihn noch einmal sehen konnte, trug er das leichte Lächeln im Gesicht, das ich an ihm kannte. Auch ich lächelte, denn ich war mir sicher, dass er mit seinem Motorrad in der Provence unterwegs war.

Kurz innehalten!

Ich atme ein und aus, lächle mir zu und nehme mich wahr.

Wie fühle ich mich gerade?

Was signalisiert mir mein Körper?

Wie könnte ich es mir leichter machen?

Simone

Simone nahm Kontakt mit mir auf, nachdem sie nach einer Darmkrebserkrankung erfahren hatte, dass ihre Krankheit weiter fortgeschritten war und nun auch Metastasen an Lunge und Leber festgestellt worden waren. Sie war 55 Jahre alt und trug nach ihrer Operation einen künstlichen Darmausgang. Gleich zu Beginn teilte sie in einer unserer Simonton-Seminare mit, dass sie keine Angst vor dem Sterben habe. Sie erklärte: «Ich werde es nicht zulassen, dass ich Schmerzen habe oder sonst irgendwie leide. Bevor es dazu kommt, dass ich Pflege brauche, werde ich die Tropfen nehmen, die mir meine Ärztin gegeben hat, und dann kann ich in Frieden einschlafen.» Wir anderen in der Gruppe waren zunächst einmal sprachlos ob dieser klaren Aussage. Ich war ein wenig verunsichert, wie ich darauf reagieren sollte und wollte. Das Thema Suizid war mir bisher in meinen Seminaren nicht so offen begegnet. Als ich fragte, ob sie schon wisse, wann sie diese Tropfen nehmen wollte, sagte sie: «Ja, ab dem Moment, in dem ich meinen künstlichen Darmausgang nicht mehr selbst reinigen kann, werde ich sie nehmen. So weit lasse ich es nicht kommen, dass jemand anderes das für mich tun muss. Mein Mann hilft mir zwar bei den Vorbereitungen, aber dann schicke ich ihn aus dem Bad. Reinigen kann ich ihn immer noch selbst.» Als wir einige Wochen später in der Gruppe beschlossen, einen Teil des Programms in einem Ferienhaus durchzuführen, erklärte sie, dass sie leider nicht teilnehmen könne, wegen der notwendigen Reinigung ihres Darmausganges. Sie erhielt von Susanne, einer Mitpatientin, die von Beruf Krankenpflegerin war, das Angebot, dass sie ihr helfen würde. Sie brauchte eine Woche Zeit, um sich dazu durchzuringen, das Angebot anzunehmen. An dem Wochenende, an dem das Seminar stattfand, half Susanne bei den Vorbereitungen im Bad. Am Abend freute sich Simone darüber, dass sie sich überwunden hatte, ein ganzes Wochenende mit uns außerhalb ihrer eigenen vier Wände zu verbringen. Sie fühlte sich wieder frei, am Leben teilzunehmen, und war sehr dankbar. Als ungefähr ein Jahr später Untersuchungen ergaben, dass ihre Krankheit weiter fortgeschritten war, wurde Simone eine weitere Behandlung mit einer Hochdosis-Chemotherapie empfohlen. Sie bat um einen Gesprächstermin und erklärte mir weinend, dass sie diese Therapie nicht noch einmal machen wollte. Sie befand sich damit im Konflikt mit ihrem Mann, denn er versprach sich davon Hilfe für Simone, um ihre Lebenserwartung zu erhöhen. Obwohl sie wusste, dass sie mit Hilfe der Visualisierungstechnik diese Behandlung unterstützen konnte, fühlte sie deutlich, sie nicht machen zu wollen. Andererseits hatte sie Angst, ihren Mann und ihren Onkologen zu enttäuschen. Sie befürchtete, den guten Kontakt, den sie mit ihrem Arzt hatte, zu verlieren, wenn sie sich gegen seine Behandlung entschied. Auf die Frage, was sie jetzt am liebsten tun würde, sagte sie: «Am liebsten möchte ich Urlaub machen in unserem Ferienhaus am Meer.» Sie fühlte sich wohl mit der Vorstellung, ihren Ärzten und ihrem Mann zu erklären, dass sie vor der Hochdosis-Chemotherapie gerne noch zwei Wochen in den Urlaub fahren wollte, und zwar an die Nordsee, und setzte dies auch in die Tat um. Als sie danach wieder zu Hause war, trafen wir uns erneut. Sie berichtete davon, wie sie während des Urlaubs immer wieder in Situationen geraten war, in denen sie sich fragte, ob es jetzt an der Zeit wäre, sich von ihrem Mann zu verabschieden und ihre Tropfen zu nehmen. Einer dieser Momente war, nachdem sie realisieren musste, dass ihr die Kraft fehlte, beim Baden im Meer den Wellen standzuhalten. Schließlich entschloss sie sich gegen die Tropfen. Sie bat stattdessen ihren Mann, den Liegestuhl so an den Strand zu stellen, dass sie von den hereinkommenden Wellen sanft umspült darauf liegen konnte. Sie berichtete davon, wie sie die Augen schloss, das Meer roch, das Rauschen der heranbrechenden Wellen hörte und schließlich das salzige Wasser auf ihrer Haut spürte und genoss. Sie empfand ihr Leben immer noch schön, weil sie diesen sinnlichen Genuss verspürte.

Es gab für sie mehrere solcher Augenblicke, in denen sie sich gegen die Tropfen und für das Leben entschied. Anstatt aufzugeben, gelang es ihr immer wieder, Freude am Leben zu haben und Dinge zu tun, die für sie Genuss bedeuteten. Sie erklärte mir: «Ich bin über mich selbst erstaunt, denn ich hätte nicht gedacht, dass ich trotz meiner schlechten körperlichen Verfassung mein Leben genieße. Ich schaue jeden Tag meine Tropfen neben mir auf dem Nachttisch an und habe mich bis jetzt stets dagegen entschieden. Ich habe immer noch etwas vor, worauf ich mich freue. Ich hatte gemeint, ich würde es nicht ertragen, wenn ich fremde Hilfe brauche bei der Versorgung meines Stomas. Das ist für mich jetzt gar kein Problem mehr. Die Pflegeschwestern, die kommen, sind das ja gewohnt. Ich kann zulassen, dass sie es für mich tun, und fühle mich dabei ruhig. Heute Abend bringt mein Mann Reiseprospekte mit. Wir wollen unsere nächste Reise planen. Ich bin nicht sicher, ob wir sie wirklich unternehmen, aber es macht Spaß, sie zu planen und sie mir vorzustellen.» Simone spürte, dass ihr Leben zu Ende ging, und hatte dennoch entschieden, Pläne zu haben und ihrem Leben Freude und Qualität zu geben. Gleichzeitig hatte sie ihre Dinge geregelt und war darauf vorbereitet, zu sterben. Zusammen mit ihrem Mann machte sie an mehreren Tagen die Sterbemeditation, deren Text Sie unten finden. Sie fühlte sich danach stets sehr gut und bemerkte einmal: «Diesmal fiel es mir schwer, mit meiner Wahrnehmung wieder in diesen Körper zurückzukommen. Es fühlt sich darin sehr eingeschränkt und eng an.» Eines Abends bat sie ihren Mann, für sie die Meditation zu sprechen, schlief dabei ruhig ein und starb.

Simone und ihre Art, ihren Weg zu gehen, waren für mich sehr beeindruckend. Ich habe verstanden, dass es für sie äußerst beruhigend und befreiend war, die Wahl zu haben, wie weit sie gehen wollte und wann für sie die richtige Zeit war, sich zu verabschieden. Es half ihr, das Leben an jedem einzelnen Tag zu genießen und schließlich in Frieden zu sterben.

Ute

Bei Ute, einer 49-jährigen Rechtsanwältin, die Darmkrebs hatte, war die Krankheit schon sehr weit fortgeschritten, als wir uns trafen. Sie war nach einem akuten chirurgischen Eingriff zur weiteren Behandlung im Krankenhaus, wo ich sie besuchte. Sie erklärte mir, dass sie sehr gerne noch einige Dinge zusammen mit ihrem Mann erleben wollte. Zum Beispiel wollte sie gerne ihr neues rotes Kostüm anziehen und mit ihrem Mann zusammen ein elegantes griechisches Restaurant in ihrer Stadt besuchen, Retsina trinken und einen Vorspeisenteller essen. Da sie nicht wusste, ob es noch einmal möglich sein würde, war sie sehr traurig. Sie fand aber den Gedanken, so viel wie möglich von ihrem Wunsch zu erfüllen, als wohltuend. So bat sie ihren Mann, in diesem Restaurant den Vorspeisenteller und den Retsina zu besorgen, ihr rotes Kostüm und eine Kerze in die Klinik zu bringen, um mit ihr «griechisch essen gehen» zu feiern. Als ich sie zu unserem nächsten vereinbarten Termin besuchte, kam mir ihr Mann auf dem Korridor der Klinik entgegen. Als er mich sah, dankte er mir voller Wärme und Berührung für die besondere Zeit, die er mit seiner Frau verbracht hatte. Auch ich war tief berührt, als ich ihr Zimmer betrat und sie in ihrem Bett liegen sah. Das Kleid des roten Kostüms lag auf der Bettdecke, die Jacke hatte sie an. Neben ihr stand ein Teller mit Resten des Vorspeisentellers, den sie mit ihrem Mann zusammen gegessen hatte, und ihr Glas Retsina, von dem sie nur etwas genippt hatte. Im Zimmer roch es nach Kerzen. Sie erzählte mir lächelnd, dass sich an diesem Nachmittag ihr Wunsch, eine besonders gute Zeit mit ihrem Mann zu verbringen, erfüllt hatte. Sie brachte uns beide zum Lachen, als sie sagte: «Wie man ein Kostüm sorgfältig in die Reisetasche packt, muss mein Mann noch lernen.»

MEDITATION 7: Sterbemeditation

Mach es dir so bequem wie möglich. (Dr. Simonton pflegte zu sagen: «Begib dich in deine Lieblingssterbeposition.») Nimm dir einen Moment Zeit, um bewusst wahrzunehmen, dass du ein- und ausatmest ... Sage dir während der nächsten Atemzüge innerlich das Wort «ein», wenn du einatmest, und «aus», wenn du ausatmest ... Und während du dies tust, lächle dir sanft zu ..., und lass dich spüren, wie es sich anfühlt, dir bei jedem Einatmen zu sagen «ein», bei jedem Ausatmen «aus» und dir dabei sanft zuzulächeln ... nun stelle dir vor, du befindest dich in dem Zeitraum von einem Jahr, bevor du stirbst. Frage dich, wie alt du dann bist, wenn du dich im Zeitraum von einem Jahr vor deinem Tod befindest ... lass dich innerlich umschauen und sehen, wo du dann bist ...

wie sieht dein Zuhause aus, ein Jahr bevor du stirbst? ... Wie fühlst du dich dort? ... Wie verbringst du deine Zeit? ... Wie fühlst du dich körperlich ein Jahr vor deinem Tod? ... Gibt es Menschen um dich herum? ... oder bist du alleine? Und wie fühlt sich das für dich an? ... Lass dich auch wahrnehmen, wie du dich im Kontakt mit dir selbst fühlst in diesem Zeitraum ... und mit der Kraft, die dich geschaffen hat? ... und frage dich, ob du bereit bist, zu sterben ein Jahr vor deinem Tod, oder ob es Dinge gibt, die du tun möchtest oder sagen möchtest, um bereit zu sein? ...

Und nun gehe in deiner Vorstellung in den Zeitraum eines halben Jahres vor deinem Tod. ... lass dich innerlich umschauen und sehen, wo du dann bist ... wie sieht dein Zuhause aus, ein Jahr bevor du stirbst? ... Wie fühlst du dich dort? ... Wie verbringst du deine Zeit? ... Wie fühlst du dich körperlich ein halbes Jahr vor deinem Tod? ... Gibt es Menschen um dich herum? ... oder bist du alleine? Und wie fühlt sich das für dich an? ... Lass dich auch wahrnehmen, wie du dich im Kontakt mit dir selbst fühlst in diesem Zeitraum ... und mit der Kraft, die dich geschaffen hat? ... und frage dich, ob du bereit bist, zu sterben, ein halbes Jahr vor deinem Tod, oder ob es Dinge gibt, die du tun möchtest oder sagen möchtest, um bereit zu sein? ...

Und nun gehe in deiner Vorstellung in den Zeitraum von drei Monaten vor deinem Tod. ... lass dich innerlich umschauen und sehen, wo du dann bist ... wie sieht dein Zuhause aus, ein Jahr bevor du stirbst? ... Wie fühlst du dich dort? ... Wie sieht dein Alltag aus, drei Monate vor deinem Tod? ... Wie fühlst du dich körperlich? ... Bist du alleine? ... Gibt es Menschen um dich herum? Und wie fühlt sich das für dich an? ... Lass dich auch wahrnehmen, wie du dich im Kontakt mit dir selbst fühlst in diesem Zeitraum ... und mit der Kraft, die dich geschaffen hat? ... und frage dich, ob du bereit bist, zu sterben, drei Monate vor deinem Tod, oder ob es Dinge gibt, die du tun möchtest oder sagen möchtest, um bereit zu sein? ...

Und nun gehe in deiner Vorstellung in den Zeitraum von einem Monat bevor du stirbst ... lass dich innerlich umschauen und sehen, wo du dann bist ... wie sieht dein Zuhause aus, ein Jahr bevor du stirbst? ... Wie fühlst du dich dort? ... Wie verbringst du deine Zeit? ... Wie fühlst du dich körperlich einen Monat vor deinem Tod? ... Gibt es Menschen um dich herum? ... oder bist du alleine? Und wie fühlt sich das für dich an? ... Lass dich auch wahrnehmen, wie du dich im Kontakt mit dir selbst fühlst in diesem Zeitraum ... und mit der Kraft, die dich geschaffen hat? ... und frage dich, ob du bereit bist, zu sterben, einen Monat vor deinem Tod, oder ob es Dinge gibt, die du tun möchtest oder sagen möchtest, um bereit zu sein? ...

Und nun stelle dir vor, du befindest dich in der Zeit von einer Woche bevor du stirbst ... lass dich innerlich umschauen und sehen, wo du dann bist ... wie sieht dein Zuhause aus? ... Wie fühlst du dich dort? ... Wie verbringst du deine Zeit? ... Wie fühlst du dich körperlich, eine Woche vor deinem Tod? ... Bist du alleine oder gibt es Menschen um dich herum? ... Und wie fühlt sich das für dich an? ... Lass dich auch wahrnehmen, wie du dich im Kontakt mit dir selbst fühlst in diesem Zeitraum ... und mit der Kraft, die dich geschaffen hat? ... und frage dich, ob du bereit bist, zu sterben eine Woche vor deinem Tod, oder ob es Dinge gibt, die du tun möchtest oder sagen möchtest, um bereit zu sein? ...

Und nun lass dich in deiner Vorstellung an den Tag gehen, an dem du stirbst ... lass dich innerlich umschauen und sehen, wo du dann bist ... Wie fühlst du dich dort? ... Wie fühlst du dich körperlich? ... Bist du alleine oder gibt es Menschen um dich herum? ... Und wie fühlt sich das für dich an? ... Lass dich auch wahrnehmen, wie du dich im Kontakt mit dir selbst fühlst an diesem Tag ... und mit der Kraft, die dich geschaffen hat? ... und frage dich, ob du bereit bist, zu sterben, oder ob es Dinge gibt, die du tun möchtest oder sagen möchtest, um bereit zu sein? ... Und nun stelle dir vor, es ist der Moment, in dem du stirbst ... Stelle dir vor, wie ganz sanft die Energie deines Körpers beginnt, sich von deinen Füßen aus in deinem Körper nach oben zu ziehen ... lass dich dabei im Wissen, dass alles gut ist, entspannen und atmen ... ganz sanft lass dich spüren, wie die Energie über deinen Scheitelpunkt am Kopf beginnt, deinen Körper zu verlassen ... und lasse dich dabei wahrnehmen, wie leicht du dich fühlst, wie befreit, während du gleichzeitig wahrnimmst, dass über dir ein wunderbares, wohltuendes Licht strahlt, von dem du dich angezogen fühlst ... und weiter und weiter hinaufschwebst in Richtung dieses äußerst angenehmen Lichtes, ... Umgeben von dem Licht und durchströmt von einem unvergleichlichen Glücksgefühl zieht es dich weiter und weiter hinauf ... So, dass du hinunterschauen und dabei deinen Körper unter dir sehen kannst, während du dich gleichzeitig weiter und weiter in das Licht hineingetragen fühlst, in dem du dich vollkommen geborgen und leicht fühlst, ... du kannst beim Herunterschauen die Krümmung der Erde unter dir sehen ... und vielleicht magst du für einen Moment zurückschauen auf dein Leben und erkennen, wofür du Dankbarkeit empfindest und glücklich darüber bist, dass es zu deinem Leben gehört ... Vielleicht möchtest du in der Rückschau auch erkennen, wo du ein Bedauern verspürst ... Wenn du möchtest, kannst du dir auch darüber bewusst werden, was du dir für ein eventuelles nächstes Leben vornimmst, auf was du achten möchtest, wenn es eine nächste Möglichkeit für dich gibt ... Und nun lasse dich ganz sanft, ganz liebevoll auf den Weg zurückkommen in Richtung Erde, ... lasse dich wieder die Krümmung der Erde unter dir sehen, während du dich ihr weiter und weiter näherst ... Bis du dich über dieser Region befindest ..., über diesem Ort, ... über diesem Gebäude, ... über diesem Raum, ... in deinem Körper ... Ganz sanft, sehr achtsam beginne das Licht um dich herum wahrzunehmen und die Geräusche, den Boden unter dir zu spüren, der dich trägt, ... lasse dich leichte Bewegungen machen mit deinen Zehen und deinen Fingern, ... Nimm einige tiefere Atemzüge ... Erlaube deinem Körper, sich zu strecken und Töne dabei zu machen, ... und fühle dich mit all deinen Empfindungen, Bildern und Eindrücken willkommen in deinem Leben.

Anmerkung: Generell ist es gut, sich nach der Meditation noch Zeit zu nehmen, um sie nachklingen zu lassen. Vielleicht möchten Sie sich Notizen machen darüber, was Sie erlebt haben. Vielleicht fühlt es sich für Sie auch gut an, ein Bild zu malen. Oder Sie möchten einfach noch einen Moment der Stille genießen.

Kurz innehalten!

Ich atme ein und aus, lächle mir zu und nehme mich wahr.

Wie fühle ich mich gerade?

Was signalisiert mir mein Körper?

Wie könnte ich es mir leichter machen?

10

Zukunftsperspektiven entwickeln

Eine Vorstellung zu haben über ein wünschenswertes Leben in der Zukunft ist für viele Menschen mit Erkrankungen und für ihre nächsten Angehörigen ein wichtiger Bestandteil ihrer Genesungsarbeit. Immer wieder berichten Patienten auf unseren Treffen davon, dass sie sich zusätzlich verletzt fühlen, wenn ihnen vermittelt wird, dass sie keine Zukunft haben. Es gehört zu unserer Realität, dass niemand weiß, wie lange er lebt und unter welchen Umständen er stirbt. Auch bei einer Krebserkrankung gibt es darüber keine Sicherheiten. Einige der bisherigen Berichte aus der praktischen Arbeit mit Krebspatienten machten bereits deutlich, wie wichtig es für ihre Lebensqualität war, Vorstellungen für ein Leben in der Zukunft zu haben. Wir brauchen Ziele, Vorhaben und Wünsche, um eine Richtung zu sehen, in die wir uns heute bewegen können. Dies ist auch wichtig, um aktuelle Schwierigkeiten und Probleme durchzustehen und zu überwinden. Erinnern Sie sich für einen Moment wieder an die Waage. Wenn eine der beiden Schalen schwer beladen ist und auf der anderen Seite kein ausgleichendes Gewicht ist, kommt es zur Erstarrung und zum Stillstand. Wir fühlen uns wie gelähmt und damit unlebendig. Dann ist es eine Hilfe, sich sagen zu können: «Zurzeit bin ich in einer schwierigen Situation und fühle mich sehr belastet, aber ich habe eine Vision und Ziele, die ich erreichen möchte, und die sehen folgendermaßen aus: ... Damit und mit der Vorstellung des gewünschten Ergebnisses füllt man dann die zweite Waagschale. Auf diese Weise wird die schwere Schale aufgewogen, und es kann wieder Bewegung stattfinden. Mit der Erschaffung einer Vision über die Zukunft laden wir uns wieder mit Energie auf und erhalten so die nötige Kraft, um mit den heutigen Problemen umgehen zu können. Sehr bewegend machte Martin Luther King das deutlich in seiner berühmten Rede über seinen Traum, den er für das Zusammenleben von Schwarzen und Weißen hatte: «I have a dream ...»

Im Folgenden beschreibe ich eine Erfahrung, die ich mit einem Patienten gemacht habe, der meinte, keine Zukunft mehr zu haben, und damit eigentlich schon aufgehört hatte, am Leben teilzunehmen, bis er sich entschloss, wieder Pläne zu machen.

Klaus, ein 64-jähriger selbständiger Handwerker mit einer Bauchspeicheldrüsenkrebserkrankung, schilderte bei einem unserer Treffen auf die Frage nach seinen Wünschen und Erwartungen an unser Seminar, dass er von seinem Arzt zehn Monate zuvor seine Krebsdiagnose erhalten hatte. Ihm war erklärt worden, dass seine Erkrankung zu weit fortgeschritten sei, um Nutzen von einer Behandlung zu haben. Es wurde ihm geraten, seine Dinge zu Hause zu ordnen und die wenigen Wochen, die ihm noch bleiben sollten, so gut wie möglich zu genießen. Seine prognostizierte Lebenserwartung lag bei drei Monaten. Er befolgte den Rat seiner Ärzte sehr pragmatisch. Er sprach mit seiner Frau und seinen Kindern und überschrieb seinem ältesten Sohn seinen Malerbetrieb. Er übergab seine laufenden Geschäfte und zog sich innerhalb einer Woche aus seinem Betrieb zurück. Dann begann er, seine Papiere zu ordnen und seiner Frau zu übergeben. Er machte sein Testament und entrümpelte zusammen mit seiner Familie den Keller und die Garage. Dann regelte er seine Beerdigung und plante mit seiner Frau zusammen, wie sie ihr Leben ohne ihn gestalten könnte. Er wollte, wie er sagte, ihr und seinen Kindern «einen geordneten Abzug» bereiten. Als er die Dinge zu seiner Zufriedenheit geregelt hatte, begann er darauf zu warten, dass es ihm schlechter gehen würde. Aber es ging ihm nicht schlechter. Sein körperlicher Zustand blieb, wie er zum

Zeitpunkt der Diagnose war. Weil er in Erwartung seines baldigen Todes keine Vorhaben hatte, die weiter als eine Woche reichten, wurde es ihm langweilig, denn er hatte nichts zu tun.

Er kam nun, nachdem er eigentlich schon tot sein sollte, mit dem Wunsch in unser Seminar, die Wartezeit sinnvoll zu gestalten. Dabei war sein größtes Problem, dass er es nicht wagte, Pläne für die Zukunft zu machen, denn er wollte nicht enttäuscht werden. Er war nicht bereit, seine inneren Einstellungen dazu zu ändern. Aber er nahm an den Meditationen und allen anderen Themen des Simonton-Programms teil, was ihm sehr guttat. Schließlich hatte er die Idee, nicht für sich, sondern für seine Frau Reisen zu planen. Zusammen mit ihr betrachtete er Reiseprospekte und informierte sich über die Länder und Gegenden, die er und seine Frau schon immer gerne einmal besuchen wollten. Es tat ihnen beiden weh, sich vorzustellen, dass er nicht dabei sein würde, wenn sie die Reisen machte. Aber sie versprach ihm, dabei an ihn zu denken, und hatte die Hoffnung, dass er doch wieder in die Lage kommen könnte, mit ihr zusammen reisen zu können. Die Vorstellung, dass seine Frau während dieser Reisen an ihn dachte und sich über seine Ratschläge und Planungen freute, machte ihm Freude. Es erfüllte ihn, seine Zeit mit Reiseplanungen zu verbringen. Er notierte die Reiserouten und die Orte, die sie unbedingt besuchen sollte, suchte die besten Übernachtungsmöglichkeiten heraus, rief an verschiedenen Stellen an, um Erkundigungen einzuholen über Öffnungszeiten und Empfehlungen zu Besichtigungen. Er schrieb für seine Frau Reiseführer für mehrere Ziele. Klaus suchte außerdem nach günstigen und schönen Ferienhäusern für seine Kinder und deren Familien. Dabei wurde er eines Tages so neugierig, dass er über ein Wochenende selbst einmal den Ort erkunden wollte. Als sich der Tag seiner Diagnose jährte, fuhr er mit seiner Frau an den Gardasee und machte so seine erste neue Reise «im geschenkten Leben». Er kam mit den Fotos zu unserem nächsten Treffen und hatte große Freude dabei, sie uns zu zeigen. Nach diesem Treffen verabschiedete er sich. Er hatte jetzt herausgefunden, wie er die Wartezeit überbrücken konnte. Sein Leben hatte neuen Sinn bekommen. Ich weiß nicht, wie viel Zeit ihm noch

blieb oder ob er vielleicht heute noch lebt. Obwohl er bereit war zu sterben –
innerlich wie äußerlich hatte er alles «geregelt» –, verabschiedeten wir uns
im Wissen, dass er wieder Anteil am Leben und Freude an jedem einzelnen
Tag hatte.

Eine Vision für die Zukunft

In der Simonton-Methode nutzen wir unsere Vorstellungskräfte
auch dafür, uns das «gewünschte Ergebnis» für ein gutes Leben in
der Zukunft auszumalen. Wir haben das in diesem Buch bereits einige Male getan. Insbesondere im Kapitel 6 über die Imaginationstechniken habe ich im Erfahrungsbeispiel von Karin geschildert,
wie sie ihre Vorstellung nutzte, um ihre Erfahrungen bei den ärztlichen Nachuntersuchungen positiv zu gestalten. Im Folgenden
finden Sie Erfahrungsberichte von Karl und Brigitte, von denen
ich bereits im Kapitel 8 berichtete. Beide hatten anhand der Frage
nach den positiven Nebeneffekten aus der Erkrankung erkannt,
dass sie sich Veränderungen in ihrem Arbeitsalltag wünschten.
Bei der Frage nach einer Vision für die Zukunft spielte dies eine
wichtige Rolle, denn sie hatten beide zunächst noch keine konkreten Ideen dazu, was sie sich wünschten. Noch weniger konnten sie Antworten darauf finden, wie sie selbst Veränderungen
herbeiführen könnten.

Erfahrungsbeispiele

Karl
Sie erinnern sich an Karl? – Der Abteilungsleiter einer Speditionsfirma, der zunächst so schnell wie möglich wieder in seinen
gewohnten Arbeitsrhythmus zurückfinden wollte. Während
seiner Behandlungsphase konnte er positive Nebeneffekte aus

der Erkrankung erkennen und beschloss, in seinem zukünftigen Leben neben der Arbeit seinen Beziehungen zu seiner Frau, seinen Kindern und seinen Freunden höhere Priorität einzuräumen. Er beriet sich darüber mit seiner Frau, denn mehr Zeit zu haben für seine Familie und für die Erfüllung seiner weiteren Bedürfnisse war nur mit einer Reduzierung seiner Arbeitszeit möglich, was auch finanzielle Einbußen zur Folge haben würde und einen niedrigeren sozialen Status bedeuten könnte. Seine Frau war froh und erleichtert über die Veränderungen und gerne bereit, für die neu gewonnene Lebensqualität auf einen Teil des Einkommens zu verzichten. In den anschließenden Gesprächen mit seinen Vorgesetzten wurde Karl signalisiert, dass sie ihn gerne weiterhin beschäftigen wollten, und waren offen für seine Vorschläge. Karls Vision beinhaltete unter anderem Folgendes: «Ich wache morgens auf und fühle Freude, wenn ich an den auf mich wartenden Tag denke. Fröhlich pfeifend stehe ich auf und betrachte in aller Ruhe die Sonnenblumen in unserem Garten, die ihre Blüten der Sonne entgegenhalten. Wir sitzen gemeinsam beim Frühstück, und ich habe anschließend Zeit, unsere Kinder zur Schule zu fahren. Wenn ich bei der Arbeit ankomme, springe ich zwei Stufen auf einmal nehmend die Treppe hoch zu meinem Büro. Ich freue mich auf mein neues Projekt, das ich mir schon so lange erträumt habe: Ich erstelle zusammen mit anderen Experten einen Plan für eine Ausstellung zur Geschichte unseres Transportunternehmens. Es macht Spaß, gemeinsam in alten Archiven zu wühlen, Fotos, Jahresberichte, Werbebroschüren und Plakate zu entdecken, die schon lange vor meiner nun 25-jährigen Tätigkeit in diesem Betrieb entstanden sind. Auch die Kontakte und vielen Gespräche, die ich mit ‹Zeitzeugen› führe, sind interessant und berührend … Wenn ich am Abend nach Hause komme, ist es noch hell und ich kann meinen Waldlauf machen. Gegen sieben treffen wir uns alle zum Abendessen. Wir sitzen zusammen und unterhalten uns lebhaft über die Ereignisse des Tages. Meine Tochter möchte anschließend noch Vokabeln in Englisch abgefragt werden, und mein Sohn verabschiedet sich zum Sport. Während meine Frau noch in der Küche aufräumt, nehme ich mir Zeit, um in meinem Büro meine fast tägliche Meditation zu machen. Es tut mir einfach gut, mich immer wieder zu zentrieren und den Kontakt zu Gott zu fühlen. Schließlich sitze ich mit meiner Frau auf der Couch und plane mit ihr bei einem Glas Wein unseren nächsten Urlaub. Wir waren seit unserer Hochzeitsreise nicht mehr an der Algarve und möchten sie gerne unseren Kindern zeigen, bevor sie keine Lust mehr haben, mit uns Urlaub zu machen. Am Freitagabend sind wir verabredet mit unseren Freunden zum Doppelkopfspielen, und am Sonntag werde ich mal wieder angeln gehen.» Karl war selbst ein wenig überrascht über seine intuitive Idee, eine Ausstellung zu planen. Er war sich auch nicht sicher, ob das für seine Arbeitgeber ein interessantes Projekt sei. Sie fanden diesen Einfall gut, baten ihn jedoch, einen Teil seiner Arbeitszeit auch bisherigen Aufgaben zu widmen und neue Kollegen in die Arbeiten einzuweisen, die er abgeben wollte. So konnte er mit seinem «Lieblingsprojekt» nicht sofort, sondern erst drei Monate später beginnen, nachdem er wieder zur Arbeit ging. Aber es gelang ihm tatsächlich, zum Abendessen zu Hause zu sein, mehrmals in der Woche seinen Waldlauf zu machen und die Wochenenden – bis auf wenige Ausnahmen – frei zu haben. Erstaunt schaute er auf die Zeit vor seiner Erkrankung zurück und fühlte sich durch dieses Ereignis bereichert. Ein für Karl überraschender positiver Nebeneffekt seiner Krankheit war auch, dass er und seine Frau weniger geschäftliche Verpflichtungen hatten. Die Krankheit gab ihm die Freiheit, auf Geschäftsessen mit Menschen, die er und seine Frau nicht wirklich interessant fanden, zu verzichten. Beide waren der Meinung, dass ihr Leben an Qualität gewonnen hatte, und konnten eine «liebevolle Botschaft» in der Erkrankung erkennen. Karl wurde leider nicht wieder gesund. Aber er, seine Frau und seine Kinder nutzten die ihnen noch verbleibenden drei Jahre und fünf Monate, um die Dinge zu tun, die ihnen gemeinsam wichtig waren. Karl konnte sein Ausstellungsprojekt fertigstellen und dessen Einweihung feiern. Sie ziert ein Stockwerk des inzwischen neu errichteten Geschäftssitzes seiner Firma.

Kurz innehalten!

Ich atme ein und aus, lächle mir zu und nehme mich wahr.

Wie fühle ich mich gerade?

Was signalisiert mir mein Körper?

Wie könnte ich es mir leichter machen?

Barbara

Barbaras größter Stressfaktor vor ihrer Brustkrebs-Diagnose war die belastende Atmosphäre an ihrem Arbeitsplatz gewesen. Zunächst war sie, wie bereits berichtet, für ein Jahr in Rente. Als sich dieses Jahr dem Ende näherte, kam Barbara in Nöte, denn sie wusste nicht, ob sie sich die Situation wieder zumuten konnte und wollte. Andererseits war es auch eine finanzielle Frage. Sie fürchtete sich davor, ein weiteres Jahr mit vermindertem Einkommen haushalten zu müssen. Körperlich ging es ihr wieder gut, aber psychisch war sie – wegen der schwierigen Arbeitssituation mit dem gegenseitigen Misstrauen und der Angst, denen sie und ihre Kolleginnen ausgesetzt waren – stark in Anspruch genommen. Als wir darüber sprachen, bat ich sie, uns zu schildern, wie ihr «gewünschtes Ergebnis» auf der Arbeit aussehen sollte. Sie fand diese Aufgabe ein wenig seltsam, denn es war ihr bewusst, dass sie in ihrer Situation keine Ansprüche stellen durfte, sondern froh sein musste, wenn sie ihre Stelle behalten konnte. Trotzdem ließ sie sich auf das Experiment ein. Sie stellte sich vor, eine gute Fee käme zu ihr und würde sie bitten, ihr mitzuteilen, wie sie es ihr einrichten sollte, damit alles so werden würde, wie sie es sich wünschte. Sie stellte sich Folgendes vor: «Ich wache morgens erholt nach einer durchgeschlafenen Nacht auf. Mein Blick fällt auf meinen Mann und ich freue mich, dass er nun eine Anstellung in einem Architekturbüro hat und sich gut fühlt. Wir und Marco, unser Sohn, frühstücken zusammen und machen uns dann gemeinsam auf den Weg. Marco geht das erste Jahr in die Schule, Carsten, mein Mann, fährt mich mit dem Wagen ins Büro und anschließend weiter zu seiner Arbeit. Ich ertappe mich im Auto dabei, dass ich fröhlich vor mich hin summe. Ich komme in unser Büro, wo wir vier uns fröhlich und unbeschwert begrüßen. Ich konnte meinen Schreibtisch wechseln und sitze jetzt nicht mehr mit dem Rücken zur Tür, sondern am Fenster und habe einen Blick auf die Bäume im Park. Ich habe heute den Kaffee für unsere Pause mitgebracht, und Iris hat einen ihrer leckeren Zwetschgenkuchen gebacken. Ich bin gut eingearbeitet in unser neues Computerprogramm, das mir die Arbeit sehr erleichtert, sodass sie mir leicht von der Hand geht. Unser Abteilungsleiter schaut herein, wünscht uns einen guten Tag und fragt, ob es uns allen gut geht. Wir lachen und fragen: ‹Warum nicht?› Wir fühlen uns sicher und können aufatmen, seit die Umstrukturierungen beendet sind und jetzt alles wieder seinen gewohnten Gang geht. Ich freue mich, mein altes Aufgabengebiet wiederzuhaben, das mir schon immer Spaß gemacht hat. Ich überprüfe die Warenbestände und regele die Neubestellungen. In der Mittagspause treffe ich mich mit Manuela, meiner Freundin, in der Kantine. Wir reden über unseren letzten Kinobesuch und unsere Kinder, die in dieselbe Klasse gehen. Als ich ins Büro zurückkomme, trinke ich mit meinen drei Kolleginnen den Kaffee und esse mit ihnen den Zwetschgenkuchen. Dabei ziehen wir ein bisschen über unsere Männer her. Ein Ritual, das wir alle lachend genießen. Am Abend setzt mich Manuela bei mir zu Hause ab. Marco spielt mit ihrer Tochter Susan, während meine Schwester ihre

Tasche packt. Sie hat Marco und Susan von der Schule abgeholt und versorgt. Ich bereite mit Marco zusammen das Abendessen vor – er kann den Tisch schon gut decken! Wenn Carsten gegen 18:00 Uhr nach Hause kommt, essen wir gemeinsam. Jeder von uns räumt seine Hosentaschen aus (mit den Bohnen) und erzählt den anderen, was heute schön war. Ich bin froh, dass mir meine Arbeit und die Stimmung dort wider Erwarten so viel Spaß macht. Carsten bringt Marco ins Bett, während ich den Tisch abdecke – oder umgekehrt, denn wir wechseln uns immer ab. Beim Vorlesen der Gute-Nacht-Geschichte schlafe ich fast schon vor Marco ein. Wenn Carsten und ich uns im Wohnzimmer wieder treffen, schaut er gerade die Nachrichten im Fernsehen an. Ich kuschle mich zu ihm und freue mich auf den anschließenden Film, den wir uns für heute ausgesucht haben. Als ich schließlich im Bett liege, fühle ich mich so erleichtert und wohl, dass ich sofort einschlafe. Am Samstag habe ich Zeit für mein liebstes Hobby: Ich kann endlich mein Selbstbildnis mit dem Titel ‹Danach› weitermalen und mich meinen Farben hingeben. Marco und Carsten machen währenddessen zusammen einen Ausflug zu Oma und Opa aufs Land. Am Abend treffen wir uns dort zum Abendessen. Auch meine Schwester ist mit ihrem Mann dort, und wir sitzen alle zusammen in froher Runde. Am Sonntag machen wir zu dritt eine Radtour zu unserem Badesee und verbringen einen entspannten Nachmittag miteinander. Ich übe mit Marco schwimmen und lasse mich mit ihm anschließend auf der Luftmatratze auf dem Wasser treiben, während Carsten mit seinem Freund auf dem Rennrad trainiert. Mein Leben ist leicht und schön geworden.»

Barbara nahm sich jeden Tag ungefähr zwanzig Minuten Zeit, um sich diese Imagination vorzustellen. Wenige Wochen später traf sich Barbara zu einem Gespräch mit dem Leiter der Personalabteilung über ihren möglichen stundenweisen Wiedereinstieg an ihren Arbeitsplatz. Sie teilte ihm mit, dass sie nicht sicher wäre, ob es für sie der richtige Schritt sei. Sie berichtete ihm von den Schwierigkeiten, die sie gehabt hatte, bevor sie krank wurde, und erzählte von ihrer Imagination. Sie beschlossen, dass Barbara einen Versuch starten und dann entscheiden sollte, ob sie es sich zutraute, weiterzuarbeiten oder nicht. Als sie am ersten Tag wieder zum ersten Mal zur Arbeit fuhr, war sie sehr gespannt, wie es werden würde. Sie war froh, dass sie zunächst einmal nur mit zweieinhalb Stunden beginnen konnte, um sich langsam hineinzufinden. Als sie ihren gewohnten Büroraum betrat, sah sie völlig neue Gesichter. Sie hatte neue Kolleginnen bekommen, die sie noch nicht kannte. Dann fiel ihr Blick auf den Schreibtisch am Fenster, auf dem ein bunter Blumenstrauß stand und eine Willkommenskarte lag. Ihre neuen Kolleginnen, ihre Freundin Manuela, der Leiter der Personalabteilung und ihr neuer Vorgesetzter, der ihr noch fremd war, empfingen sie und wünschten ihr alles Gute zu ihrem neuen Start. Barbara war völlig fassungslos. Ihr kamen die Tränen, als sie sich an ihren neuen Schreibtisch setzte und eine ihrer neuen Kolleginnen erklärte, dass sie einen Käsekuchen (hier hatte ihre Visualisierung versagt!) mitgebracht hatte, den sie am Nachmittag gemeinsam essen wollten. Als Barbara mir diese erstaunlichen Erlebnisse schilderte, war sie bereits seit sechs Wochen wieder auf der Arbeit. Strahlend erzählte sie mir, wie sehr ihr Leben sich geändert hatte: Die Arbeit war für sie vor ihrer Erkrankung ihr größter Stressfaktor gewesen. Nun erklärte sie mir, dass sie inzwischen ein wichtiger Faktor auf ihrer Freudeliste geworden war. Mit ihren neuen Kolleginnen im Büro verstand sie sich sehr gut, und auch mit ihrem neuen Vorgesetzten kam sie gut zurecht. Auch in ihrem privaten Leben fanden einige gute Veränderungen statt. Sie ging mit ihrem Mann in eine Paarberatung, wo sie lernten, besser miteinander zu kommunizieren, und gute neue Absprachen trafen. Ihre Beziehung hat nach Barbaras Worten durch die Erkrankung und die Zäsur, die sie gesetzt hatte, gewonnen. Auch Barbara verstand ihre Krankheit als einen Boten, der ihr mitteilte, mehr so zu leben, wie es ihr entsprach. Als sie ihre Diagnose erhielt, bat sie Gott, zu dem sie betete, so lange am Leben bleiben zu können, bis Marco in die Schule kam. Inzwischen ist ihr Sohn auf dem Gymnasium und bereitet sich auf sein Abitur vor. Carsten, ihr Mann, hat sich mit einem Freund zusammen als Wein- und Feinkosthändler für italienische Spezialitäten selbständig gemacht und ist damit erfolgreich. Barbara ist heute gesund und freut sich gerade auf den Abschlussball, den sie in einigen Wochen zusammen mit Carsten in ihrer Tanzschule haben wird. Die beiden nahmen schon seit einigen Jahren an verschiedenen Kursen teil und haben noch einiges vor ... Auch auf der Arbeit fühlt sich Barbara nach wie vor gut. Inzwischen hat sie ein neues Aufgabengebiet, ist aber nach wie vor mit zwei ihrer damaligen drei Kolleginnen im Büro. Sie hat ihre Arbeitszeit reduziert auf 50 Prozent, um mehr Zeit für ihre künstlerischen Aktivitäten zu haben. Ihre phantasievollen Kreationen verkaufen sich sehr gut im Laden ihres Mannes und seines Freundes, wo sie auch ihre Bilder ausstellt.

ÜBUNG 18: ERSTELLEN EINER ZUKUNFTSVISION
(nach Shakti Gawain)

Bitte beschreiben Sie eine Zukunftsvision über Ihr Leben, wenn Sie sich vorstellen, dass alles so wird, wie Sie es sich wünschen. Stellen Sie sich dabei vor, Sie befänden sich bereits fünf Jahre in der Zukunft vom heutigen Datum an. Beschreiben Sie Ihr Zuhause, Ihren Alltag, Ihre wichtigsten Beziehungen so detailliert wie möglich und formulieren Sie es in der Gegenwartsform (im Präsens). Es hat sich bewährt, diese Vision als Brief an Ihre beste Freundin oder Ihren besten Freund zu richten. Bitte setzen Sie dabei Ihrer Phantasie keine Grenzen. Fragen Sie sich, wie von Ihrem gewünschten Ergebnis Ihre erste Wahl aussieht, und stellen Sie es sich so konkret wie möglich vor. Falls Sie während des Schreibens Gedanken bemerken, die Ihre Vision in Zweifel ziehen, notieren Sie sich die entsprechenden Gedanken in einem zusätzlichen Dokument auf die linke Seite – wie bei den Tabellen zur Veränderung ungesunder innerer Einstellungen. Wandeln Sie anschließend Ihre Gedanken, die Zweifel ausdrücken, in gesundheitsfördernde Gedanken um und notieren Sie diese auf der rechten Seite. Fahren Sie anschließend fort, Ihre Vision zu beschreiben. Ihre Vision könnte zum Beispiel auf folgende Weise beginnen:

«Ich lebe jetzt in einem weißen Einfamilienhaus mit einem begrünten Flachdach am Meer. Es ist umgeben von einem blühenden Bauerngarten mit Stauden und bunten Blumen … Die Küche befindet sich im Erdgeschoss und ist ausgestattet mit … Ich bewohne das Haus zusammen mit … Im Wohnzimmer prasselt am Abend das Feuer im offenen Kamin, und am Wochenende sitzt unsere ganze Familie mit Kindern und Enkeln am großen Holztisch beim Abendessen …»

ÜBUNG 18 a: IMAGINATION ZUR ZUKUNFTSVISION

Nehmen Sie sich jeden Tag Zeit, um sich diese Imagination vorzustellen.

a) Sie können sie zum Beispiel an Ihre Heilmeditation anschließen, wenn es darum geht, sich das gewünschte Ergebnis vorzustellen.

b) Oder Sie stellen sich diese Vision als einzelne Imagination vor. Sie finden eine Anleitung dazu in der folgenden Meditationsübung.

MEDITATION 8: Zukunftsvision

Nimm dir einen Moment Zeit, um ganz bewusst deinen Atem zu beobachten. Lass dich gewahr werden, dass du ein- und ausatmest ... Sag dir beim Einatmen innerlich «ein» und beim Ausatmen sag dir innerlich: «aus» ... Wiederhole das während der nächsten Atemzüge. Sage dir jedes Mal, wenn du einatmest, innerlich das Wort «ein» und beim Ausatmen das Wort «aus» ... und während du das tust, lass in deinem Gesicht ein sanftes, leichtes Lächeln entstehen ... ein leichtes Lächeln, das man von außen vielleicht gar nicht sieht, aber für dich doch spürbar ist ... lass dich spüren, wie es sich anfühlt, dir zu sagen «Ich atme ein und ich atme aus ... und ich lächle mir zu» ... nun versetze dich gedanklich in die Zukunft ... Stell dir vor, du befindest dich in deiner Zukunft, in der sich alles so entwickelt hat, wie du es dir wünschst ... Lass dich sehen, wo du dann zu Hause bist ... Wie sieht dein Zuhause aus, wenn alles so ist, wie du es dir wünschst? ... Welche Farbe hat es? ... Wie groß ist es? ... Wie viele Zimmer gibt es? ... Wie sind sie eingerichtet? ... Lebst du dort alleine oder wohnt jemand mit dir? ... Wie fühlst du dich in deinem Zuhause?... Wie fühlt sich dein Körper an?... Nimm dir einen Moment Zeit, um dich selbst in deinem Zuhause zu beobachten – wie in einem Film ... wie sieht dein Gesichtsausdruck aus? ... Was tust du in deinem Zuhause? ... Wie sieht die Umgebung deines Zuhauses aus? ... In welcher Landschaft liegt es? ... Wie verbringst du deine Zeit heute in fünf Jahren? ... Wenn du dir wünschst zu arbeiten, was tust du während der Arbeit? ... Wie fühlt sich das an? ... Welche Anschaffungen oder Wünsche ermöglicht dir deine Arbeit? ... Mit welchen Gefühlen und Gedanken gehst du am Abend schlafen? ... Mit welchen Gefühlen und Gedanken wachst du am Morgen auf? ... Wenn alles so ist, wie du es dir wünschst? ... Nimm dir nun einen Augenblick Zeit, um dir alle deine Wünsche so vorzustellen, dass sie bereits Realität geworden sind ... Male dir alles so angenehm und schön wie möglich aus ... Nun wähle dir ein Bild – wie ein Foto oder ein Symbol, das für deine Vision steht – wie ein Titelbild eines Buches ... und stell dir vor, es ist umgeben von einem rosaroten Luftballon, den du aufbläst ... mache dann einen Knoten an den Ballon ... halte ihn mit ausgestreckten Armen weit über dich ... und lass ihn los ... lass dich dabei beobachten, wie dein Ballon mit deiner Vision höher und höher in die Weite des Himmels schwebt ... und vom Wind getragen sich weiter und weiter fortbewegt ... bis du ihn schließlich nicht mehr siehst ... Sprich dazu innerlich oder laut die Worte aus: «Dieses oder noch Besseres hält das Leben für mich bereit» ... und stelle dir vor, dass dein Ballon nun auf dem Weg ist, um in deinem Leben Wirklichkeit zu werden ... dann komme in deine Zeit wieder zurück mit deiner Wahrnehmung ... Wenn du dich jetzt wieder in deiner heutigen Realität empfindest, lass dich immer wieder an den Luftballon denken, der sich auf dem Weg zu dir befindet ... und wiederhole diese Meditation für drei bis sechs Wochen jeden Tag, lass dich dabei offen sein für Wunder.

11

Der Zwei-Jahres-Gesundheitsplan

Der Zwei-Jahres-Gesundheitsplan wurde von Dr. Simonton entwickelt, um eine Hilfe zu bieten, im täglichen Leben mehr Zeit zu verbringen, in der Sie sich wohlfühlen, inneren Frieden und Freude empfinden. Das gelingt dann am besten, wenn Sie sich dafür Zeitfenster einplanen, um sie mit freudevollen Aktivitäten zu füllen. Wenn Sie davon ausgehen, dass die Krankheit eine Botschaft für Sie hat, in der sie Ihnen mitteilen möchte, mehr Ihrer Natur entsprechend zu leben, Ihre Bedürfnisse wahrzunehmen und zu erfüllen, dann spielt dieser Plan eine große Rolle, um die Erkenntnisse aus der Erkrankung für ein zukünftiges Leben in Freude zu nutzen. Als Grundlagen für Ihren persönlichen Plan dienen 1. die Liste der guten Gründe zu leben, 2. die Liste der positiven Nebeneffekte aus der Erkrankung und 3. Ihre Zukunftsvision. Da es äußerst schwierig ist, alte Angewohnheiten zu ändern und neue Vorhaben zu verwirklichen, ist es gut, etwas zu haben, das Ihnen hilft, dabei Schritt für Schritt vorzugehen.

Beim Zwei-Jahres-Gesundheitsplan geben Sie sich zwei Jahre Zeit, um gewünschte Veränderungen in Ihrem Alltag umzusetzen. Denn das Wichtigste ist, dass Sie sich nicht überfordern. Sie werden für vieles nicht tatsächlich zwei Jahre brauchen, aber da es angeraten ist, achtsam und sanft mit sich selbst umzugehen, ist es gut, wenn Sie sich diesen Zeitraum geben, um dann eventuell erfreut festzustellen, dass Sie weniger Zeit dafür gebraucht haben.

Dr. Simonton erstellte eine Liste von sechs Kategorien, denen gesundheitsfördernde Aktivitäten zugeteilt werden können. Mit einer Ausnahme, nämlich der Kategorie Spiel, ist keine der Kategorien wichtiger als die anderen. Es kann jedoch sein, dass Sie feststellen, dass Sie persönlich bestimmte Kategorien für sich priorisieren, weil Sie mehr Zeit damit verbringen möchten, als Sie es im Moment tun. Vielleicht ist es hilfreich, sich bewusst darüber zu werden, welchen Kategorien Sie in Ihrem bisherigen Leben Zeit gewidmet haben und welchen Sie gerne mehr Beachtung schenken möchten in Zukunft.

Kategorien für den Freudeplan

Lebenssinn und Lebenszweck

Unter diese Kategorie fallen alle Aktivitäten, die uns Sinn machen und das Gefühl geben, dass es sich lohnt zu leben. Es kann sich hier um ein Projekt handeln, mit dem wir einen positiven Beitrag für die Welt leisten wollen – eine Aufgabe, die wir uns stellen. Es kann auch eine große Reise sein, ein Buch, das man schreibt, die Arbeit, bestimmte Ziele, die man erreichen möchte. Vielleicht finden Sie hier Anregungen aus der Liste Ihrer guten Gründe zu leben, die Sie zu Beginn dieses Buches erstellt haben. Ein Beispiel: Kerstin, eine Architektin, die an Leukämie erkrankt war, sah es als ihre Lebensaufgabe, Schönes in die Welt zu bringen. Als sie während ihrer chemotherapeutischen Behandlung nicht arbeiten konnte, hatte sie eine Idee, wie sie trotzdem ohne große Anstrengung diese Aufgabe erfüllen konnte: Als die Rosensträucher blühten, die ihren Garten begrenzten, hängte sie zusammen mit einer Gartenschere ein Schild an den Zaun, auf dem stand: «Wenn dir meine Rosen gefallen, nimm eine mit!» Es war ihr eine Freude, vom Wohnzimmerfenster aus zu beobachten, wie vorübergehende Fußgänger überrascht das Schild lasen, sich vorsichtig umschauten, bevor sie tatsächlich eine Rose abschnitten und lächelnd weitergingen, während sie an ihrer Rose rochen. Die Dinge, die uns Freude machen, müssen nicht schwierig und kompliziert sein.

Wenn der Lebenszweck fehlt

Es gibt Phasen im Leben, in denen wir uns vor Aufgaben gestellt sehen, die wir selbstverständlich übernehmen. Unabhängig davon, ob wir diese Aufgaben und die damit verbundenen Rollen selbst wählten, vermitteln sie uns einen Lebenssinn. Dies geschieht z. B., wenn wir Kinder haben, uns in eine Ausbildung oder ein Studium begeben oder berufliche oder andere Verpflichtungen eingehen.

Andererseits gibt es Lebenssituationen, in denen wir aufgefordert sind, schöpferisch zu sein und unserem Leben selbst eine neue Ausrichtung, einen neuen Sinn zu geben. In den Phasen des Übergangs und der Neuorientierung spielt dieses Thema häufig eine Rolle. Wie zum Beispiel

- nach der Schule und Ausbildung, wenn es darum geht, eine Wahl bezüglich eines Studiums oder eines Berufes zu treffen
- beim Arbeitsplatzwechsel
- beim Wechsel vom Arbeitsleben in die Rentenzeit
- in Situationen, die nicht aus eigener Initiative Veränderungen im Leben mit sich bringen, wie Trennung, Verlust des Arbeitsplatzes, Tod eines nahen Menschen, ein Unfall, eine Krankheit.

Auf den letzten Punkt bezogen, möchte ich an Karl erinnern. An seinem Beispiel konnte gesehen werden, dass der Punkt Lebenszweck für ihn eine wichtige Rolle spielte. Als er erkrankte, fühlte er sich seiner Arbeit beraubt, die für ihn der wichtigste Grund zu leben war. Bis er schließlich aktiv wurde und neue Möglichkeiten entdeckte, Sinn in seinem Leben zu finden, war dies ein äußerst schmerzhafter Verlust.

Eine Auseinandersetzung mit diesem Thema erleben wir besonders bei Frauen, die für einige Jahre ihren Lebenssinn darin sahen, für ihre Kinder zu sorgen und sie darin zu unterstützen, ihren Weg ins Leben zu finden. Die Kinder werden selbständig und brauchen die Fürsorge immer weniger, bis sie schließlich das Haus verlassen. Damit verabschiedet sich ein wichtiger Grund zu leben. Es entstehen Lücken in den routinierten Abläufen des Alltags. Dies macht eine Neuorientierung notwendig. Es geht darum, Entscheidungen darüber zu treffen, wie man seine Zeit in Zukunft sinnvoll verbringen möchte. Dann wird es zur Aufgabe, selbst aktiv zu sein, um dem Leben Sinn zu geben. Besonders wenn man sich bisher sehr von außen bestimmt und gefordert fühlte und wenig Spielraum für eigene Entscheidungen sah, kann das schwerfallen. So erging es Johanna, die mit 55 Jahren an Brustkrebs erkrankt war, nachdem sie ihre drei Kinder nach der Trennung von ihrem Mann seit 20 Jahren alleine versorgt hatte. Sie erhielt ihre Diagnose zu einem Zeitpunkt, als ihre jüngste Tochter dabei war, ihr erstes eigenes Zimmer in einem Studentenwohnheim zu beziehen. Johanna erzählte mir, dass sie ratlos ist, wenn sie sich ihr Leben in der Zukunft vorstellen sollte. All die Jahre lag ihre erste Priorität darauf, dass es den Kindern gut ging. Diese Aufgabe war erfüllt, und damit fehlten Johanna der Sinn und eine Aufgabe im Leben. Nach und nach ließ sie in sich die Idee reifen, dass ihr neuer Lebenssinn darin bestehen könnte, nun für sich selbst zu sorgen. Dies war besonders sinnvoll, da sie die Neigung hatte, sich während ihrer chemotherapeutischen Behandlungsphase körperlich zu verausgaben, statt sich Pausen zu gönnen und sich selbst zu umsorgen. Da sie so sehr auf die Kinder fixiert gewesen war, hatte sie sich nie gefragt, welche Bedürfnisse sie selbst hatte und welche Aktivitäten ihr Freude machten. Es fiel ihr zu Beginn sogar schwer, sich das Recht einzuräumen, ihr eigenes Leben und ihre eigene Gesundheit in den Mittelpunkt zu stellen. Nachdem sie dazu ihre inneren Einstellungen verändert hatte, wurde es für sie zum neuen Lebenszweck, sich selbst näher kennenzulernen. Sie experimentierte während der nächsten Monate mit verschiedenen Aktivitäten und fragte sich anschließend, wie sie sich dabei fühlte. Auf diese Weise veränderte sich ihr Alltag: So schloss sie sich zum Beispiel einer Wandergruppe an, ging in einen Chor, besuchte Kurse an der Volkshochschule und lernte auf diese Weise neue Bekannte und Freundinnen kennen. Nach einiger Zeit stellte sie fest, dass sie in der Krebserkrankung den Sinn sehen konnte, die Welt neu zu entdecken.

Kurz innehalten!

Ich atme ein und aus, lächle mir zu und nehme mich wahr.

Wie fühle ich mich gerade?

Was signalisiert mir mein Körper?

Wie könnte ich es mir leichter machen?

Meditation und kreatives Denken

In dieser Kategorie finden sich alle Aktivitäten, die für Sie Meditation bedeuten. Ich bin auf die Vielfältigkeit der Arten von Meditation bereits eingegangen (siehe Kapitel 7). Kreatives Denken und Meditation sind sehr eng miteinander verknüpft. Mit kreativem Denken sind Aktivitäten gemeint, mit denen Sie Ihre Kreativität zum Ausdruck bringen. Wir können kreativ sein, wenn es darum geht, sich Dinge vorzustellen und auszumalen – wie zum Beispiel in der Übung über die Zukunftsvision oder auch in den Meditationen dieses Buches. Wir können kreativ schreiben, malen, tanzen, singen, Musik machen, Theater spielen, handwerkeln, basteln, arbeiten, den Garten oder eine Wohnung gestalten und vieles mehr. Wenn wir Dinge auf kreative Weise machen, sind wir spielerisch, lassen aus dem Moment heraus etwas entstehen und sind in Kontakt mit unserer Intuition – es entsteht etwas aus einer inneren Bewegung heraus – aus unserer inneren Weisheit heraus. Ein Kennzeichen für kreatives Handeln ist, wie beim Spiel, das

Eintauchen in den gegenwärtigen Moment. Kreative Aktivitäten bringen Gefühle von Freude, Erfüllung, Verbundenheit und das Gefühl, mit seiner inneren Mitte eins zu sein.

Ernährung

Bitte denken Sie daran, dass es beim Zwei-Jahres-Gesundheitsplan um einen Freudeplan geht. Es geht also nicht darum, den Plan zu nutzen, um sich zu etwas zu zwingen. Vielmehr geht es darum, sich zu helfen, etwas, was man gerne tun möchte, weil es Freude macht, tatsächlich zu tun. In Bezug auf Ernährung sind alle Aktivitäten gemeint, die mit Ernährung und Freude zu tun haben. Vielleicht macht es Ihnen Freude, einen Ausflug auf den Wochenmarkt zu machen und es zu genießen, frische Lebensmittel einzukaufen, um anschließend im Straßencafé die Sonne zu genießen. Weitere mögliche Aktivitäten könnten das gemeinsame Essen mit der Familie oder Freunden sein, gemeinsames Kochen, in aller Ruhe neue Rezepte ausprobieren oder kreieren, Restaurantbesuche und vieles mehr.

Körper

Hier sind alle Aktivitäten gemeint, die Ihrem Körper guttun. Dabei kann es sich einerseits um Bewegung wie Laufen, Nordic Walking, Schwimmen, Radfahren, Wandern, Skifahren, Krafttraining, Fußballspielen oder etwas anderes handeln. Es sind hier aber auch entspannende Aktivitäten gemeint, in denen Sie Ihrem Körper etwas Sanftes, Angenehmes gönnen wie zum Beispiel das Wohlfühlbad in der Wanne, eine Massage, der Besuch bei der Kosmetikerin oder beim Friseur, die Sauna, das Sonnenbaden oder vieles andere mehr.

Soziale Unterstützung

Die Aktivitäten dieser Kategorie haben mit Zeiten zu tun, in denen Sie sich im Kontakt mit Menschen befinden, die Ihnen guttun. Das kann der Besuch der Freunde sein, das Gespräch mit Menschen, von denen wir uns verstanden fühlen, es kann die Sitzung in einer Selbsthilfegruppe sein, das Familientreffen oder das lange Telefongespräch mit einer Freundin. Wichtig ist hier nur: Es geht nicht um Aktivitäten, in denen Sie andere unterstützen, sondern darum, dass Sie selbst empfinden: «Dieser Mensch, diese Gruppe tut mir gut.» Da es wichtig ist, Ihre Hoffnung und Ihr Vertrauen zu wahren, ist es ebenso wichtig, sich zu fragen, welche Menschen Sie darin unterstützen. Es müssen dies nicht unbedingt Menschen sein, die von Ihrer Krankheit wissen!

Spiel

Diese Kategorie ist deshalb so unverzichtbar, weil sie dazu verhilft, in äußerst kurzer Zeit Energie aufzutanken. Dies ist besonders wichtig, wenn wir uns in Lebenssituationen befinden, die kräftezehrend wirken – wie zum Beispiel Krankheit. Mit Spiel sind hier alle Aktivitäten gemeint, die Ihnen einfach Spaß machen, ohne einen tieferen Sinn erfüllen oder zu einem bestimmten Ergebnis führen zu müssen. Viele der Aktivitäten, mit denen wir im Alltag zu tun haben, können wir auf ernste, angestrengte Weise oder aber spielerisch durchführen. Probieren Sie es aus. Neulich nahm mich mein Mann völlig unvermittelt an die Hand und begann, wie ein Kind zu hüpfen. Ich ließ mich darauf ein. Lachend hüpften wir zu zweit durch die Fußgängerzone, was zu einigem Kopfschütteln und Schmunzeln bei den Menschen führte, die uns beobachteten. Bei der Erstellung Ihres Gesundheitsplans ist es wichtig, dass Sie bei der Kategorie Spiel Aktivitäten wählen, die Sie zum Lachen bringen. Sie sollen Ihnen helfen, ein Gefühl von Leichtigkeit hervorzurufen, und Sie dazu bringen, mit Ihrer Aufmerksamkeit in der Gegenwart zu sein. Damit machen Sie Urlaub von der Krankheit oder anderen ernsten Angelegenheiten. Nehmen Sie für diese Kategorie Ihre Spieleliste als Anregung.

Ich erinnere mich an viele schöne Erlebnisse mit Krebspatienten, die mit Spiel zu tun haben. Hier dazu zwei Beispiele:

1. Ein besonders beeindruckendes Erlebnis: Ich klingelte bei Willi, den ich zu einem sehr späten Stadium seiner Erkrankung zu Hause besuchte. Seine Frau öffnete mir die Tür und führte mich in das Wohnzimmer, wo Willi in seinem Pflegebett saß und mir zuwinkte. Während ich an sein Bett trat und meine Hand ausstreckte, um ihn zu begrüßen, betätigte er überraschend die elektronische Bedienung und ließ sich mit der Liegefläche höher und höher in Richtung der Zimmerdecke liften. Währenddessen strahlte er mich von oben an und winkte mir huldvoll zu – ähnlich wie ein König aus seiner Pferdekutsche seinem Volk zuwinken würde. Er, seine Frau und ich brachen in schallendes Gelächter aus. Dieser kurze Augenblick hatte trotz seiner Symbolik und der Mitteilung, die Willi damit machte, etwas extrem Komisches. Es war befreiend, laut zu lachen. Das gab uns Kraft für das anschließende Gespräch.

2. Simone, von der ich im Kapitel 9 unter «Plane, als würdest du ewig leben, und sei bereit, heute zu sterben» ausführlicher berichtete, war traurig darüber, dass sie seit der Verschlechterung ihrer Krankheit keinen Kontakt mehr zu ihren Freunden und Freundinnen hatte. Sie erzählte, dass sie mit ihrem Mann in regelmäßigen Abständen einen Spieleabend veranstaltet hatte und mit befreundeten Paaren spielte, wobei viel gelacht und gescherzt wurde. Diese Abende hatten seit vielen Wochen nicht mehr stattgefunden. Das bedeutete gleichzeitig, dass sie ihre Freunde nicht mehr traf. Simone wollte nicht über ihre Krankheit und darüber, wie es ihr ging, «reden müssen», denn sie befürchtete, sich dabei schlecht zu fühlen. Aus diesem

Grund hatte sie die Termine bis auf weiteres abgesagt. Gleichzeitig konnte sie sich aber auch nicht vorstellen, die Kraft zu haben, über mehrere Stunden sitzen zu können und aktiv zu sein beim Spiel. Schließlich fand sie für sich eine Lösung: Sie schrieb ihren Freunden einen Brief, in dem sie ihnen mitteilte, dass sie sie gerne wieder einmal treffen würde, um zu spielen. Da sie aber nicht wisse, ob sie das über längere Zeit körperlich durchstehen könnte, bat sie ihre Freunde, für Essen und Trinken zu sorgen und sich zu überlegen, ob es für sie akzeptabel sei, den gemeinsamen Abend eventuell frühzeitig zu beenden und wieder zu gehen, wenn Simone sich zurückziehen wollte. Alle eingeladenen Freunde freuten sich über ihr Schreiben und sagten zu. Einige Tage nach dem vereinbarten Termin berichtete sie mir, dass sie es selbst nicht fassen konnte: Sie hat sich an dem Spieleabend so wohl gefühlt und gefreut, dass sie und ihr Mann erst um 3:00 Uhr nachts zu Bett gegangen sind. Sie hatte die Zeit beim Spiel völlig vergessen und war über all die Stunden auch körperlich wohlauf gewesen. Sie sagte, sie sei mit einem Lächeln eingeschlafen.

Schritte zum persönlichen Zwei-Jahres-Gesundheitsplan

Auf den folgenden Seiten finden Sie den persönlichen Freudeplan von Karl und die Schilderung, wie er ihn Schritt für Schritt erstellte. Dieses Beispiel soll veranschaulichen, wie Sie selbst bei Ihrem eigenen Plan vorgehen können.

Um zu vermeiden, dass die Erfüllung der auf dem Freudeplan definierten Ziele als Zwang und Pflicht empfunden wird, werden nur die ersten neun Monate konkretisiert.

Wie Sie Ihren persönlichen Zwei-Jahres-Gesundheitsplan erstellen

Beispiel: Karls Freudeplan

Grundlage sind folgende Listen: Gute Gründe zu leben, Positive Nebeneffekte aus der Erkrankung, Freudeliste

Kategorie	3 Monate	6 Monate	9 Monate	12 Monate	15 Monate	18 Monate	21 Monate	24 Monate
Lebenszweck	1 x pro Monat Brunch	2 x pro Monat Brunch	3 x pro Monat Brunch	-	-	-	-	3 pro Monat Brunch
Meditation		1 x in 14 Tagen ½ h	1 x pro Woche ½ h	-	-	-	-	5 x pro Woche ½ h
Soziale Unterstützung			1 x alle 2 Monate	-	-	-	-	1 x pro Monat Spieleabend
Körper				-	-	-	-	5 x pro Woche Waldlauf
Ernährung					-	-	-	1 x pro Woche Restaurantbesuch
Spiel						-	-	1 x in 2 Monaten ins Fußballstadion

1. Nehmen Sie zunächst folgende Listen, die Sie in den vorigen Kapiteln erarbeitet haben, zur Hand: die Liste Ihrer **guten Gründe zu leben,** Ihre **Freudeliste** und die **Liste der positiven Nebeneffekte** aus der Erkrankung.

   Karls gute Gründe zu leben: die Arbeit, die Beziehung zu meiner Frau, meine Kinder, verschiedene Kulturen kennenlernen.

   Aus Karls Freudeliste: Ins Fußballstadion gehen mit meinen Kindern, Spieleabende mit Freunden, Angeln, Spaziergänge im Wald, Reisen, in ein klassisches Konzert gehen, ins Kino gehen, Joggen, Trampolin springen, Brunch am Sonntagmorgen, im Gras liegen und in den Himmel schauen, ...

   Aus Karls Liste der positiven Nebeneffekte aus der Erkrankung: Zeit für meine Familie; Zeit, mich selbst besser kennenzulernen; Meditation; Angeln gehen; Zeit mit unseren Freunden; ich erfahre mehr Zuwendung von meinen Arbeitskollegen und Vorgesetzten; mir wird bewusst, wie viele Menschen mich mögen; die Termine, die ich jetzt habe, drehen sich alle um mich – ich fühle, dass ich mir und anderen wichtig bin; ich befasse mich mit neuen wichtigen Themen – entdecke Neues.

2. Während Sie Ihre Listen durchlesen und auf sich wirken lassen, fallen Ihnen vielleicht einige Dinge auf, denen Sie in Ihrem zukünftigen Leben mehr Zeit widmen möchten, als Sie es bereits tun. Vielleicht haben Sie auch die Befürchtung, dass Sie für manche der Dinge, für die Sie sich jetzt Zeit nehmen, keine Zeit mehr haben, wenn Sie wieder gesund sind.

Karl wollte auf folgende Faktoren nicht verzichten, wenn er wieder zur Arbeit ging: Gemeinsame Zeit mit meiner Frau und meinen Kindern, geführte Meditation, Zeit mit meinen Freunden; Joggen im Wald.

3. Ordnen Sie die Ihnen wichtigsten Dinge aus Ihren drei Listen den oben beschriebenen Kategorien zu. Es kann sein, dass es interessant ist zu erkennen, welche der Kategorien für Sie besondere Bedeutung haben. Sie haben die Wahl, welche Punkte aus Ihren Listen Sie welchen Kategorien zuordnen. Die meisten der Aktivitäten, die uns guttun, können wir verschiedenen Kategorien zuordnen. So kann zum Beispiel der Spaziergang mit dem Hund der Kategorie Körper (Bewegung), dem Spiel (z. B. Freude, sich mit dem Hund zu befassen und mit ihm zu spielen), der sozialen Unterstützung (z. B. wenn Sie anderen Hundebesitzern begegnen, mit denen Sie sich wohl fühlen), der Meditation, (z. B. wenn Sie die Landschaft genießen und zur Ruhe finden) oder dem Lebenssinn (z. B. wenn es Sie erfüllt, sich mit dem Hund zu verständigen und mit ihm zu trainieren) zugeordnet werden. Die einzige Kategorie, die ich beim Beispiel des Hundespazierganges nicht genannt habe, ist die Ernährung, aber sicherlich lassen sich auch dazu Gründe finden ... Vielleicht kommen Sie auf Ihrer Runde an Ihrem Lieblings-Imbiss-Stand vorbei ...

Karl ordnete seine wichtigen Punkte folgenden Kategorien zu:

Gemeinsame Zeit mit meiner Frau und meinen Kindern = **«Lebenszweck»**.

Geführte Meditationen = **«Meditation und kreatives**

Denken». Zeit mit unseren Freunden = **Soziale Unterstützung**. Joggen im Wald = «**Körper**». In Ruhe das Essen genießen bei einer feierlichen Mahlzeit mit seiner Frau = «**Ernährung**», ins Fußballstadion gehen = «**Spiel**».

Achten Sie darauf, die Ihnen wichtigen Faktoren aus Ihren Listen in Aktivitäten umzusetzen. Wenn Sie zum Beispiel das Zusammensein mit Ihren Freunden genannt haben, fragen Sie sich in einem nächsten Schritt, welche Dinge Sie gerne mit Ihren Freunden machen. Dies ist wichtig, damit Sie in Ihren Vorstellungen und in der Umsetzung nicht zu generell bleiben und stattdessen in das konkrete Handeln finden. Im Gesundheitsplan notieren Sie konkrete Aktivitäten.

Beispiel von Karl: Er hatte die gemeinsame Zeit mit seiner Frau und seinen Kindern genannt und in die Kategorie «**Lebenszweck**» eingeordnet. Auf die Frage «Welche Aktivitäten genießt du mit deiner Frau und deinen Kindern, was machst du gerne mit ihnen?» war seine Antwort: «Ich genieße den Brunch mit meiner Familie am Sonntagvormittag.»

4. Schreiben Sie Ihre erste Kategorie in den Plan. Bei **Karl**: «Lebenszweck».

5. Fernziel: Notieren Sie in die Spalte «24 Monate», wie häufig und wie lange Sie diese Aktivität wöchentlich oder monatlich in zwei Jahren machen möchten. **Beispiel von Karl:** dreimal im Monat einen Brunch von etwa zwei Stunden.

6. Fragen Sie sich nun, wie viel Zeit Sie momentan mit dieser Aktivität verbringen. **Beispiel von Karl:** zur Zeit,

als er den Plan erstellte, hatte er zweimal im Monat einen Brunch mit seiner Familie.

7. Nehmen Sie sich als erstes Mindestziel die Hälfte von dem vor, was sie momentan sowieso schon tun, und notieren Sie dieses Mindestziel in die Spalte «3 Monate». **Beispiel von Karl:** Die Hälfte von den momentanen zwei Brunches im Monat ist ein Brunch pro Monat. Also notiert er sich in die Spalte «3 Monate»: ein Brunch pro Monat als Mindestziel. Nach drei Monaten überprüft er, ob er sein Mindestziel in den letzten drei Monaten erreicht hat.

8. Steigern Sie in Ihrem Plan Ihr Mindestziel in den Spalten «6 Monate» und «9 Monate». **Beispiel von Karl:** nach sechs Monaten möchte er feststellen, dass er mindestens zweimal pro Monat einen Brunch mit seiner Familie oder Freunden hatte, nach neun Monaten will er überprüfen, dass er mindestens dreimal im Monat einen Brunch mit seiner Familie oder seinen Freunden hatte.

9. Gehen Sie auf dieselbe Weise mit ihrer zweiten und dritten Aktivität, die Sie gerne öfters machen wollen, vor. Dabei überprüfen Sie, ob Sie Ihre Mindestziele erreicht haben, erst nach sechs und dann nach neun Monaten. **Beispiel von Karl:** Meditation wollte er eigentlich täglich machen in zwei Jahren. Wir empfehlen Ihnen – außer dem Spiel – sich nichts täglich vorzunehmen, um Frustration zu vermeiden, wenn Sie es einmal nicht geschafft haben. In den Plan schreiben Sie Ihre Mindestziele, Sie können von allem ab heute viel mehr machen. Also nahm Karl sich vor, in zwei Jahren mindestens fünfmal in der Woche für eine halbe Stunde zu meditieren. Als er den Plan erstellte, meditierte er einmal in der Woche. Folg-

lich nahm er sich vor, in sechs Monaten zu überprüfen, ob er mindestens einmal in zwei Wochen meditiert hatte. Nach demselben Prinzip verfuhr Karl mit seinem dritten Ziel, dem Spieleabend mit Freunden, den er in die Kategorie **«Soziale Unterstützung»** einordnete.

10. Für Ihre weiteren nächsten drei Aktivitäten, die Sie steigern möchten, notieren Sie sich nur Ihr **Fernziel** mit der Frage: «Wie viel Zeit möchte ich in zwei Jahren mit dieser Aktivität monatlich oder wöchentlich verbringen?

Kurz innehalten!

Ich atme ein und aus, lächle mir zu und nehme mich wahr.

Wie fühle ich mich gerade?

Was signalisiert mir mein Körper?

Wie könnte ich es mir leichter machen?

Das Prinzip des Zwei-Jahres-Gesundheitsplans

Bitte beachten Sie, dass Ihr Plan ein Freudeplan werden soll und dass es unmöglich sein soll, Ihre Ziele zu verfehlen.

Aus diesem Grund ist der Plan so entwickelt, dass Sie sich Mindestziele setzen, die Sie unmöglich verfehlen können.

Ein Beispiel: Susanne nahm sich vor, fünfmal in der Woche eine halbe Stunde joggen zu gehen. Sie hatte gerade damit begonnen und es in den vergangenen vier Wochen zweimal getan. Dabei hatte sie bemerkt, dass sie zehn Minuten lang joggen konnte, bevor sie Seitenstechen bekam und nach Luft schnappte. Sie hatte sich seitdem nicht mehr dazu überwinden können. Wenn sie jetzt an das Joggen dachte, hatte sie das Gefühl, versagt zu haben, und war frustriert. Ihr war es wichtig, sich mehr zu bewegen, sie konnte es aber nicht umsetzen. Um sicher sein zu können, dass sie es in Zukunft öfters tat, war es wichtig, ihren Plan zu verändern. Erstens war es sinnvoll, sich zu fragen, warum sie joggen wollte. Sie war davon überzeugt, dass es ihrer Gesundheit guttat. Aber machte es ihr Spaß? Als sie sich diese Frage ehrlich beantwortete, musste sie sie verneinen. Es machte ihr mehr Spaß, sich Bewegung zu verschaffen beim Schwimmen oder Tanzen. Also wählte sie für ihren Zwei-Jahres-Gesundheitsplan in der Kategorie «Körper» das Schwimmen

Gestalten Sie Ihren Zwei-Jahres-Gesundheitsplan so, dass Sie bei der Überprüfung feststellen, dass Sie Ihre Mindestziele nicht nur mit Leichtigkeit erreicht, sondern sogar übertroffen haben.

und Tanzen. Da dieser Plan so konzipiert ist, dass er nach dem Belohnungsprinzip arbeitet, setzte sie sich Mindestziele, die sie nicht verfehlen konnte: Zunächst fragte sie sich, wie viel Zeit sie in zwei Jahren mit Tanzen oder Schwimmen wöchentlich verbringen wollte. Sie nahm sich vor, es fünfmal in der Woche für eine halbe Stunde zu tun. Dann fragte sie sich, wie viel Zeit sie momentan damit verbrachte. Sie kam auf einmal in zwei Wochen. Das Ziel beim Zwei-Jahres-Gesundheitsplan ist, dass wir bei der Überprüfung feststellen, dass wir unsere Mindestziele mit Leichtigkeit erreichen oder sogar übertreffen. Aus diesem Grund notiert sich Susanne zum ersten Überprüfungstermin (nach drei Monaten) als Mindestziel die Hälfte dessen, was sie gerade sowieso schon tat. Also: einmal im Monat. Der gewünschte Effekt ist der, dass sie auf ihren Plan sieht und dabei feststellt: «Ich mache jetzt schon mehr, als ich mir mindestens vorgenommen habe.» Damit hat sie das Gefühl, erfolgreich zu sein. Dies ist deshalb wichtig, weil wir die Dinge, die wir als Erfolgserlebnis abspeichern, noch öfters machen möchten, während wir Dinge, in denen wir Frustration erleben, meiden. Diese Art, sich einen Plan zu erstellen, entspricht nicht dem, wie wir es in unserem Kulturkreis gewohnt sind, Pläne zu machen. Aus diesem Grund fiel es auch Susanne schwer, das Prinzip zu verstehen. Sie dachte fälschlicherweise, sie dürfte nicht öfters als einmal im Monat schwimmen oder tanzen. Stattdessen ist der Plan so gemeint, dass sie es viel öfter machen darf, aber nicht muss. Wenn sie bereits nach zwei Wochen feststellt, dass sie ihr Mindestziel weit übertroffen hat, kann sie den Plan entsprechend ändern und als Mindestziel die Hälfte dessen eintragen, was sie heute schon tut.

Der Zwei-Jahres-Gesundheitsplan soll ein lebendiger Plan sein, der ständig veränderbar ist. Deshalb füllen Sie ihn bitte mit Bleistift aus oder führen Sie ihn elektronisch.

Außerdem soll die Überprüfung der Mindestziele zunächst nur für die ersten drei Kategorien (und damit für die nächsten neun Monate) konkretisiert werden. Für die Kategorien 4, 5, 6 soll zwar ein Fernziel (in zwei Jahren) formuliert sein, aber die Kontrolle, inwieweit sie umgesetzt sind, erst später erfolgen (wenn andere Ziele bereits erreicht sind) oder dann, wenn eine der letzten Kategorien größere Bedeutung bekommt und deshalb nach oben rutscht. Damit soll ein rigider Umgang mit dem Plan vermieden werden.

ÜBUNG 19: ERSTELLEN SIE IHREN PERSÖNLICHEN GESUNDHEITSPLAN

Sie finden auf der folgenden Seite eine Kopiervorlage dazu.

Freudeplan (nach O. Carl Simonton)

Mein persönlicher Zwei-Jahres-Gesundheitsplan

Grundlage sind folgende Listen: Gute Gründe zu leben, Positive Nebeneffekte aus der Erkrankung, Freudeliste

Kategorie	3 Monate	6 Monate	9 Monate	12 Monate	15 Monate	18 Monate	21 Monate	24 Monate
	■	■	■					
		■	■	■				
				■				
				■	■			
					■			

Autonomie – Unabhängigkeit von den Entscheidungen anderer

Es besteht die Gefahr, dass wir uns von anderen Menschen abhängig machen, wenn es darum geht, unsere Bedürfnisse zu erfüllen. Besonders wenn Sie es eher gewohnt sind, Rücksicht zu nehmen und erst einmal dafür zu sorgen, dass die anderen sich wohl fühlen, kann es leicht geschehen, dass Sie sich selbst zu sehr zurücknehmen. Wir haben dann die Tendenz, uns zu sagen: «Ich würde ja gerne ab und zu in ein Jazzkonzert gehen. Aber in unserer Familie teilt niemand diese Interessen mit mir, deshalb komme ich nicht dazu.» Das ist aus mehreren Gründen keine gesundheitsfördernde Entscheidung.

1. Es bedeutet, dass ich einen Teil meiner Wünsche und Bedürfnisse nicht erfülle. Die Erfüllung unserer Bedürfnisse ist, besonders wenn wir gesund werden wollen, ein wesentlicher Faktor, um unsere Selbstheilungskräfte zu unterstützen.

2. Ich mache mich abhängig von meinen Mitmenschen, das führt zu Gefühlen von Hilflosigkeit und kostet Energie.

3. Wichtige Bedürfnisse nicht zu erfüllen schafft Disharmonie in mir selbst, ich fühle mich im «Mangel». Es kostet Energie, diesen Mangel auszuhalten.

4. Es besteht die Gefahr, dass ich (unbewusst) einen inneren Groll in mir aufbaue gegen mich selbst und gegen die anderen, die mir – obwohl sie es meiner Meinung nach sollten – nicht helfen, meine Bedürfnisse zu erfüllen, und deshalb schuld daran sind, dass ich darauf verzichte. Einen Groll mit mir zu tragen und nicht nach außen dringen zu lassen, kostet Kraft und Energie.

5. Groll, den ich mit mir trage, hat einen negativen Einfluss auf meinen biochemischen Haushalt und sorgt für körperliche Anspannung und Stress. Irgendwann sucht sich die An-

spannung einen Ausweg und führt zur Explosion, die sich in Wut und Schuldvorwürfen ausdrückt, oder zu einer inneren Explosion (Implosion), die sich in Krankheit ausdrückt. Es ist generell nicht schlecht, wenn es zur Entladung aufgestauter Anspannung kommt. Zum Problem wird es nur, wenn sie unkontrolliert und ungeschützt geschieht. Dann besteht die Gefahr, dass ich mich hinterher noch schlechter fühle, weil ich überreagiert habe oder vielleicht meine Ladung an der falschen Stelle hochging. Eine weitere Gefahr ist, dass sich die aufgestaute Ladung des Grolls gegen mich selbst richtet und ich krank und energielos werde.

Die einzige Lösung, die aus diesem Dilemma herausführt, ist, die Verantwortung für mein Leben und die Erfüllung meiner Bedürfnisse zu übernehmen. Dazu kann eine Arbeit mit meinen inneren ungesunden Einstellungen hilfreich sein.

Beispiel Ilse

Ilse war 62 Jahre alt, als sie 1997 an einem unserer Seminare teilnahm. Sie war an fortgeschrittenem Brustkrebs erkrankt und hatte Metastasen in der Lunge. Als sie sich mit ihrem Zwei-Jahres-Gesundheitsplan beschäftigte, wurde sie traurig. Einer ihrer wichtigsten Gründe zu leben war, Großmutter zu sein. Als ich sie fragte, wie viele Enkel sie hätte, sagte sie: «Keine.» Sie hatte aber einen Sohn und eine Tochter, die über dreißig Jahre alt waren. Sie hatten beide nach ihrem Studium angefangen zu arbeiten und schienen sich über Familienplanung noch keine Gedanken zu machen. Ilse hatte nach Recherchen im Internet und im Gespräch mit ihrem Onkologen gefolgert, dass sie bei ihrem Krankheitsbild eine gute Chance hatte, noch zwei Jahre zu leben. Deshalb war sie davon überzeugt, dass sie es nicht mehr erleben würde, dass ihre Kinder heiraten und selbst Kinder bekommen würden. Das machte sie sehr traurig. Als wir sie nach ihren Vorstellungen fragten, die sie damit verknüpfte, Großmutter zu sein, erzählte sie davon, wie sie sich selbst umgeben von ihren Enkelkindern sah, mit ihnen Bilderbücher anschaute und ihnen vorlas. In einer zweiten Vorstellung sah sie sich an einem sonnigen Tag in ihrem Garten sitzend Babyhöschen und Jäckchen stricken und häkeln, während die Vögel zwitschern. Während sie davon sprach, lächelte sie, und wir alle lächelten mit ihr. Ich schlug ihr vor, am nächsten Tag Strick- und Häkelanleitungen sowie Wolle zu besorgen und sofort mit ihren Handarbeiten zu beginnen. Verblüfft starrte sie mich an und sagte, das sei eine verrückte Idee, denn es wären ja schließlich keine Babys da, die ihre Strampelhöschen und Jäckchen tragen könnten. Aber es leuchtete ihr ein, dass es ihr niemand verbieten kann, zu stricken und zu häkeln – unabhängig davon, ob es für ihre eigenen Enkelkinder ist oder nicht. Sie war davon überzeugt, dass sie einen vernünftigen Grund dafür haben müsste – nämlich eigene Enkelkinder –, um das zu tun, was ihr Freude bereitete. Sie änderte diese Ansicht und beschloss, dass der vernünftige Grund darin liegt, dass sie Vergnügen dabei hat und damit ihr Immunsystem unterstützt, wenn sie Babysachen herstellt. Also kaufte sie tatsächlich Wolle und Strickmuster und machte sich an die Arbeit. Bei einem unserer nächsten Treffen zeigte sie uns voller Freude die Fotos aus ihren Anleitungen und ihre bereits gefertigten Babysachen. Nach einigen Wochen berichtete sie, dass ihre Kinder zu einer Familienfeier nach Hause gekommen waren und mit Erstaunen ihre Handarbeiten entdeckten. Sie wunderten sich und schauten sie fragend an. Ilse sagte: «Macht euch keine Gedanken, das gehört zu meinem Behandlungsplan.» Zwei Jahre später erhielt ich im Sommer einen Anruf. Als ich den Hörer ans Ohr hielt, hörte ich Vogelgezwitscher. Dann flötete eine fröhliche Frauenstimme: «Hallo, Cornelia, rate mal, was ich mache!» Ich erkannte ihre Stimme und sagte: «Hallo, Ilse, du sitzt im Garten und häkelst oder strickst Babysachen.» Sie bestätigte meine Vermutung und berichtete mir davon, dass es jetzt tatsächlich für ihr erstes Enkelkind ist, das in wenigen Wochen zur Welt kommen sollte. Sie war so voller Freude und Dankbarkeit, dass sie das tatsächlich erleben durfte und wider Erwarten bei guter Gesundheit war. Heute ist ihre erste Enkeltochter mit ihren fünfzehn Jahren in der Pubertät, und Ilse, die ich vor einigen Wochen bei bester Gesundheit traf, ist stolz auf sie und ihre weiteren drei Enkelkinder, die sie inzwischen hat.

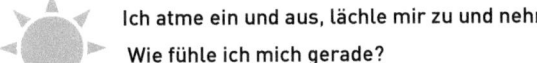

Kurz innehalten!

Ich atme ein und aus, lächle mir zu und nehme mich wahr.

Wie fühle ich mich gerade?

Was signalisiert mir mein Körper?

Wie könnte ich es mir leichter machen?

12

Unterstützung und Kommunikation

Die Rolle der Unterstützungspersonen

Von einer Krebsdiagnose ist in aller Regel nicht nur ein einziger Mensch – der Patient oder die Patientin – betroffen. Zunächst einmal betrifft es natürlich auch die nächsten Menschen, mit denen man zusammenlebt: Partnerinnen, Partner, Kinder, Eltern, Geschwister, enge Freunde, weitere Familienangehörige und Kollegen. Aber auch weiter entfernte Menschen, die uns kennen oder zu kennen glauben, fühlen sich häufig mitbetroffen. Als meine Mutter erkrankte, teilten mir und meiner Mutter unbekannte Menschen ihr Mitgefühl mit und gaben uns Informationen, Ratschläge und Tipps. Allein schon die Nachricht, dass jemand im näheren oder weiteren Umfeld an Krebs erkrankt ist, löst häufig eine Welle von Mitbetroffenheit aus. Das ist zum einen tröstlich, hilfreich und berührend, andererseits kann das auch zu Schwierigkeiten führen. Jeder geht mit seiner Betroffenheit auf seine Weise um und ist dabei mit seinen eigenen Erfahrungen, Gefühlen und Ängsten konfrontiert. Dies kann mitunter zu sonderbaren Situationen führen. Christine erzählte mir, dass sie beim Bäcker von einer Nachbarin angesprochen wurde: «Christine, ich habe gehört, du hast Krebs. Oje, das tut mir leid. Meine Mutter ist auch daran gestorben, wie du vielleicht weißt.» Solche Reaktionen sind nicht ungewöhnlich. Wie wir wissen, sind in unserem Gehirn bestimmte Eindrücke und Worte mit Erfahrungen aus unserer Vergangenheit gekoppelt. Allein schon das Wort «Krebs» führte bei der Nachbarin dazu, dass die Impulse von Hirnzelle zu Hirnzelle automatisch so weitergeleitet wurden, wie sie sie einmal abgespeichert hatte. Ohne sich darüber bewusst zu sein, welche verletzende Wirkung ihre Gedanken auf Christine hatten, sprach sie aus, was sie dachte. Ich schilderte Ihnen in einem der ersten Kapitel, wie meine Betroffenheit meiner Mutter schadete. Solche Dinge können jedem von uns passieren, wenn wir unaufmerksam, müde oder angespannt sind. Trotzdem wirken sie verletzend. Wenn wir für jemanden unterstützend da sein möchten, ist es zunächst einmal gut, uns so bewusst wie möglich darüber klar zu sein, wie es uns selbst gerade mit dem Thema des anderen geht. Das bedeutet, mit der eigenen Betroffenheit, den eigenen Ängsten umzugehen und gegebenenfalls dafür Hilfe in Anspruch nehmen.

Goldene Regeln für einen gemeinsamen Weg zur Heilung

Die nun folgenden Ratschläge gelten für Erkrankte ebenso wie für die Menschen, die ihnen zur Seite stehen. Am besten sprechen Sie miteinander darüber und tauschen sich aus, wie Sie das, was Ihnen wichtig erscheint, gemeinsam umsetzen können.

Eigene Bedürfnisse

Wenn Sie jemandem unterstützend zur Seite stehen möchten, ist dies die erste wichtige Regel. Nehmen Sie Ihre eigenen Gefühle und Bedürfnisse wahr. Nutzen Sie dazu die beiden Arbeitsblätter im Kapitel 4 unter «Gefühle wahrnehmen». Wir selbst sind für unsere Gefühle verantwortlich. Das bedeutet, ich selbst bin aufgefordert, auf meine negativen Gefühle einzugehen und mich zu fragen, was ich tun kann, damit es mir wieder besser geht. Damit übernehme ich «Verantwortung». Nicht der Mensch, den ich unterstützen möchte, ist für meine Gefühle verantwortlich und auch sonst niemand anderes. Wir empfinden sogenannte negative Gefühle dann, wenn wir nicht dafür sorgen, dass unsere wichtigsten Bedürfnisse erfüllt sind. Besonders wenn wir für jemanden anderen da sein möchten, ist es absolut notwendig, gut für uns zu sorgen, damit wir dem, dem wir eigentlich helfen möchten, nicht zur Last fallen. Ich erlebe immer wieder, dass ich von Patienten gebeten werde, ihren Partnern oder Partnerinnen zu helfen, weil sie sich um sie Sorgen machen. Achten Sie darauf, genug zu schlafen. Sorgen Sie für gutes Essen und dafür, genug zu trinken. Treffen Sie sich mit Menschen, mit denen Sie sprechen können. Arbeiten Sie daran, eigene ungesunde Überzeugungen in gesundheitsfördernde Überzeugungen umzuwandeln, und nehmen Sie sich Zeit, um auf Ihre Weise zu meditieren und die gesunden inneren Überzeugungen zu verinnerlichen. Machen Sie hin und wieder Pause von den Problemen, indem Sie gezielt Aktivitäten nachgehen, die Sie alles andere vergessen lassen, die Sie entspannen und Ihnen guttun. Ihre Bedürfnisse wahrzunehmen bedeutet nicht, dass Sie sie jederzeit sofort erfüllen müssen. Es bedeutet jedoch, sie sich bewusst zu machen und sich selbst zu versprechen, dass Sie ihnen nachgehen werden. Nehmen Sie sich dafür einen Zeitpunkt vor. Vielleicht werden Sie jetzt gerade gebraucht, um einen Tee zu kochen oder gemeinsam einen Arztbesuch zu machen, spüren aber gleichzeitig Ihr Bedürfnis nach Bewegung. Sie nehmen den Wunsch wahr, joggen zu gehen, um zu frischem Sauerstoff zu kommen. Nehmen Sie dieses Bedürfnis zur Kenntnis und treffen Sie mit sich selbst eine Abmachung, wann Sie es erfüllen werden. Sprechen Sie mit dem Menschen, für den Sie da sein wollen, darüber und klären Sie eventuell gemeinsam, wann dafür die beste Zeit ist. Ich erinnere mich bei diesem Thema an die Anweisungen, die wir kurz nach dem Start eines Flugzeuges für Notfälle erhalten: Uns wird erklärt, dass im Fall eines Sauerstoffmangels

Masken von der Decke fallen, die wir als Erstes uns selbst aufsetzen sollen. Nicht dem Kind nebenan und nicht der alten Dame im Nachbarsitz, sondern zuerst uns selbst. Wir können nicht helfen, wenn wir selbst keine Luft zum Atmen haben. Sorgen Sie also gut für sich, damit Sie in guter Stimmung sein können und Kraft haben, um da zu sein, wenn Sie gebraucht werden. Natürlich ist es richtig, in Notsituationen die Erfüllung unserer eigenen Bedürfnisse hintanzustellen. Aber Notsituationen sollten nur kurzfristig – einige Stunden – oder einen Tag lang unsere ganze Aufmerksamkeit beanspruchen. Anschließend ist die Ausgleichung der Waage wichtig. Gerade in Notsituationen ist es ist wichtig, nicht alleine zu sein.

Vergrößern Sie Ihr Unterstützungssystem

Die Überschrift dieses Absatzes könnte auch lauten: Machen Sie es sich leicht. Wenn ein schwieriges Ereignis in unser Leben tritt, haben wir Menschen (wie die Tiere) den natürlichen Wunsch, uns zurückzuziehen. Wir suchen Schutz vor Einflüssen von außen und brauchen unsere Energie, um uns auf uns selbst und den Umgang mit den Schwierigkeiten zu konzentrieren. Nach einer Zeit des Rückzuges öffnen wir uns langsam wieder und halten Ausschau nach Möglichkeiten des Kontakts. Sprechen Sie gemeinsam darüber, wen Sie in Ihr Unterstützungssystem aufnehmen möchten. Fragen Sie sich gemeinsam, welche Menschen Ihnen guttun und für welche Aktivitäten Sie sie um Hilfe bitten möchten. Wenn Sie Familie haben, fragen Sie sich, welche kleinen und großen Aufgaben Sie delegieren können. Väter und Mütter haben die Tendenz, für ihre Familie möglichst lange so zu tun, als ob alles beim Alten bliebe. Sie kommen weiterhin so gut wie möglich ihren Aufgaben nach, obwohl es sie – besonders in Phasen der Behandlung – mehr Kraft als gewöhnlich kostet und häufig zur Überforderung führt. Wenn Sie spüren, dass es Dinge gibt, die Sie Überwindung kosten, ist es sinnvoll, sich zu überlegen, ob diese Aufgaben wirklich nötig sind und ob Sie sie von anderen erledigen lassen können. Bitten Sie Ihre Familienangehörigen und Freunde um Hilfe. Vielleicht gibt es Menschen, die bereit sind, zu kochen oder andere Aufgaben im Haushalt zu übernehmen. Wenn Sie Kinder haben, beziehen Sie sie mit ein. Es ist besser, Ihre Kräfte zu nutzen, um zusammen mit Ihren Kindern Aktivitäten zu haben, die Spaß machen, statt sich für sie aufzureiben. Delegieren Sie auch Aufgaben, die Sie eigentlich tun können, aber nicht gerne machen, um Ihre Kräfte zu schonen. Fragen Sie sich nicht: «Kann ich das noch schaffen?», sondern: «Wie können wir es uns leichter machen?» Wenn Sie die Möglichkeit haben, andere in die täglichen Arbeiten miteinzubeziehen, fragen Sie nicht bei jeder einzelnen kleinen Aufgabe um Hilfe, sondern delegieren Sie generell die Verantwortung für bestimmte Tätigkeiten. Es hat sich bewährt, gemeinsam einen Plan zu erstellen. Beginnen Sie mit einer Liste von Aufgaben, die täglich, wöchentlich oder in einem längeren Rhythmus zu erledigen sind. Berufen Sie eine Konferenz ein, bei der Sie die anderen um Hilfe bitten, erstellen Sie mittels Ihrer Aufgabenliste einen Plan, in den sich jeder der Beteiligten einträgt. Beziehen Sie in Ihr Unterstützungssystem auch Hilfen ein, die Sie eventuell bezahlen. Wenn Sie Kinder unter 14 Jahren haben, erhalten Sie von der Krankenkasse eine Haushaltshilfe. Lassen Sie sich bei Ihren Überlegungen kreativ sein.

Erfahrungsbeispiel Gerda

Gerda, 35, hatte drei Kinder im Alter von 4, 6 und 9 Jahren, als sie von ihrer Brustkrebserkrankung erfuhr. Sie und ihr Mann hatten einen landwirtschaftlichen Betrieb und produzierten Milch. Während ihrer Behandlungszeit und der anschließenden Rehabilitation hatten sie Hilfe im Haushalt für die Kinder erhalten. Als sie wieder zu Hause war, hatte sie weitere Behandlungstermine, denn Nachuntersuchungen hatten ergeben, dass ihre Krankheit weiter fortgeschritten war. Sie musste mit ihrem Mann auch die Möglichkeit in Betracht ziehen, kränker zu werden und sogar zu sterben. Sie wollte wieder gesund werden, denn sie hatte viele gute Gründe zu leben, wollte aber dennoch einen Plan B haben. Während ihrer zweiten Behandlungsphase beriet sie sich mit ihrem Mann, wie es ohne sie weitergehen könnte. Er hatte die Idee, die Milchkuhhaltung aufzugeben und stattdessen in die Fleischproduktion zu gehen. Das hatte den Vorteil, dass er seine Rinder auf der Weide halten konnte und nicht jeden Tag zweimal melken musste. Gerda bat ihn, diese Umstellung möglichst rasch zu machen, denn sie litt darunter, dass sie beide wenig Zeit miteinander hatten. Sie fragten sich auch, wie die Kinder versorgt werden könnten, wenn sie in die Rehabilitation ginge. Als sie gemeinsam überlegten, wer vielleicht helfen könnte, fiel Gerda die Schwester ihres Mannes ein. Sie lebte mit ihrem Mann und ihren fünf Kindern auf einem Aussiedlerhof in ihrer Nähe. Aber Gerda und ihr Mann Alex waren sich einig, dass seine Schwester und deren Mann zu viel Arbeit mit ihrem Hof und ihren fünf Kindern hatten, um ihnen helfen zu können. Sie wollten sie gar nicht erst fragen. Obwohl die beiden ihre Hilfe angeboten hatten und bereits ab und zu ihre Kinder bei sich zu Hause hatten, wagten Gerda und Alex es nicht, um generelle Hilfe zu bitten. Nach einigen Überlegungen und weiteren Gesprächen bereiteten sie sich schließlich doch darauf vor, Gerdas Schwägerin und ihren Mann in einem Gespräch zu fragen, ob sie helfen könnten. Sie trafen sich zu Kaffee und Kuchen. Während die Kinder beider Familien miteinander spielten, sprachen Gerda und Alex ihr Problem an. Gerdas Schwägerin und ihr Mann waren sofort bereit, ihre Kinder mit in ihre Familie aufzunehmen. Sie sagten, dass es für sie keinen großen Unterschied machte, ob sie fünf oder acht Kinder hatten. Sie trafen miteinander die Regelung, dass

Gerdas Schwägerin die Kinder am Mittag aus dem Kindergarten und aus der Schule zusammen mit ihren eigenen Kindern zu sich nach Hause holte. Sie aßen gemeinsam zu Mittag. Anschließend machten die Kinder ihre Hausaufgaben und spielten miteinander. Die größeren Kinder halfen den kleineren. Abends kam Gerdas Mann zum gemeinsamen Abendessen und nahm seine Kinder mit nach Hause, verbrachte den Abend mit ihnen und brachte sie ins Bett. Als Gerda aus der Rehabilitation wieder nach Hause kam, behielten sie für manche Tage in der Woche diese Struktur bei. Die beiden Familien wuchsen zusammen. Sie verstanden sich gut. Das führte dazu, dass sie sich weitere tägliche Aufgaben teilten. Die beiden Brüder legten ihre Rinderproduktion zusammen und konnten sich so ebenfalls die Arbeit und die Ausgaben teilen. Gerda und ihre Schwägerin waren von diesen Veränderungen und den Erleichterungen, die sie durch das gemeinsame Kochen und Einkaufen und die Aufteilung anderer täglicher Pflichten gewannen, entlastet. Gerda und ihr Mann hatten nun mehr Zeit miteinander und konnten Aktivitäten nachgehen, die ihnen Freude machten. Ihr Leben hat sich durch die Veränderungen, zu denen sie die Krankheit gezwungen hat, an Qualität gewonnen – und die beiden waren froh darüber.

Erfahrungsbeispiel Gabi

Gabi, 34 Jahre, lebte alleine, als sie die Diagnose eines Non-Hodgkin-Syndroms erhielt. Sie war nach ihrem Pädagogikstudium in eine ihr fremde Großstadt gezogen und hatte begonnen, als Lehrerin zu arbeiten. Da sie keinen guten Kontakt zu ihren Eltern hatte, war sie auf sich alleine gestellt. Als sie an unserem Seminar teilnahm, stand sie kurz vor einer intensiveren Behandlungsphase in der Klinik. Sie hatte zum Seminar ihre beste Freundin Paula mitgebracht, die jedoch 300 km von ihr entfernt in Gabis Herkunftsort wohnte. Als wir zur Frage des Unterstützungssystems kamen, fühlte sich Gabi überfordert. Sie beriet sich mit Paula. Paula war bereit, einige Zeit Urlaub zu nehmen, um Gabi zu unterstützen. Sie überlegten gemeinsam, welche Möglichkeiten es für Gabi gab. Gabis gewünschtes Ergebnis war, dass Freunde sie in der Klinik besuchten, Anteil nahmen und ihr schrieben. Sie hatte auch den Wunsch, dass sie, wenn sie nach der Rehabilitation wieder zu Hause war und beginnen konnte zu arbeiten, an den Wochenenden Freunde besuchen konnte. Schließlich fragte sie sich, ob es neben Paula weitere Menschen gab, die sie gerne hatte. Sie erinnerte sich an ihre Tante, mit der sie wegen des Bruchs mit ihren Eltern keinen Kontakt mehr hatte. Sie hatte sich mit einer ihrer Kolleginnen angefreundet, und es gab noch einen guten Freund und eine weitere Freundin aus ihrer Schulzeit. Gabi rang sich durch, mit der Hilfe ihrer Freundin Paula einen Brief an diese Menschen zu schreiben. Sie schilderte ihre Situation und bat darum, sich zu überlegen, ob sie ihr zur Seite stehen könnten. Sie wünschte sich Besuche in der Klinik, Telefongespräche und dass ihre Freunde an sie dachten. In ihrem Brief stellte sie auch ihre Freundin Paula vor und bat darum, dass die anderen sich an Paula wenden sollten, um den Kontakt halten zu können und nötige Informationen zu bekommen. Paula, Gabis Tante und die Freundinnen hielten während Gabis Behandlungszeit Kontakt miteinander über Mails und Telefonate. Paula koordinierte die Klinikbesuche, informierte die anderen darüber, wie es Gabi ging, und wurde so Gabis «Außenminister». Als Gabi schließlich nach drei Monaten aus der Klinik wieder nach Hause kam, trafen sich alle zu einem Fest. Für Gabi war das eine Art «Geburtstagsfeier». Ihr Freundeskreis war zusammengewachsen, ihre Beziehungen hatten sich gefestigt und vertieft. Gabi fühlte sich nun eingebunden und war nicht mehr alleine. Der Kontakt zu ihrer Kollegin an ihrer Schule war enger geworden. Sie ging anschließend wieder zur Arbeit und gewann weitere Bekannte und Freunde. Für Gabi hatte die Krankheit hauptsächlich die liebevolle Botschaft, um Hilfe zu bitten, ihre Beziehungen zu pflegen und gut für sich zu sorgen.

Erfahrungsbeispiel Peter

Peter war 62 Jahre alt, als er an fortgeschrittenem Prostatakrebs litt. Er und seine Frau Hanne hatten zwei Töchter im Alter von 11 und 16 und einen Sohn von 24 Jahren. Die Kinder lebten bei ihnen zu Hause. Hanne arbeitete seit fünf Jahren halbtags als Erzieherin in einem Kindergarten. Sie kam am Mittag nach Hause, kochte, kümmerte sich um den Haushalt und die Wäsche, ging mit dem Hund spazieren und fuhr ihre Kinder zu verschiedenen Freizeitaktivitäten. Peter war mehrmals wöchentlich bei Arztterminen und zu Behandlungen unterwegs, zu denen Hanne ihn manchmal begleitete. Hanne war, als wir uns in einem unserer Seminare trafen, am Ende ihrer Kräfte. Als wir darüber sprachen, die Kinder miteinzubeziehen in die Arbeiten im Haushalt, klagte sie darüber, dass sie ja schon froh wäre, wenn sie ihre Zimmer in Ordnung hielten und das Katzenklo täglich säubern würden. Sie berichtete davon, wie sehr es sie nerve, wenn sie eines der Kinder bat, den Mülleimer zu leeren, um dann am Abend festzustellen, dass es nicht gemacht war. Peter und Hanne nahmen sich vor, eine «Familienkonferenz», wie ich es oben vorgeschlagen hatte, durchzuführen. Noch während des Seminars erstellten sie eine Liste mit den zu erledigenden Aufgaben. Peter nahm sich vor, das Gespräch zu leiten, indem er zu Beginn seine Kinder um Hilfe bat. Diese Konferenz fand anschließend an das Seminar wirklich statt. Die Aufgabenliste sah ungefähr so aus: Jedes der Kinder sollte in Zukunft das eigene Zimmer selbst aufräumen und sauber halten sowie seine Wäsche selbst bügeln. Im wöchentlichen Turnus wurde die Verantwortung für folgende Aufgaben aufgeteilt: Geschirrspülmaschine ausräumen, kochen, Tisch decken, Tisch abdecken,

Küche säubern, Bad reinigen, staubsaugen im gemeinsamen Wohnbereich, Katzenklo säubern, Katze füttern, Gassi gehen mit dem Hund, Mülleimer leeren, einkaufen, ... Zu jeder einzelnen Aufgabe wurde auch vermerkt, bis wann sie erledigt sein sollte und wie häufig in der Woche sie gemacht werden musste. Auch Hanne und Peter trugen sich in diesen Plan ein. Er wurde von allen unterschrieben und sichtbar an die Wand gehängt. Natürlich gab es Diskussionen und Widerstände, aber dadurch, dass Hanne und auch Peter ihre Gefühle mitteilten und erklärten, dass sie so nicht weitermachen könnten, kam es letztendlich zum Einverständnis. Nach vier Wochen trafen sie sich zur nächsten «Konferenz», um sich darüber auszutauschen, wie es funktioniert hatte mit dem Einhalten des Planes. Sie modifizierten den Plan, weil sich gezeigt hatte, dass nicht alles realistisch umsetzbar war wegen der unterschiedlichen Zeitplanungen. Hanne musste sich vor allem darin üben, es auszuhalten, dass manches anders war, als wenn sie es selbst machen würde. Mit Hilfe der Arbeit an ihren Überzeugungen konnte sie gelassener werden und es genießen, dass sie mehr Freizeit hatte. Sie erklärte, dass sie vor allem froh sei, wieder mehr innere Ruhe zu haben und weniger Stress zu fühlen. Dadurch hatte auch ihr Kontakt zu Peter gewonnen. Sie konnten sich liebevoller begegnen und die Dinge miteinander besprechen und tun, die ihnen wirklich wichtig waren. Peter hatte neben dem Gewinn, mehr Harmonie zu Hause zu haben, die Beruhigung, sich weniger Sorgen um Hanne machen zu müssen.

«Wie kann ich helfen?»

Wie ich es in diesem Buch an verschiedenen Stellen bereits erläutert habe, ist ein wesentlicher Faktor, der für Patienten wichtig ist im Zusammenhang mit ihrer Erkrankung, das Bedürfnis nach Autonomie. Gerade in Zeiten, in denen man das Gefühl hat, die Kontrolle über sein Leben zu verlieren, ist es wichtig für die Lebensqualität, immer noch so weit wie möglich sein eigener Herr, ihre eigene Herrin über das eigene Leben zu sein. Das scheint manchmal im Widerspruch dazu zu stehen, dass man gleichzeitig Unterstützung benötigt. Aber die Dinge selbst nicht mehr zu tun, sondern zu delegieren heißt nicht gleichzeitig, über sich bestimmen lassen zu müssen. Auch dies habe ich selbst als Erstes von meiner Mutter gelernt. Ich kam eines Tages um die Mittagszeit nach Hause. Meine Mutter hatte sich hingelegt, und ich dachte, sie würde sich freuen, wenn ich in der Küche den Frühstückstisch aufräumte und das Geschirr spülte. Als sie einige Zeit später in die Küche kam, freute sie sich nicht darüber, sondern wurde ärgerlich und sagte: «Das ist immer noch mein Haushalt! Halte dich da raus.» Sie empfand es als Grenzüberschreitung, dass ich aufgeräumt hatte. Also empfahl ich meiner Schwester, das zu beachten, damit sie nicht auch eine Rüge erhielt. Das nächste Mal saß ich mit meiner Schwester am Küchentisch bei einer Tasse Kaffee. Wir hatten das Geschirr vom Frühstück in eine Ecke des Tisches geschoben, um unsere Mutter nicht zu verärgern. Sie kam in die Küche und sagte: «Ja sagt mal, seht ihr nicht, wie es hier aussieht?» Als ich ihr erklärte, dass sie verärgert gewesen war, als ich das Geschirr weggeräumt hatte, und jetzt gar nicht mehr wüsste, was richtig ist, brach sie in Tränen aus und sagte: «Ich weiß es ja selbst nicht. Es fällt mir so schwer zu akzeptieren, dass ich es selbst nicht schaffe, nach dem Frühstück abzuräumen. Es macht mich einfach traurig zu sehen, wie wenig Kraft ich habe.» Nun konnten wir besser verstehen, warum sie so aggressiv reagiert hatte. Wir konnten in Ruhe darüber sprechen, wie wir in Zukunft damit umgehen wollten. Sie erklärte sich bereit, um Hilfe zu bitten, wenn sie sie brauchte und wollte, statt zu erwarten, dass wir erkennen, was wann richtig oder falsch ist. Dies war für sie keine leichte Übung, denn sie hatte Angst, dadurch ihre so wichtige Autonomie zu verlieren. Wir nahmen uns vor, sie zu fragen, ob wir etwas tun sollten und was, statt einfach etwas zu machen. Seitdem wir auf diese Weise miteinander umgingen, gab es einige Konfliktherde weniger. Sie hatte immer noch das Gefühl, dass wir sie als Hausherrin achteten, und wir hatten nicht mehr die Befürchtung, etwas falsch zu machen. Dennoch brauchte es einige Zeit, bis wir wahrnehmen konnten, dass sie unsere Hilfe wirklich akzeptierte: Wenn wir die Spülmaschine eingeräumt hatten, durften wir sie nicht einschalten – das wollte sie machen. Denn sie wollte sichergehen, dass wir sie richtig eingeräumt hatten. Als wir auch darüber sprachen, wie störend wir das empfanden, lenkte sie schließlich ein und sagte: «Ihr habt ja recht. Es ist ja wirklich egal, ob da ein Teller mehr oder weniger drin ist. Ich bin froh, dass ihr das macht.» Ein wirkliches Zeichen dafür, dass sie unsere Hilfe schließlich zulassen konnte, war der Moment, in dem sie dafür «danke» sagen konnte. Es war für mich sehr berührend, diesen Prozess zu beobachten und mitzufühlen. Ein weiteres Beispiel dafür, wie wichtig die Kommunikation ist.

Erfahrungsbeispiel Christa und Bernd

Bernd, der mit seiner Frau Christa, die an Brustkrebs erkrankt war, in unserem Seminar gelernt hatte zu fragen: «Gibt es irgendetwas, das ich tun kann? Wie kann ich dich unterstützen?», bekam von seiner Frau die Antwort: «Hilf mir bitte im Haushalt.» Als wir uns wiedertrafen, erzählte Christa folgende Begebenheit: Sie hatte am Tag die Nachricht erhalten, dass ihr Nachuntersuchungsergebnis ohne Befund sei, und wollte das mit Bernd am Abend bei einem Gläschen Wein feiern. Also stellte sie nach dem gemeinsamen Abendessen zwei Weingläser und eine Flasche Rotwein auf den Wohnzimmertisch und zündete eine Kerze an. Dann beobachtete sie, während sie darauf wartete, dass er zu ihr auf das Sofa kam, wie er in der Küche aufräumte und saubermachte. Anschließend holte er den Staubsauger aus dem Schrank und saugte im Wohnzimmer um ihre Füße herum. Als er dann das Bügelbrett aufbaute, um ihre Unterwäsche zu bügeln, platzte ihr schließlich der Kragen. Sie weinte und schrie ihn an, weil sie überzeugt war, dass er sie nicht liebte, denn sonst hätte er ja wohl merken müssen, dass sie den Abend mit ihm auf dem Sofa verbringen wollte. Sie konnte es nicht fassen, dass er ihren Wink mit den beiden Weingläsern und der Kerze nicht verstanden hatte. Sie war überzeugt, dass er sich in die Küche, an den Staubsauger und ans Bügelbrett geflüchtet habe, um ihr nicht nahe sein zu müssen. Als sie uns davon berichtete, wurde ihr Mann Bernd immer unruhiger und sagte, er verstehe die Welt nicht mehr. Denn er hatte sie doch extra gefragt, wie er ihr helfe könnte, und dann ihre Aussage «Hilf mir im Haushalt» befolgt – und nun sei das auch wieder verkehrt. Sie wiederum warf ihm vor, er könne doch nicht so blind sein, ihre Zeichen mit dem Wein nicht zu verstehen. Sie kamen sich schließlich wieder näher, als sie verstanden, dass es eine Reihe von Missverständnissen gegeben hatte in ihrer Kommunikation. Er hatte sie noch während des Seminars gefragt, wie er ihr helfen könne, und die Antwort erhalten: «Hilf mir bitte im Haushalt.» Dr. Simonton berichtete uns von einem «genetischen Hördefekt amerikanischer Männer». Bei dem zuvor geschilderten Beispiel wurde deutlich, dass auch manche deutschen Männer davon nicht verschont sind. Der Satz «Hilf mir bitte im Haushalt» bedeutete für Bernd die Aufforderung «Mach den Haushalt.» Der Satz «Hilf mir im Haushalt» ist eine sehr generelle Aussage. Es wäre gut, konkreter zu werden. Also könnte Bernd vielleicht fragen: «Was genau meinst du damit, was konkret soll ich tun?» Dann wäre vielleicht die Antwort von Christa gewesen: «Ich sage es dir, wenn etwas Konkretes zu tun ist.» Oder: «Bitte sauge einmal in der Woche …» Für Christa wäre es gut, Bernd nicht damit zu überfordern, dass er ihr ihre Wünsche von den Augen ablesen können müsste. Wenn sie mit ihm einen Abend beim Wein verbringen möchte, wäre es gut, ihm das zu sagen und ihn zu fragen, ob er dazu bereit ist. Wenn sie sich nicht verstanden fühlt, wäre es auch gut, mit ihm darüber zu sprechen und ihn vielleicht zu fragen, ob ihre Interpretation stimmt, bevor sie beschließt, dass er ihr nicht nahe sein möchte. Manchmal sagen die Teilnehmer unserer Seminare: «Jetzt kennen wir uns schon so lange und sollen über all diesen Kleinkram miteinander reden müssen?» Die Antwort ist ganz eindeutig: «Ja!» Der größte Teil der Konflikte, die wir miteinander haben, beruht auf Missverständnissen und Fehlinterpretationen. Um weniger Stress zu erleben, ist eine wichtige und schnell wirkende Lösung, miteinander zu sprechen.

Bitte merken Sie sich also folgende Hinweise:
Wenn Sie helfen möchten, fragen Sie, was Sie konkret tun können. Wenn Sie sich Unterstützung wünschen, bitten Sie um Hilfe. Akzeptieren Sie, dass es vielleicht auch ein «Nein» oder ein «Später» als Antwort gibt. Manchmal führt das «Nein» dazu, dass Sie beschließen, Hilfe von außen in Anspruch zu nehmen. So kann zum Beispiel in vielen Fällen eine Putzhilfe für wirkliche Entspannung sorgen.

Kurz innehalten!

Ich atme ein und aus, lächle mir zu und nehme mich wahr.

Wie fühle ich mich gerade?

Was signalisiert mir mein Körper?

Wie könnte ich es mir leichter machen?

Erfahrungsbeispiel Gerd

Gerd war der Mann von Lore, einer 48-jährigen Frau mit einem Bronchialkarzinom. Er erzählte davon, dass er es kaum noch aushielt, zu beobachten, wie sehr sich seine Frau Lore um ihren Sohn Christian ängstigte und sorgte. Am liebsten würde er sich einschalten und Christian ins Gewissen reden. Christian lebte mit seiner Lebensgefährtin zusammen in einer unglücklichen Beziehung. Immer wieder rief er abends zu Hause an und erzählte seiner Mutter von seinen Problemen. Lore machte sich große Sorgen um ihn. Sie bot ihm an, nach Hause zu kommen, woraufhin er ankündigte, sich mit dem Auto auf den Weg zu machen. Sie wartete während der folgenden Stunden vergeblich auf ihn. Sie konnte in diesen Nächten nicht schlafen, denn sie hatte Angst. Sie sah keinen Ausweg aus dieser problematischen Situation. Als sie gefragt wurde, was für sie jetzt im Moment das Wichtigste im Leben sei, überlegte sie lange und war sich nicht schlüssig, was sie antworten wollte. Schließlich sagte sie: «Dass ich wieder gesund werde. Denn wenn ich kränker werde und sterbe, kann ich ihm erst recht nicht helfen.» Gerd, Lores Mann, war schon lange bereit, mit Christian zu sprechen. Lore wollte dies aber nicht zulassen, denn sie fürchtete, dieses Gespräch würde für Christian zu heftig ausfallen. Sie arbeitete an ihren ungesunden Einstellungen hinsichtlich ihrer Sorgen um Christian.

Zum Beispiel Lore

Christian ist verzweifelt und weiß sich nicht zu helfen. Das halte ich nicht aus.	Christian ist gerade in Schwierigkeiten, aber er ist umgeben von Hilfe und kann sie sich holen. Ich kann ihm vertrauen. Er findet seinen Weg.
Ich müsste ihm helfen, aber ich kann es nicht.	Ich tue, was ich kann, und das ist genug. Christian ist in Gottes Hand.
Er wird mit dem Auto verunglücken.	Es ist gut möglich, dass Christian heil und gesund ist.

Er kommt mit dem Leben nicht zurecht.	Christian ist in der Lage, Verantwortung für sich und sein Leben zu übernehmen. Er hat alles, was er braucht, um ein erfülltes, glückliches Leben zu führen.
Ich habe als Mutter versagt.	Ich bin eine gute Mutter und habe mein Bestes gegeben. Christian hat alle Hilfe, die er braucht.
Seine Gefühle sind wichtiger als meine Gesundheit.	Christian ist verantwortlich für seine Gefühle und seine Gesundheit. Ich habe das Recht, meine Gesundheit an erste Stelle zu setzen. Das hilft mir und ihm. Er ist stark.
Ich muss Tag und Nacht für ihn da sein.	Ich habe ein Recht auf meine Bedürfnisse. Ich kann gut für mich sorgen und Christian meine Grenzen zumuten.
Ich bin die Einzige, die ihn versteht.	Christian wird verstanden und geliebt. Er hat seine innere Führung.

Ihr Mann Gerd war froh, dass Lore etwas unternahm, um sich zu helfen. Nachdem sie mit diesen gesunden Gedanken ungefähr zwei Wochen lang täglich gearbeitet hatte, beschloss sie, ihrem Sohn einen Brief zu schreiben. Sie erklärte darin, dass es ihr nicht gut ging, weil sie sich Sorgen um ihn machte. Sie ließ ihn wissen, dass sie ihn liebte und es ihm zutraute, eine Lösung für seine Probleme zu finden. Sie schlug ihm vor, an seinem Wohnort professionelle Hilfe für seine Beziehungsprobleme in Anspruch zu nehmen. Sie bat ihn, erst dann wieder über seine Beziehungsprobleme mit ihr zu sprechen, wenn er diesen Schritt gemacht hatte. Als ihr Sohn diesen Brief erhielt, rief er zu Hause an. Lore hatte mit ihrem Mann ausgemacht, dass abends er ans Telefon ging. Also nahm er den Hörer ab. Christian wollte gerne die Mutter sprechen. Lore stand daneben und sagte sich ihre gesunden Überzeugungen, während ihr Mann Christian erklärte, dass die Mutter sich bereits hingelegt habe. Er fragte seinen Sohn, ob es dringend wäre und er ihm irgendwie helfen könnte. Aber der Sohn verneinte dies und ließ nur schöne Grüße ausrichten. Seit diesem Abend konnte Lore beruhigt einschlafen. Christian und seine Freundin gingen tatsächlich in eine Paarberatung, die ihnen half. Die beiden heirateten zwei Jahre nach diesen Geschehnissen.

Konflikte

Im Erfahrungsbeispiel von Gerd und Lore können wir eines der wichtigsten Probleme erkennen, das immer wieder in den Beziehungen zwischen Patient und Unterstützungsperson vorkommt:

Als Unterstützungsperson sind wir der Überzeugung, dass es Dinge gibt, die der Erkrankte tun sollte, um seine Genesung zu unterstützen, aber er tut es nicht. Punkte, die häufig genannt werden:

- **Gesunde Ernährung:** Der Patient sollte sich mit mehr biologisch angebautem Gemüse und vegetarisch ernähren, mag es aber nicht.
- **Bewegung:** Der Patient sollte sich durch Joggen, Radfahren oder Schwimmen fit halten, damit er wieder zu Kraft kommt, kann sich dazu aber nicht durchringen.
- **Mehr Schlaf:** Der Patient sollte sich öfters hinlegen und ausruhen.
- **Den ärztlichen Anweisungen folgen:** Der Patient nimmt die Medikamente nicht so ein, wie es ihm erklärt wurde, oder gar nicht.

- **Entspannungsübungen machen:** Der Patient hat jedoch keine Lust dazu.
- **Meditieren:** dito.
- **Vorgeschlagene Behandlungen durchführen:** Der Patient ist im Gegensatz zur Unterstützungsperson nicht vom Sinn dieser Behandlung überzeugt. Oder er möchte keine Behandlung mehr durchführen. Ich berichtete über eine solche Situation in Kapitel 9 «Erfahrungsbeispiel Simone».

Oder er sollte Dinge unterlassen und tut sie dennoch, wie zum Beispiel:

- **Zeit mit Menschen verbringen, die Kraft kosten**
  Zum Beispiel lange Telefonate mit einer Freundin, die immer wieder über dieselben Probleme jammert, ohne etwas daran zu ändern.
- **Ungesunde Ernährung**
  Wenn die Frau eines Patienten mit viel Mühe ihren Mann gesund bekocht und ihr Mann sich heimlich ins Restaurant flüchtet, um das zu essen, was er zu Hause nicht bekommt.
- **Sich unnötige Sorgen machen**
  Wenn ein Mann, der krankgeschrieben ist, Angst hat, dass auf der Arbeit ohne ihn alles schiefläuft.
- **Sich anstrengen bei der Pflichterfüllung von Dingen, die von der Unterstützungsperson als unwichtig erachtet werden**
  Wenn sich ein Mann während der belastenden Chemotherapie zwingt, unbedingt die Steuererklärung zu erledigen, statt es zu delegieren, oder wenn eine Frau nach ihrer Brustoperation als Erstes wieder die Fenster putzen will.
- **Zu viel arbeiten**
  Wenn ein Mann oder eine Frau ohne Rücksicht auf ihre körperliche Verfassung möglichst rasch wieder zu 100 Prozent arbeiten will.

Diese Dinge zu beobachten, kann heftige Gefühle und Konflikte hervorrufen. Es ist sehr schwierig, wenn wir uns darum bemühen, einem Menschen zu helfen, wieder gesund zu werden, und gleichzeitig feststellen müssen, dass er sich anders verhält, als wir es für richtig halten. Wir fühlen uns dann frustriert, enttäuscht und hilflos und können verzweifelt darüber sein.

ÜBUNG 20: TUN ODER LASSEN?

Bitte machen Sie sich hier dazu Notizen:

Erfahrungsbeispiel Jan und Anne

Jan ist seit sieben Jahren krank. Ihm wurde nach einer Nierenkrebserkrankung eine Niere entfernt, und nun hat er Metastasen im Bauchraum. Er und Anne haben einen Konflikt, der sich schon seit einiger Zeit immer mehr zuspitzt: Jan raucht. Anne kann es nicht ertragen, ihn rauchen zu sehen. Das führt während unseres Seminars zu schwierigen Situationen: Jan geht in den Park vor dem Haus und versteckt sich hinter einem großen Baum, damit Anne ihn nicht sieht, während er raucht. Sie sucht ihn, sieht den Rauch hinter dem Baum hervorquellen und entdeckt ihn. Dann macht sie ihm Vorwürfe und geht verzweifelt weinend in ihr Zimmer, während er sich bedrückt an den Baum lehnt und die Augen schließt. Schließlich kommt es dazu, dass beide darüber mit unserer Hilfe sprechen möchten. Anne wirft Jan vor: «Du willst gar nicht wieder gesund werden, sonst würdest du nicht rauchen. Dir ist es egal, wie es mir geht, wenn ich das sehe. Dir ist es auch egal, wie es mir geht, wenn du stirbst und mich hier alleine zurücklässt.» Jan entgegnet: «Ich will bei dir bleiben und mit dir alt werden. Aber ich weiß nicht, ob das möglich ist. Das Rauchen ist eines der wenigen Dinge, die ich mir noch erlaube. Ich genieße die zwei, drei Zigaretten am Tag und freue mich, dass ich das kann. Wenn ich mir das verbiete, habe ich Stress und Anstrengung. Damit macht mir mein Leben weniger Freude. Bitte akzeptiere das.» Anne ist an diesem Punkt bereit, an ihren inneren Überzeugungen zu arbeiten.

Zum Beispiel Anne

Ungesunde Überzeugungen	Gesundheitsfördernde Überzeugungen
Jan will nicht wieder gesund werden, und das halte ich nicht aus.	Vielleicht will Jan wieder gesund werden, vielleicht auch nicht. Ich habe in und außerhalb von mir alle Hilfe, die ich brauche, um ihn seinen Weg gehen zu lassen und ihn zu lieben. Ich vertraue auf die Kraft Gottes in mir.
Er bringt sich um mit seinen Zigaretten.	Jan macht alles, so gut er kann. Er kann wieder gesund werden mit und ohne Zigaretten. Ich kann gut für mich sorgen und bei mir bleiben, unabhängig davon, was er tut oder lässt.

Es ist ihm egal, wie es mir damit geht.	Es ist mir wichtig, wie es mir geht. Ich lerne mehr und mehr, die Dinge zu tun, die mir helfen, mich gut zu fühlen. Jan will, dass es mir gut geht, und muss die Dinge auf seine Weise tun. Er ist verantwortlich für sein Leben und seine Gesundheit, und ich bin verantwortlich für mein Leben und meine Gesundheit.
Ich muss auf ihn aufpassen, sonst stirbt er.	Es ist gut möglich, dass Jan wieder gesund wird und wir noch viele gute Jahre vor uns haben. Ich kann zulassen, wenn er kränker wird und stirbt. Ich vertraue Jan und kann ihn seinen Weg auf seine Weise gehen lassen.
Er liebt mich nicht.	Ich liebe mich und bin mir treu. Jan liebt mich und zeigt es mir auf viele Weisen. Ich kann es sehen und dankbar dafür sein.
Er wird sterben und mich alleine zurücklassen.	Ich bin bei mir und umgeben von Menschen, die mich lieben und schätzen. Es ist gut möglich, dass Jan und ich ein langes, gesundes, erfülltes Leben vor uns haben.
Mein Leben hat ohne Jan keinen Sinn.	Mit und ohne Jan hat mein Leben einen Sinn. Ich kann ihn in mir fühlen und meinen Weg gehen. Ich vertraue auf meine innere Führung.

Ich schaffe es nicht, alleine zu leben in dieser fremden Stadt, in der ich mich nicht wohl fühle.	Ich bin stark und habe alle Hilfe, die ich brauche, in und außerhalb von mir, um mich wohl zu fühlen, wo ich lebe. Ich habe immer eine Wahl, wie ich mein Leben gestalte.
Ich bin vollkommen einsam und alleine.	Ich bin vollkommen geborgen in Gottes Händen und verbunden mit meinem Herzen.
Unsere Kinder können den Tod Jans nicht verkraften. Sie kommen mit dem Leben nicht zurecht.	Unsere Kinder haben alles, was sie brauchen, um ein erfülltes, glückliches Leben zu führen. Jan und ich werden immer für sie da sein.

Anne fühlte sich nach dieser Arbeit viel besser und wollte lernen, an die gesunden Gedanken zu glauben, indem sie sofort begann, sie bei sich zu tragen und einmal täglich zu verinnerlichen (siehe Kapitel 5).

Anne beschloss daraufhin, Jan zu fragen, wie sie ihn unterstützen könne. Jan bat sie, sein Rauchen zu akzeptieren und ihn nicht mehr zu kontrollieren. Sie konnte nach seinen ruhigen Erklärungen Verständnis für seine Sichtweise entwickeln und entschied sich, an ihren gesunden Einstellungen zu arbeiten. Sie wollte lernen, sich gut zu fühlen, unabhängig davon, ob er rauchte oder nicht, und erklärte, dass sie sicher noch Zeit bräuchte, bis es ihr gelinge. Allerdings hatte sie die Bitte an Jan, dass er etwas gegen den Mundgeruch tut, was er gerne zusagte. Dann dankte er ihr für all die Unterstützung und Hilfe, die sie bereits gab, und machte den Vorschlag, gleich nach dem Seminar eine Elektrozigarette zu besorgen. Sie konnten sich anschließend in den Arm nehmen und waren sehr berührt von ihrer Begegnung.

Das Problem war mit dieser Arbeit natürlich nicht aus der Welt geschafft, aber die beiden sahen eine neue Alternative, wie sie mit dem Konflikt umgehen konnten, denn der alte angestammte Weg hatte über Jahre hinweg immer wieder zu Verhärtung und Distanz geführt.

Bei diesem Beispiel kann deutlich werden, wie wichtig es auch für Unterstützungspersonen ist, nicht an ein bestimmtes Ergebnis verhaftet zu sein. Es ist Anne nicht möglich, Jans Verhalten zu ändern. Das kann niemand. Die einzige Möglichkeit ist, dass er selbst sein Verhalten ändert – oder sie ihre Reaktion auf sein Verhalten. Wenn wir unser Wohlgefühl davon abhängig machen, dass ein anderer sich ändert, sind wir von diesem Menschen abhängig. Damit ist er verantwortlich für unsere Gefühle und für unser Leben. Dies ist eine schwere Last für beide und für keinen gesundheitsfördernd.

Für Patienten drückt sich das «Nicht-Verhaftetsein» bezüglich ihrer Gesundheit in dem Satz aus: «Ich kann wieder gesund werden, egal wie krank ich bin, und ich bin bereit, heute zu sterben.» Entsprechend dazu gibt es einen Satz, der das «Nicht-Verhaftetsein» für Unterstützungspersonen ausdrückt: «Ich will, dass du wieder gesund wirst, und helfe dir dabei, so gut ich kann, und ich kann einen Weg finden, zuzulassen, wenn du kränker wirst und stirbst.» Oder: «Du kannst wieder gesund werden, und ich kann akzeptieren, wenn du kränker wirst und stirbst. Unabhängig davon, was geschieht, bin ich für dich da.» Ich kenne keine andere Möglichkeit, wie wir Menschen gut begleiten können ins Leben und ins Sterben – außer mit dieser inneren Einstellung. Es ist wichtig, als Unterstützungsperson weder darauf fixiert zu sein, dass der andere stirbt, noch darauf, dass er wieder gesünder wird und lebt. Natürlich sprechen wir diese Sätze nicht aus im Kontakt mit den Menschen, die wir unterstützen. Es geht um die innere Haltung, mit der wir ihnen begegnen. Sie nehmen diese

Haltung wahr und fühlen sich entsprechend gut begleitet und unterstützt.

Es ist eine wichtige Lernerfahrung für Unterstützungspersonen, dem Patienten die Freiheit zu lassen, seinen eigenen Weg zu gehen und so zu handeln, wie es ihm entspricht. Dabei geht es auch darum, das Vertrauen zu entwickeln, dass seine Entscheidungen gut für ihn sind, auch wenn ich das als Unterstützungsperson anders sehe.

Die Sorgen verständlich machen

1. **Nicht, wenn Sie gerade in emotionaler Ladung sind.** Diese Momente sind gefährlich. Was wir dann mitteilen, sind Vorwürfe und Angriffe, und das führt zur Verschlimmerung der Situation und zur Verschlechterung Ihrer Beziehung. Wenn Sie in starken Gefühlen sind, ist es zunächst am besten, Sie befolgen den Rat aus Kapitel 4 **«Gefühle wahrnehmen» in einem geschützten Raum!** Wenn Sie anschließend spüren, dass Sie Ihre aufgestauten Gefühle und die damit einhergehende Anspannung im Körper loslassen konnten, tun Sie etwas, was Ihnen guttut und Ihnen Freude bereitet. – Sorgen Sie gut für sich.
Bitten Sie, wenn Sie wieder in Ihrer inneren Mitte ruhen, um einen **Gesprächstermin.** Anne könnte in unserem Beispiel sagen: «Jan, **da gibt es etwas, was ich mit dir besprechen möchte. Wann wäre dafür die beste Zeit?**» Wenn ich diese Frage meiner Schwester stelle, wird sie mit hoher Wahrscheinlichkeit sagen: «Jetzt sofort, egal wie lang es dauert, das hat Vorrang.» – Bitte achten Sie beide darauf, einen Zeitpunkt zu wählen, an dem Sie wahrscheinlich ausgeruht und ungestört sind. Wenn ich die obige Frage meinem Mann stelle, würde er aus seinem Instinkt heraus sicher am liebsten antworten: «Nie.» Aber er weiß, dass diese Reaktion nicht bewirkt, dass er dann in Ruhe gelassen wird. Also fragt er: «Worum geht's?» – Es ist

besser, auszumachen, das Thema nicht sofort anzusprechen, denn sonst sind Sie bereits in der Diskussion und haben nicht den nötigen Rahmen geschaffen, den Sie brauchen, damit das Gespräch Ihnen beiden etwas Positives bringt. Also wird seine nächste Frage sein: «Wie lange dauert es?» – Liebe Frauen, das ist eine wichtige und hilfreiche Frage! Also nicht aufregen, sondern sich von vornherein auf 20 bis höchstens 30 Minuten beschränken! Eventuell sind Sie dann noch nicht fertig mit Ihrem Gespräch. Vereinbaren Sie einen nächsten Termin. Unsere Erfahrungen zeigen, dass das Thema bei beiden inzwischen weiter «gegoren» ist und verarbeitet wurde. In den meisten Fällen haben sich bis zum zweiten Treffen die Konfliktpotenziale entschärft und es ist leichter, zu einem Einverständnis zu kommen.

2. **Bereiten Sie sich auf das Gespräch vor.** Wenn Sie nicht schon sehr geübt sind in Kommunikationstechniken und in deren Anwendung in privaten Kontakten, empfiehlt es sich, das, was Sie ansprechen möchten, schriftlich vorzubereiten. Es gibt mehrere große Listen von Dingen, die Sie auf jeden Fall vermeiden sollten im Konfliktgespräch. Hier nur eine kurze Aufzählung von sogenannten **«Gesprächskillern»**: **Vorwürfe** («Du solltest und du hast nicht, ...»); **Persönliche Bewertungen** («Du bist ...») **Verallgemeinerungen** («So etwas macht man nicht», «Jeder ist meiner Meinung, ...»); **Generalisierungen** («Nie», «Immer», «Jedes Mal», «Mal wieder ...»); **Sprichwörter** («Der Apfel fällt nicht weit vom Stamm», «Wie man in den Wald hineinruft, so schallt es heraus», ...); **Beschwichtigungen** («Ach komm, so schlimm ist es doch nicht», «Reg dich nicht auf», «Der kann halt nicht anders», ...) **Verhören** («Wie oft habe ich dir gesagt?», «Was hast du dir dabei gedacht?», «Wie hast du das genau gemacht?»).

3. In der Simonton-Methode empfehlen wir, für schwierige The-

men die Techniken der «gewaltfreien Kommunikation» von Marshall B. Rosenberg anzuwenden. Wenn Sie diese Technik näher interessiert, empfehle ich Ihnen das gleichnamige Buch. Hier nur ein kurzer Überblick über die Vorgehensweise, nachdem Sie bereits den oben genannten ersten Punkt erledigt haben (den Abbau Ihrer Anspannung und der negativen Gefühle in einem geschützten Raum).

Machen Sie sich Notizen zu folgenden Punkten:

a) Was waren in der Situation, die ich ansprechen möchte, die reinen Beobachtungen? Stellen Sie sich vor, Sie betrachten die Situation von außen wie einen Film. Was sieht und hört der Zuschauer? Lassen Sie dabei alle Interpretationen und Analysen weg! Es geht nur um die sachlichen Beobachtungen – ohne Bewertungen. Beim Beispiel von Anne: «Gestern Nachmittag sah ich, dass du in den Park gingst. Du hast dir eine Zigarette angezündet und unter dem Baum geraucht.»

b) Notieren Sie sich nun, welche Gefühle diese Beobachtung bei Ihnen auslösten. Nehmen Sie dazu die Gefühlslisten zu Hilfe (Arbeitsblatt 1 und 2 zu Übung 4: «Die Gefühle benennen»). Beispiel Anne: «Als ich das sah, war ich erschrocken, entrüstet, voller Sorgen und verzweifelt.»

c) Im nächsten Schritt notieren Sie sich Ihre Bedürfnisse, die in dieser Situation nicht erfüllt waren. Nehmen Sie dazu die Liste der Bedürfnisse (Kapitel 4) zur Hand. Beispiel Anne: «Ich habe ein Bedürfnis nach Vertrauen und Sicherheit.»

d) Nun überlegen Sie sich eine konkrete Bitte. Beispiel Anne: «Also bitte ich dich, das Rauchen bleiben zu lassen. Bist du dazu bereit?»

Sie haben bereits gelesen, wie dieser Dialog weiterging, bevor ich die Rosenberg-Schritte beschrieb. Als Anne auf diese Weise mit

Jan sprach, war er bereit, auf sie einzugehen. Er konnte ihre Sorge spüren, anstatt wie schon oft zuvor ihre Wut. Er war zwar nicht bereit, ganz auf das Rauchen zu verzichten, aber er konnte ihr zeigen, dass er sie verstand, als er gebeten wurde, zu wiederholen, was sie gesagt hatte. Er konnte ihr nun auf der Gefühlsebene erklären, warum er nicht auf das Rauchen verzichten wollte. Auch sie war nun offen, ihn zu verstehen. Aus einer Pattsituation wurde eine Lösung gefunden.

Im Folgenden ein Beispiel, in dem die Bitte tatsächlich erfüllt wurde:

Erfahrungsbeispiel Erich und Claudia

Erich, 35, ist an einem Lungentumor erkrankt. Neben seiner medizinischen Therapie ist er auch bei einer Heilpraktikerin in Behandlung. Sie hat ihm dazu geraten, jeden Tag einen Liter frisch gepressten Gemüsesaft zu trinken. Claudia, seine Frau, kauft das Gemüse beim Biobauern und bereitet den Saft für Erich zu. Auf unserem Seminar hat sich Erich für seine Übung mit dem Kommunikationsmodell Folgendes vorbereitet:

1. Beobachtung: Liebe Claudia, am vergangenen Freitag saß ich morgens an meinem Computer und fragte meine Mails ab, als du in mein Büro kamst, die Karaffe mit dem Gemüsesaft und ein Glas danebenstelltest und sagtest: «Da. Trink.» Dann drehtest du dich um und gingst wieder hinaus.
2. Gefühle: Ich war im ersten Moment erschrocken und habe mich dann geärgert und bin traurig geworden.
3. Ich habe ein Bedürfnis nach Nähe, Verständnis und Respekt.
4. Deshalb habe ich an dich folgende Bitte: Bitte trage in Zukunft, wenn du mir den Saft bringst, Reizwäsche, nimm mich in den Arm und sage: «Hier, Liebling, trinke bitte deinen Gemüsesaft.» Würdest du das bitte für mich tun?

Claudia brach in schallendes Gelächter aus – wie wir alle – und erklärte, dass sie das gerne tun würde, wenn er ihr die Reizwäsche besorge. Diese Bitte wollte Erich gerne erfüllen. Als ich die beiden einige Wochen später wiedertraf, erkundigte ich mich danach, ob er seinen Gemüsesaft regelmäßig trinke. Seine Antwort war: «Ich habe noch nie so viel Gemüsesaft getrunken wie zur Zeit.» Daraufhin erklärte Claudia: «Und bei mir quillt der Schrank über vor lauter Reizwäsche.» Für Erich war das ihm unangenehme Gemüsesafttrinken nun mit einem humorvollen und schönen Erlebnis verbunden. Er musste sich nicht mehr schütteln, wenn er an Gemüsesaft dachte.

Die Freudeliste aktivieren

Besonders in schwierigen Lebenssituationen ist es für erkrankte Menschen genauso wie für ihre Unterstützungspersonen wichtig, eine gute Zeit zu verbringen. Betrachten Sie es als Unterstützungsperson als eine Ihrer Aufgaben, sich selbst und den Menschen, dem Sie zur Seite stehen, dabei zu helfen. Lassen Sie sich kreativ sein und vielleicht auch Dinge tun, die zunächst einmal nicht der Norm entsprechen. Sie finden in diesem Buch mehrere Erfahrungsbeispiele, in denen es gelang, neben dem Ernst auch der Freude, dem Genuss und dem Lachen einen Platz einzuräumen. Es ist wichtig, gemeinsam freudevolle Erlebnisse zu schaffen und dabei auch die Phantasie spielen zu lassen.

Erstellen Sie gemeinsam eine Liste von Filmen, die Sie zum Lachen bringen, und schauen Sie sich diese Filme an. Fragen Sie sich, welche Musik Ihnen guttut. Erinnern Sie sich an lustige Momente in ihrem gemeinsamen Leben und tun Sie andere Dinge, um Leichtigkeit neben die Schwere zu stellen. Wichtig ist dabei, dass Sie dies alles im achtsamen Austausch mit dem Menschen tun, den Sie unterstützen. Denken Sie an die Frage: «Was kann ich tun, wie möchtest du, dass ich helfe?» Wenn Sie Ideen haben, schlagen Sie

sie vor und folgen Sie der Reaktion des Menschen, den Sie unterstützen.

Nehmen Sie sich als Unterstützungsperson zusätzlich Zeit, um ihre eigenen Freizeitaktivitäten weiterhin zu pflegen.

Der inneren Weisheit vertrauen

Es ist hilfreich für Sie selbst und für den Menschen, den Sie unterstützen, wenn Sie Ihre Rituale nutzen, um sich in Ihrer inneren Mitte zu spüren. Nehmen Sie sich Zeit dafür und machen Sie eventuell auch neue Erfahrungen mit Meditationstechniken und Übungen. Für viele Menschen ist die Lichtmeditation ein gutes Ritual, um sich selbst und dem Menschen, den Sie unterstützen, Gutes zu tun.

Die Diagnosestellung und Untersuchungsergebnisse

Patienten und Angehörige geraten besonders während der Phasen der Erkrankung, Behandlung und Regeneration immer wieder in Situationen, die sie als schwierig und verletzend empfinden. Ein ausführlicheres Erläutern dieses Themas würde ein eigenes Buch füllen. Im Folgenden gehe ich auf eine dieser möglichen Situationen der Diagnosestellung näher ein.

Jemand, der gerade seine Krebsdiagnose erhalten hat, wird zunächst einmal einen Weg finden müssen, mit dieser neuen Situation zurechtzukommen, und Zeit benötigen, um zu verstehen, was geschehen ist und was auf ihn zukommt. So ist es einer Patientin ergangen, die mich eines Tages anrief: Sie hatte am selben Tag erfahren, dass sie an Eierstockkrebs erkrankt war. Mit der Diagnose am Mittwochmorgen erfuhr sie, dass sie am kommenden Montagmorgen in die Klinik kommen sollte, um weitere Untersuchungen vorzunehmen und anschließend zur Behandlung – wahrscheinlich einer Operation – gleich dableiben sollte. Sie erklärte, dass ihr alles viel zu schnell ging und sie das Gefühl hatte, ihr Leben entgleite ihr und würde von jetzt ab von außen bestimmt werden. Sie war verzweifelt und konfus. Als ich sie fragte, was sie denn aus ihrem Gefühl heraus am liebsten tun würde, sagte sie spontan: «Am liebsten möchte ich eine Woche Zeit für mich haben, um alles zu verdauen und dann in Ruhe zu entscheiden, ob ich die Behandlungen so mache, wie es mir empfohlen wurde.» Sie zog sich für eine Woche ans Meer zurück, kam zur Ruhe, informierte sich über das Internet, betete und meditierte. Während dieser Zeit bekam sie das Gefühl, dass die vorgeschlagenen Behandlungen für sie richtig waren. Ich habe im Abschnitt «Innere Weisheit» in Kapitel 7 geschildert, dass dieses Gefühl von Richtigkeit ein eindeutiges Merkmal dafür ist, dass unsere Intuition oder «innere Weisheit» uns lenkt. Also begab sich die Frau eine Woche später in die Klinik. Sie rief mich noch einmal an, um mir zu sagen, dass sie sich nun völlig ruhig und mit sich im Einklang fühlte. Sie hatte eine andere Ausgangsbasis für die Behandlung als eine Woche zuvor. Mit diesem inneren «Ja» zur Behandlung, dem Gefühl von Richtigkeit und ihrer Erwartungshaltung, dass sie hilft, begann sie, die Imagination anzuwenden. Sie vertrug die Behandlung gut, fühlte sich vor und nach der Operation ruhig und klar. Auch die anschließende chemotherapeutische Behandlung vertrug sie gut. Das Gefühl, ihre Würde zu wahren, indem sie selbstbestimmt entscheiden konnte, trug für sie wesentlich dazu bei.

Die Möglichkeit für Patienten, sich nach der Diagnose erst einmal sammeln zu können, sich ihre Situation bewusst zu machen, dazu auch unterstützende Gespräche angeboten zu bekommen, sollte obligatorisch sein. In der Regel fühlen sie, wie viel Auszeit Sie dazu benötigen. Wahrscheinlich wird nicht jeder Patient das für sich annehmen und brauchen, aber er oder sie sollte eine Wahl haben. Leider passt dieses Konzept nicht in die Abläufe des Klinikalltags. Mir fehlt allerdings der Einblick, ob es wirklich nicht zu ändern ist. Das Problem sehe ich nicht darin, dass Patienten in der Regel im selben Gespräch die Diagnose, die Behandlungsweise und den Starttermin für die Behandlung mitgeteilt bekommen. Dies kann und soll ihnen wahrscheinlich die Sicherheit vermitteln, in professionellen, guten Händen zu sein. Es wird jedoch von vielen Patienten, mit denen ich sprach, als eine Art Entmündigung wahrgenommen, wenn es so kommuniziert wird, als hätten sie keine andere Wahl. Viele schildern diese Situation mit dem Bild: «Von da an kam ich in die Mühlen der Medizin und weiß bis heute nicht, wie mir geschieht.» Die Diagnose löst häufig einen Schockzustand aus. In diesem Zustand können wir in der Regel kein Gefühl von Autonomie entwickeln, sondern fühlen uns hilflos. Der Vorteil, stattdessen selbstbestimmt in die Behandlung zu gehen, liegt darin, dass Patienten eine innere Einwilligung mitbringen und damit eine positive Haltung dazu haben, was die Wirkung der Behandlung positiv beeinflusst und mögliche Nebenwirkungen reduziert.

Was kann ich als Patient oder Unterstützungsperson tun?
Gehen Sie zu zweit zu einem Diagnosegespräch und lassen Sie sich als Patient von jemandem begleiten, dem sie vertrauen. Denken Sie als Unterstützungsperson daran, den Menschen, den Sie unterstützen, zu fragen, wie Sie helfen können, was sie oder er sich von Ihnen wünscht, und bereiten Sie sich gemeinsam auf die Situation vor, indem Sie Absprachen treffen. Machen Sie einen Plan A für den Fall, dass Sie ein für Sie gutes Ergebnis erfahren. Wie werden Sie dem Leben Ihren Dank ausdrücken und es feiern? Machen Sie sich ebenso einen Plan B für den Fall, dass Sie schwierige Nachrichten erhalten. Auch wenn Ihnen der gewohnte Alltag mit seinen Strukturen, Aufgaben und Terminen hilft, Halt zu empfinden, gönnen Sie sich eine Auszeit, in der Sie sich Raum geben für Ihre Gefühle. Planen Sie sich für beide Situationen Zeit ein, die Sie nach dem Arztgespräch für sich zur freien Verfügung

haben. Wenn Sie als Patient oder Patientin etwas erfahren, was Sie erschreckt, fragen Sie sich, ob Sie im Moment in der Lage sind, den Ausführungen Ihres Arztes zu folgen. Wenn dies nicht der Fall ist, bitten Sie darum, einen neuen Gesprächstermin zu bekommen, oder fragen Sie Ihre Begleitperson, ob sie alles versteht. Erklären Sie, dass Sie eine Bedenkzeit brauchen. Wenn Sie bereits in die Behandlung eingewilligt und Termine zugesagt haben, erlauben Sie sich, wenn Sie hinterher bemerken, dass es Ihnen zu schnell geht, sich diese Bedenkzeit zu nehmen, indem Sie die Termine verlegen. Oder bitten Sie einen Ihnen vertrauten Menschen (Ihre Unterstützungsperson), es für Sie zu tun. Nutzen Sie die Frist, die Sie sich eingeräumt haben, um sich mit Hilfe der Mittel, die Ihnen sinnvoll erscheinen, die nötigen Informationen – auch eine zweite Meinung eines anderen Arztes – zu besorgen. Bitten Sie in Ihrer Meditation, Ihren Gebeten um Hilfe und lassen Sie sich von Ihren Gefühlen leiten. Erlauben Sie sich, wie bereits beschrieben, Ihre Gefühle in einem geschützten Raum zum Ausdruck zu bringen. Fragen Sie sich, welche Botschaft diese neue Situation für Sie haben könnte, wenn Sie davon ausgehen, dass es ein Hinweis darauf ist, achtsam, geduldig und liebevoll mit sich selbst umzugehen. Machen Sie es sich leichter, indem Sie um Hilfe bitten bei Ihnen nahestehenden Menschen, und nehmen Sie professionelle Hilfe in Anspruch bei Selbsthilfeorganisationen, Beratungsstellen, Psychoonkologen oder Psychotherapeuten. Machen Sie gegebenenfalls einen Termin für ein erstes Treffen aus und fragen Sie sich anschließend, wie Sie sich während des Treffens und hinterher fühlen. Sie sind dann in guten Händen, wenn Sie sich hinterher besser fühlen als zuvor oder zumindest nicht schlechter. Gehen Sie achtsam mit sich um, sorgen Sie für genügend Schlaf und nutzen Sie Möglichkeiten zur Entspannung.

Kommen wir zurück zum Plan A, wenn Sie erfreuliche Untersuchungsergebnisse erhalten: Wie könnten Sie dieses Ereignis feiern? Vielleicht haben Sie bereits Rituale, mit denen Sie gerne feiern. Manche haben das Bedürfnis, erst einmal eine Zeit mit sich alleine zu genießen. Eine weitere Möglichkeit ist, mit anderen zusammen zu feiern und eine gute Zeit zu verbringen. Vielen hilft es, Rituale zu nutzen, um der guten Nachricht Wert beizumessen. Vielleicht möchten Sie eine Kerze anzünden in der Kirche oder einen anderen bestimmten Ort aufsuchen, der Ihnen guttut. Eine Frau berichtete mir davon, dass sie jedes Jahr, wenn sich das Datum ihrer ersten Diagnose jährt, mit einer Schachtel Pralinen in die Praxis ihrer Onkologin geht, um ihr und den dort tätigen Menschen mitzuteilen: «Ich lebe noch und mir geht es gut – entgegen meiner damaligen Prognose.»

13

Wieder gesund – fast ein Wunder

Wir erleben in unserer Arbeit immer wieder, dass Patienten und Patientinnen wider Erwarten gesund geworden und geblieben sind. Andere haben gelernt, ihr Leben mit ihrer Erkrankung zu genießen und sich gut zu fühlen. Einigen von ihnen ist es ein Anliegen, Menschen, die in ähnlicher Situation sind, an ihren Erfahrungen teilhaben zu lassen. Sie finden hier authentische Berichte von drei Patientinnen, die ihre Geschichte niedergeschrieben haben. Sie möchten Ihnen mitteilen, dass es möglich ist, wieder gesund zu werden, auch wenn die Prognosen anderes ausdrücken. Allen drei Patientinnen geht es heute nach wie vor gut.

Diana

Im September 2004 erkrankte ich über Nacht sehr schwer. Die Krankheit zeigte sich mit Husten, Fieber, Atemnot und einem großen Schwächegefühl (ich konnte keine Treppen mehr steigen).

Nach einer Woche wurde ein sehr großer Tumor im Brustkorb festgestellt. Dieser hatte schon einige Rippen zerstört. Ein riesiger Erguss im Rippenfell nahm mir die Luft zum Atmen. Nach einem wahren Untersuchungsmarathon entschieden die Ärzte, mich zu operieren.

Nach der Operation ging es mir lange sehr schlecht. Ich hatte starke Schmerzen und immer noch Fieber.

Nach einer Woche kam das histologische Ergebnis. Es war ein Chondrosarkom, ein bösartiger und eher selten auftretender Tumor. Man sagte mir, dass es nun schulmedizinisch keine weitere Behandlungsmöglichkeit mehr geben würde. Mein Tumor spreche auf Bestrahlung wie auch auf Chemotherapie nicht an.

Keine Chemotherapie und keine Bestrahlung, das war für mich gerade als Krankenschwester sehr beängstigend. Mein Onkologe meinte: «Gehen Sie nach Hause und leben Sie Ihr Leben.»

Nach meinem fünfwöchigen Krankenhausaufenthalt folgte eine vierwöchige Reha-Maßnahme.

Doch auch hier wusste man nicht wirklich etwas mit mir anzufangen. Also nutzte ich die Zeit, um nach alternativen, unterstützenden Therapien zu suchen.

Beim Lesen des Buches «Unerwartete Genesung» stieß ich auf die Genesungsarbeit nach Dr. O. Carl Simonton. Sofort kaufte ich mir sein erstes Buch «Wieder gesund werden».

Ich wollte unbedingt mehr darüber wissen und recherchierte im Internet. Dort fand ich die Simonton-Seminare, die Cornelia Kaspar damals an Wochenenden anbot.

Ungefähr ein halbes Jahr nach meiner Diagnose habe ich zusammen mit meinem Mann am ersten Wochenendseminar teilgenommen. Das Gefühl, aktiv etwas tun zu können, und die Gespräche mit anderen Betroffenen taten uns beiden sehr gut. Wir wussten, wir wollten an allen vier Wochenendseminaren teilnehmen.

Die Visualisierungsübungen, Meditationen, das Erlernen gesunder Denkweisen halfen uns wieder in eine gewisse Normalität zurück. Sehr hilfreich war die Simonton-Methode auch für meinen Mann als Angehöriger. Hier wurden auch seine Sorgen und Nöte gehört. Oft stellen Angehörige oder Partner ihre eigenen Bedürfnisse komplett zurück. Wir lernten einfach viel über uns, und das Verständnis für einander wuchs. Heute, nach zehn Jahren,

bin ich immer noch gesund, obwohl mir die Ärzte nach meiner
Operation keine gute Prognose prophezeit hatten. Ich denke, dass
die Gelassenheit, das gesunde Denken und die Freude am Leben
mir sehr dabei geholfen haben. Es ist wirklich so, man hat immer
mehrere Möglichkeiten, die Dinge zu sehen. Mittlerweile kann
ich sogar positive Aspekte meiner Erkrankung sehen und als solche annehmen. Ich mache wieder Sport und tue das, was mir mein
Arzt empfohlen hat: Ich lebe mein Leben. Mein Mann und ich sind
sehr froh, uns für die Simonton-Genesungsarbeit entschieden zu
haben. Wir sind davon überzeugt, dass diese beim Gesundwerden
und -bleiben ein ganz wichtiger Faktor war.

Irena

Mein Name ist Irena und ich bin heute 32 Jahre alt. 2009 habe ich
erfahren, dass ich an einer eher seltenen Form von Lymphdrüsen-
krebs erkrankt bin: ein diffuses, großzelliges Non-Hodgkin-
Lymphom im Stadium 4A, welches primär an meiner Gebärmut-
ter ausgebrochen ist. Bis hin zur endgültigen Diagnose war es ein
harter, steiniger Weg voller Bangen und Zweifeln. Nie war die tat-
sächliche Rede von Krebs gewesen, und ich hatte wirklich an alles
geglaubt außer daran, tatsächlich, wirklich und so richtig real eine
Krebspatientin werden zu können. Es ist eine Art innerliches, vielleicht auch trügerisches Urvertrauen darin, dass uns nichts etwas
anhaben kann, solange wir es von uns «fernhalten». So wie Krebs,
den ich bis zu dem Moment von mir fernhalten konnte, in dem mir
ein Arzt von Angesicht zu Angesicht sagte: «Es tut mir sehr leid,
aber Sie haben Krebs!» Diesen Moment werde ich nie vergessen,
und obwohl absolut nichts Komisches in dieser Situation lag, hatte ich doch damals verwirrt um mich geblickt, weil ich mir sicher
war, dass gleich aus irgendeiner Ecke des Zimmers jemand mit ei-

ner Kamera hervorspringen und mich fragen würde, ob ich Spaß verstehe. Das war der Beginn meines Traumas, aber letztendlich auch ein Startschuss in ein besseres, zufriedeneres und vielleicht glücklicheres Leben, als ich es sonst jemals erfahren hätte. Während meiner vielen Krankenhausaufenthalte bin ich zunehmend in ein tieferes Loch gefallen und dachte, mein Ende ist die Station 3A, und das mit gerade 27 Jahren und einem nicht gelebten Leben. Zu Hause angekommen, suchte ich nach Möglichkeiten, mich selbst aus dieser Düsternis zu befreien. Die Ergebnisse, die mir Google dabei lieferte, waren mehr als niederschmetternd. Google hatte nicht ein nettes, hoffnungbringendes Wort für mich übrig. Stattdessen wurde ich bombardiert mit unzähligen Ratschlägen und «Do's & Don'ts», dass mir fast der Kopf geplatzt wäre.

Bis zu dem Tag, an dem ich auf einer Internetseite eines an Krebs verstorbenen 16-jährigen Mädchens einen Buchtipp entdeckte:

«Getting well again». Sofort hat mich dieses Buch angesprochen, ich habe es auf Deutsch bestellt und förmlich verschlungen. Dr. Simonton – wohlgemerkt ein Schulmediziner – bot mir zum ersten Mal das, wonach ich mich so gesehnt hatte: eine Erklärung, eine Botschaft und Hoffnung. Hoffnung auf meine Genesung und auf eine glückliche Zukunft ohne Krebs!

Und ab da ging ich auf die Suche, um Dr. Simonton «näher» zu kommen.

Dabei traf ich auf die Website des Simonton Cancer Center in Deutschland, auf welcher Patientenseminare angeboten werden. Da wusste ich: Ja, das ist es, was ich will. Obwohl ich wegen meiner Erkrankung im Moment nicht berufstätig bin, gelang es mir mit finanzieller Unterstützung, für eine Woche in Bad Zwesten an einem Simonton-Intensivseminar teilzunehmen.

Das war das Beste und Wundervollste, was mir hätte passieren können. In dieser Woche habe ich mehr Mut und Energie geschöpft, als ich es mir hätte vorstellen können. Das Zusammensein mit anderen Betroffenen, die Gruppengespräche, die wundervolle Leichtigkeit, mit welcher unsere Seminarleiterinnen selbst schwierigste Themen zur Sprache gebracht haben, waren beflügelnd und haben mir letztlich sogar vermittelt, dass auch der Tod nicht das Ende und auch in ihm etwas «Hoffnungsvolles» ist.

Die vielen wohltuenden Meditationen und Visualisierungen haben mir die Tage erleichtert und mir das Gefühl von Sicherheit und Vertrauen in meinen Körper zurückgegeben. Mir wurde bewusst, dass der Krebs – so mächtig ihn die Gesellschaft auch gemacht hat – klein und geradezu erschreckend schwach ist im Vergleich zu der Kraft, die in mir und in allen Menschen dieser Welt lebt. Mir wurden die Augen dafür geöffnet, welches Leid wir uns im Laufe unseres Lebens zufügen und wie hart wir doch im Allgemeinen oft zu uns selbst sind.

Aber ich konnte durch Dr. Simontons meisterhafte Arbeit lernen, mir selbst (und anderen) zu vergeben und mutig in die Zukunft zu blicken.

Doch das Wunderbarste von allem ist es, die hundertprozentige Gewissheit darüber zu haben, dass ich kein Opfer bin, dass ich nichts und niemandem ausgeliefert bin, sondern dass ich an meiner Genesung aktiv mitwirken kann, mehr noch als es alle Mediziner dieser Welt es vermögen. Und dass ich mein Leben so gestalten kann, wie auch immer ich es mir erträume!

Vielen Dank für diese einzigartigen Einsichten, die ich ohne den Krebs vielleicht nie bekommen hätte.

Brigitte

Ich erkrankte im Alter von 45 Jahr an Brustkrebs … Ein Schock! Da ich sehr fromm (katholisch) erzogen worden war, dachte ich: «Eigentlich müsste ich beten», aber meine Wut auf Jesus wurde auf einmal riesengroß … Ich fand das seltsam und fragte mich, wo gerade in dieser schwierigen Zeit diese Wut herkam. Heute bringe ich sie in Zusammenhang mit Erfahrungen, die ich mit meiner Mutter gemacht hatte. Also beschloss ich: «Suche dir eine andere Kraftquelle.» Es tat mir gut, viel im Wald spazieren zu gehen. Dabei fand ich einen riesigen und schon alten, starken Baum am Rande meines Weges. Diesen Weg gehe ich noch heute, wenn es mir nicht so gut geht. Ich nenne ihn meinen «Meditationsweg». Bei jeder Begegnung umarmte ich diesen wunderschönen starken Baum. Dies tat mir so gut und gab mir viel positive Kraft. Im Laufe der kommenden Monate schaute ich meinen Baum immer genauer an und lernte ihn mehr und mehr kennen. Dabei stellte ich fest, dass er links und rechts am Stamm zwei große, verwachsene Wundwucherungen hatte. Es sah aus, als ob an diesen Stellen zwei Äste abgebrochen oder abgeschlagen worden waren. Da ich selbst zweimal einen bösartigen Knoten in der Brust hatte und der Baum mir vertraut geworden war, verstand ich ihn als Sinnbild für mich selbst und diese beiden Verwachsungen als Stellvertreter für meine beiden Brustkrebsknoten.

Es vergingen die Jahre – die Förster arbeiteten immer wieder im Wald und fällten auch Bäume –, aber mein Baum blieb über all die Jahre stehen.

Eines Tages waren die beiden hölzernen Knollen abgeschlagen. Ich war dankbar und froh, als ich sie auf dem Boden fand und mit nach Hause nehmen konnte. Da lagen sie nun auf meinem Nachtkästchen, und immer, wenn ich sie betrachtete und mich mit meiner eigenen Erkrankung beschäftigen musste, gaben sie mir ein

Gefühl von Kraft und Hoffnung. Sie machten mir deutlich, dass meine Erkrankung mir mitteilen wollte, einige Dinge im Leben zu verändern, um mehr darauf zu achten, dass ich mir selbst wertvoll bin.

Nachdem fünf Jahre vergangen waren, ging es mir wieder sehr gut und ich fühlte mich wieder voll im Leben stehend. Ich hatte einige wichtige Veränderungen herbeigeführt und lebte glücklicher als vor meiner Erkrankung. Ich fühlte, dass es an der Zeit war, meine Krankheit hinter mir zu lassen, denn ich hatte gelernt, auf meine Bedürfnisse zu achten, und brauchte ihre Mahnung nicht mehr. Deshalb entschloss ich mich, meine zwei Astknollen von der Mitte der Donaubrücke in die sehr schnell fließende Donau zu werfen. Ich schaute zu, wie sie beide davonschwammen, und hatte dabei das Gefühl, meine beiden Brustkrebsknoten die Donau hinuntertreiben zu lassen. Das Bild trage ich heute noch in mir – es war ein wunderschöner Sommertag.

Es fühlte sich sehr gut an. Ich bin heute, nach 18 Jahren, noch am und im Leben, und ich bin dankbar dafür. Meinen Baum liebe ich. Er wird mit mir alt. Er ist nicht perfekt, man sieht heute noch die Narben an der Stelle, wo der Ast abgesägt worden war. Genauso wie auch ich eine Narbe trage, wo meine Brust amputiert wurde.

Der Baum ist immer noch wunderschön, voll Saft und Kraft, und auch ich bin gesund und fühle mich lebendig und stark.

Zum Schluss ...

wünsche ich Ihnen, dass dieses Buch für Sie hilfreich ist auf Ihrem persönlichen Genesungsweg. Für den Fall, dass Sie weitere Unterstützung erhalten möchten, freuen wir uns, Sie bei einem unserer Seminare kennenzulernen oder Ihnen Kontakte zu guten Simonton-Therapeuten zu vermitteln.

Ich möchte mich bei allen Menschen bedanken, die mir und meinen Kolleginnen und Kollegen ihr Vertrauen schenken und uns an ihrem Leben teilhaben lassen. Es ist ein immenser Schatz, mit Ihnen für das Leben zu lernen.

Literaturempfehlungen

BAER, UDO: *Kompetenz Kompakt, Band 1, Neurowissenschaften, Säuglingsforschung und Therapie.* Berlin 2005

BAUER, JOACHIM: *Das Gedächtnis des Körpers. Wie Beziehungen und Lebensstile unsere Gene steuern.* München 2013

BIRKENBIHL, VERA: *Freude durch Stress.* München 2002

BIRKENBIHL, VERA: *Stroh im Kopf? Vom Gehirn-Besitzer zum Gehirn-Benutzer.* München 2013

CASPARY, RALF (HG.): *Lernen und Gehirn. Der Weg zu einer neuen Pädagogik.* Hamburg 2012

GAWAIN, SHAKTI: *Stell Dir vor – Kreativ visualisieren.* Reinbek 2004

LEVINE, PETER A.: *Sprache ohne Worte. Wie unser Körper Trauma verarbeitet und uns in die innere Balance zurückführt.* München 2011

MAULTSBY, MAXIM: *Praxis der Selbstberatung bei seelischen Problemen.* München 1993

NIELSSON, LENNART: *Eine Reise in das Innere unseres Körpers. Das Abwehrsystem des menschlichen Organismus.* Hamburg 1987

RINPOCHE, SOGYAL : *Das Tibetische Buch vom Leben und vom Sterben. Ein Schlüssel zum tieferen Verständnis von Leben und Tod.* München 2010

ROMAN, SANAYA: *Zum höheren Selbst erwachen.* München 2009

ROSENBERG, MARSHALL: Gewaltfreie *Kommunikation. Eine Sprache des Lebens.* Paderborn 2012

SIEGEL, BERNIE: *Prognose Hoffnung. Liebe, Medizin und Wunder.* Berlin 2003

SIMONTON, O. CARL: *Wieder gesund werden.* Reinbek 2001

SIMONTON, O. CARL: *Auf dem Wege der Besserung.* Reinbek 2001

SPITZER, MANFRED: *Lernen: Gehirnforschung und die Schule des Lebens.* Heidelberg 2007

THICH NAT HAN: *Schritte der Achtsamkeit. Eine Reise an den Ursprung des Buddhismus.* München 2012

Simonton-Seminare in Deutschland

Das Simonton Cancer Center bietet ein komplettes psychoonkologisches Programm für an Krebs erkrankte Menschen an. Es wird in Deutschland unter der Leitung von Cornelia Kaspar und gegebenenfalls zusammen mit vom SCC ausgebildeten Therapeuten durchgeführt.

Die Seminare wurden in Kalifornien entwickelt und folgen einer international standardisierten Form. Sie sind speziell auf von Krebs betroffene Menschen und deren Angehörige zugeschnitten. Die mehrmals im Jahr angebotenen fünftägigen Seminare finden in einer unterstützenden, heilsamen Atmosphäre statt.

Auch das Fortbildungsprogramm für psychoonkologische Berater und Beraterinnen (Therapeuten) ist international standardisiert.

Hier kann unter der Leitung von Cornelia Kaspar das Zertifikat erworben werden, das zur Beratung nach der Simonton-Methode berechtigt.

Aktuelle Termine (auch international) sowie eine Liste der autorisierten Simonton-Therapeuten finden Sie im Internet. Wir schicken sie Ihnen aber auch gerne zu, wenn Sie anderweitig mit uns Kontakt aufnehmen.

Kontakt-Adressen der Simonton Cancer Center weltweit

SIMONTON DEUTSCHLAND UND ITALIEN
Director: Cornelia Kaspar
Telefon: +7375-922355
Mobil: +178-4586163
www.simonton.eu
E-Mail: info@simonton.eu

SIMONTON USA
Executive Director: Karen Simonton
Telefon: +800-459-3424
www.simontoncenter.com
E-Mail: simontoncancercenter@msn.com

SIMONTON NIEDERLANDE
Director: Thera Balvers
Telefon: +31-618156477
www.simontoncancercenter.nl
E-Mail: info@simontoncancercenter.nl

SIMONTON JAPAN
Director: Nobuko Kawabata
Telefon: +81-3-5856-9053
www.simontonjapan.com
E-Mail: info@simontonjapan.com

Dank

Ein Buch kann man nicht alleine schreiben. Es wird durch das Leben und die Erfahrungen, die wir miteinander machen, geschrieben. Ich danke allen, die mein Leben durch diese Erfahrungen bereichern. Dies sind in erster Linie die Menschen, die sich unserer Arbeit anvertrauen.

Dank gebührt auch Wolfgang Bechny, Petra und Ulla Kaspar. Sie haben die Entstehung des Buches wohlwollend kritisch begleitet und mich tatkräftig unterstützt. Dies war sicher nicht immer einfach, und gerade deshalb ist es mir wertvoll.